U0333442

本书献给我挚爱的妻子 Ljiljana，感谢她一直以来的支持和鼓励，同时感谢我的三个女儿 Nevena、Mina 和 Vladica，感谢她们的奉献与理解。

口腔种植与牙保存术外科图谱
——并发症的预防与处理
Atlas of Implant Dentistry and Tooth-Preserving Surgery
——Prevention and management of complications

原　著　［塞尔维亚］Zoran Stajčić

主　审　谭　震

主　译　刘文佳　蔺难难

译　者　（按姓氏笔画排序）

庄　锐　刘文佳　刘君瑜　阴　健

崔晓曦　蔺难难　滕敏华

世界图书出版公司

西安　北京　广州　上海

图书在版编目（CIP）数据

口腔种植与牙保存术外科图谱：并发症的预防与处理/（塞尔）佐兰·斯塔伊季奇著；
刘文佳，蔺难难主译. —西安：世界图书出版西安有限公司，2020.7
书名原文：Atlas of Implant Dentistry and Tooth-Preserving Surgery：Prevention and
Management of Complications
ISBN 978-7-5192-7376-7

Ⅰ.①口… Ⅱ.①佐… ②刘… ③蔺… Ⅲ.①种植牙-口腔外科学-并发症-防治
Ⅳ.①R782.12

中国版本图书馆 CIP 数据核字（2020）第 075565 号

First published in English under the title Atlas of Implant Dentistry and Tooth-Preserving Surgery：Prevention and Management of
Complications by Zoran Stajčić, edition：1
Copyright © Springer International Publishing Switzerland 2017. This edition has been translated and published under licence from
Springer International Publishing AG, part of Springer Nature.

书　　名	口腔种植与牙保存术外科图谱——并发症的预防与处理	
	KOUQIANG ZHONGZHI YU YABAOCUNSHU WAIKE TUPU——BINGFAZHENG DE YUFANG YU CHULI	
原　　著	［塞尔维亚］佐兰·斯塔伊季奇	
主　　译	刘文佳　蔺难难	
责任编辑	马元怡	
装帧设计	绝色设计	
出版发行	世界图书出版西安有限公司	
地　　址	西安市高新区锦业路 1 号都市之门 C 座	
邮　　编	710065	
电　　话	029-87214941　029-87233647（市场营销部）	
	029-87234767（总编室）	
网　　址	http://www.wpcxa.com	
邮　　箱	xast@wpcxa.com	
经　　销	新华书店	
印　　刷	陕西金和印务有限公司	
开　　本	889mm×1194mm　1/16	
印　　张	22	
字　　数	390 千字	
版次印次	2020 年 7 月第 1 版　2020 年 7 月第 1 次印刷	
版权登记	25-2018-109	
国际书号	ISBN 978-7-5192-7376-7	
定　　价	298.00 元	

医学投稿　xastyx@163.com ‖ 029-87279745　029-87284035
（如有印装错误，请寄回本公司更换）
（版权所有　翻印必究）

我的两个极其优秀的学生刘文佳和蔺难难主译了《口腔种植与牙保存术外科图谱——并发症的预防与处理》一书。作为主审，我有机会先睹为快，阅读了该书的中译本文稿。此书内容相当翔实，包含了大量临床图片，书中记载的每一个病例都值得我们临床医生细细研读。我非常荣幸能为本书作序！

作为口腔种植医师，几乎每天都会遇到这样的问题：是拔除天然牙做种植牙，还是保留现有牙齿？本书原作者明确指出"种植牙是为了替代已缺失的患牙，而不能替代尚可保存的天然牙"。目前，种植牙在我国已经历了三十多年的发展，尤其近年来，在我国口腔医学界，种植牙似乎是个最热门、最有吸引力的旗帜，只要涉及"种植牙"的讲座都会引来众多的听众，与"种植牙"有关的材料和设备，也会得到很大的关注。确实，随着社会的发展，经济水平的提高，老百姓口腔健康的需求与日俱增。然而，以获得更多的种植患者为目的的商业行为也有泛滥趋势，使得看似朝气蓬勃的我国口腔种植行业难掩发展隐忧。原书作者 Stajčić 教授向我们展示了其高尚的医德，不仅分享了各种常见并发症的处理方法，更提出如何预防各类并发症。不管是刚刚开始种植生涯的新手，还是种植领域的资深医师都会大受裨益。

本书还有如下几个突出特点：其一，本书结合了大量文献结果和循证医学证据，这可使读者既能领略先进的理论和技术，同时又能查有实据，也是对引用文作者的尊重，提高了阅读的可信度。其二，本书阐述了对选择牙保存术还是拔牙后行种植治疗两种方案的抉择因素和不同方案的处理方法，这是很多书籍没有涉及的内容。尽可能保存天然牙依然是口腔治疗的根本原则之一，这也提示我们应将牙保存术纳入口腔种植治疗领域的必要性。其三，本书将外科手术难度分类（SAC）贯穿全书，使读者可以深入浅出，循序渐进，这样能帮助有兴趣的读者实现他们每天努力争取的目标，即让患者满意、快乐。其四，本书通过一系列的网络视频来展示真实的手术过程，以更加丰富的方式传播医学知识。其五，本书 Stajčić 教授对于各种技术和手段的建议与点评，对读者而言是非常实用的。

与刘文佳和蔺难难的师生情谊使我心生欣慰，也是我骄傲的由来。我时常忆起刘文佳在手术室全神贯注地与我配台手术，为了看得更加清楚，她常常是全程站着协助我。我也时常想起蔺难难沮丧地接受我对他病例汇报点评的场景，事实上我相信他会做得更好，而这本书的翻译证明了我的判断是正确的。本书的其他译者们也都是经常出国访问交流合作的青年骨干，扎实的理论知识和丰富的临床实践经验，保证了本书的翻译质量。

向刘文佳和蔺难难医师及所有译者表示衷心的祝贺！也祝愿所有读者能够在种植这个领域走得更顺，更好！

谭　震

四川大学华西口腔医院

　　经过近二十年的飞速发展，种植义齿已成为修复缺失牙的常用方法之一，与之相关的基础研究、材料学研究、数字化技术及美学设计等方面研究都获得了巨大的进步。这些均吸引越来越多的口腔专科医生、全科医生投身于口腔种植事业的学习和研究中，正如本书原著 Stajčić 教授对临床学习的观点一样，想要成为一名合格的口腔种植医生，首先必须要通过适当的正规培训获得理论知识，并通过仔细的文献阅读和临床总结来进一步深化和领悟所学，以制订最适合患者的治疗计划。本书正是结合了大量文献结果及循证医学结论对口腔种植诊疗过程中的关键部分进行归纳和总结，这对于初学者掌握口腔种植的治疗原则而言是至关重要的。

　　本书的另一大特点是阐述了对选择牙保存术还是拔除牙齿后行种植治疗两种方案的抉择因素和不同方案的具体实施办法，这是很多书籍没有涉及的内容。在第4章正文前，原著者就提到"种植牙是为了修复已缺失的牙齿，而不是尚可保存的天然牙"这一基本观点，在制订种植治疗方案时，尽可能保留天然牙依然是根本原则之一，且对于种植位点病变的邻牙而言也是主要治疗方案之一，这提示我们应将牙保存术纳入口腔种植治疗领域的必要性。

　　外科手术难度分类（SAC）是贯穿全书的重要指标，对各章节中所涉及的关键外科操作技术进行分类，这对于学习者理解不同治疗所需临床操作技术水平的要求是非常关键的。

　　书中也对口腔种植常见并发症和各种失败原因进行详细介

绍，Stajčić教授不仅分享了各种常见并发症的处理方法，更讨论了如何有效预防各类并发症的出现。

　　原著者Stajčić教授临床经验丰富深厚，文中所阐述的理论内容也有较高的水准，在翻译过程中，我们也遇到一些困难，而同样身为国内外知名口腔种植专家的谭震老师给予了我们巨大的帮助。同时，在翻译过程中遇到任何问题时所有参译人员都会及时进行讨论，做到前后统一，但由于水平和能力的限制，仍会出现用词不妥甚至是错误之处，恳请广大读者批评指正。

　　参与本书翻译的每一位成员都是各个医学院校的年轻骨干，在邀请他们加入翻译工作时，他们都表现出极大的热情和难以置信的专注，花费了大量的时间和精力来核实和完善翻译内容。在此感谢每一位参译人员的辛勤与奉献，向他们致以崇高的敬意！感谢每一位读者能与我们一起分享本书的精彩内容。感谢出版社对我们的信任以及在翻译过程中给予的帮助和支持。

刘文佳　蔺难难

本书不仅对口腔种植进行了深入的介绍，还扩展了口腔临床医生的视野。这是一本内容涵盖十分全面的书籍，它在介绍口腔种植细节和主题等方面做出了重要贡献，远超每位读者的期待。

Stajčić 教授收集了大量详细的临床和科学材料，并配以丰富的临床图片予以解释。同时通过一系列的网络视频来展示真实的手术过程，展现了教授精湛的手术技术。这种专业水平只有经过正规的培训以及几十年的临床患者管理后才能获得。同时，本书还另辟蹊径为读者提供了将口腔种植与牙保存术相结合的治疗思路。

Stajčić 教授对患者的护理管理反映出他对临床知识获取方法的观点，即通过适当的正规培训获得理论知识，并通过仔细严格的文献阅读、结果预期和临床经验来进一步深化和领悟所学，以制订最适合患者的治疗计划；接下来就是运用临床（外科）技巧来获得尽可能满意的治疗效果，同时避免和降低可能发生的危险和不利因素。教授在第 1 章中针对外科相关的并发症讨论中雄辩地阐述了这一观点：在没有经验或知识的情况下对人体进行新技术的尝试是一种实验和不道德的行为，这种行为可能带来高昂的代价，如果出现相关问题，是没有法律或专业手段来保护自己的。

对于外科方面经验不足的读者以及对外科技巧有一定掌握能力的全科医生而言，教授利用整个第 2 章来广泛介绍与口腔种植和牙保存术有关的外科手术。同时还介绍了可能遇到的

"常见障碍（common obstacles）"，这正是本书所带来的拓展，通过临床图片来进一步将作者的临床经验和专业知识范围带给读者。这也证实了本书对口腔治疗的价值与贡献。

与口腔种植相关的并发症和失败原因也在本书中有详细的分类（生物学原因、机械学原因、修复方面原因以及非种植相关原因）和介绍。Stajčić教授不仅为患者的术前评估提供了足够的信息，以避免并发症发生，而且还提供了详细和系统的操作方法来处理已出现的并发症。在文献中我们可以充分认识到，外科手术所衍生的并发症通常会导致十分不理想的最终修复效果。本人作为一名具有一定临床经验的口腔修复医生，是缺乏相应的手术经验的，所以本书的内容只有具备智慧和洞察力的经验丰富的外科医生才能提供。

针对是选择牙保存术还是拔牙后进行种植治疗，作者已在书中阐明：如果天然牙的预后超过10年，则应将其保留并纳入治疗计划中。如果进行了修复或牙周治疗后仍然低于5年预后的牙位，则有拔除和进行种植治疗的必要。

SAC始终贯穿本书，Stajčić教授强调要理解治疗所需的临床技能的水平，了解是否需要同事的帮助，要明确治疗所需的临床操作或挑战是否超越了术者本人的能力范围。我支持Stajčić教授的这一观点，并希望其他临床医生，即便他们具备丰富的临床经验，最好也能听取这一建议。

本书最后的总结是我所阅读的最为出色的部分，包括了Stajčić教授站在道德和专业角度对患者管理工作所提供的常识性知识、讨论和专业技能；教授还为读者提出了挑战——控制并发症的最好方法就是避免相关并发症的发生。但当你不知晓并发症即将发生，你是无法有效避免它的。困惑来源于未知，让人陷入困境的永远是那些你不知道的事情。

我十分赞赏Stajčić教授所带来的这本书，它翔实、仔细地记录了临床工作，并提供了严谨的分析和科学的理论支持。

Anthony J. Dickinson，OAM，BDSc，MSD，FRACDS
格伦伊里斯，澳大利亚

序 二

　　我带着喜悦的心情阅读了 Stajčić 教授的这本书，因为书中字里行间反映出作者丰富的学识和临床经验，教授本人也在其专业生涯中遇到各种各样的外科问题、并发症及失败。这些经验使得本书的可信度极高，内容真实。

　　本书对飞速发展的口腔种植和口腔外科方面进行了较为详细的介绍：例如，本书至少介绍了 18 种翻瓣方法及其适应证。没有任何主题被作者忽视：例如，对上颌窦在进行 Caldwell-Luc 手术后遗留的瘢痕组织的处理是常被忽略的工作之一，而本书则对这一方面进行了介绍。

　　书中不仅对常规的治疗方法进行介绍，同时还对新技术进行了系统和通俗易懂的说明。另外一个吸引作者的地方是他们还在 YouTube 和其他网站上展示了各种手术视频，加强读者的学习。

　　我曾与 Gian Pajarola 医生一起花费 4 年时间创作了 *Atlas of Oral Surgery*（Thieme，1996）一书，因此我非常理解撰写这样一本书需要耗费多么大的工作精力。20 年过去了，口腔种植飞速发展，相应的临床技术及经验也在不断拓展，但 Stajčić 教授仍然使用了笔者在自己书中所采用的 SAC 分类，显然，在今天，这一分类方法也对评估外科难易和避免并发症方面有极大帮助。

　　我怀着欣喜的心情去阅读本书，同时向所有专业工作者包括经验丰富的口腔外科医生极力推荐本书。

Hermann Sailer **教授**

苏黎世，瑞士

前　言

　　本图谱为从事口腔门诊种植牙及口腔门诊小手术的牙医撰写，尤其适用于牙科全科医生或非种植外科手术医生，有助于他们了解基本手术操作，学习如何设计及翻开黏膜骨膜瓣、缝合等技术。即便是口腔颌面外科医生也可能对创新前沿技术或方法感兴趣，特别是开窗术、切口与瓣膜的设计、存在上颌窦黏膜病变的上颌窦底提升术以及植入失败后的种植体取出术和种植体周围炎的处理维护等。

　　本书就种植牙和牙保存两门学科的手术过程、问题和失败原因进行了比较，并对并发症的预防和处理提供了建议。虽然种植牙凭借其可预测性、功能性和耐用性受到医学界的青睐，但其在治疗过程的任何阶段都可能出现并发症。本图集对外科种植牙中出现的各类并发症和失败原因进行了解释说明，包括种植牙和非种植牙相关的并发症以及如何避免和处理相关并发症的建议。由于许多并发症是由口腔和牙周手术操作不当导致，同时也与牙齿保存手术相关，本图册也对相关操作进行了讨论和解释。为了增加阅读的趣味性，笔者列出了大量参考资料，引用了 YouTube 上以视频剪辑形式呈现的视频材料，类似于 PubMed 中的摘要，完整的视频可以在相关网站上找到。

　　术者应首先考虑牙齿保存手术，然后再选择种植牙。牙齿保存需要外科手术介入，用于治疗不能通过常规保守措施治疗的患牙。本图谱对最常用的牙齿保存方法进行了阐述，强调正确的手术操作规范是避免术中及术后并发症和失败的重要手段。以上操作常与拔牙和植入种植体的效果进行比较。

　　本书共分为 4 章。前两章讨论了种植牙和牙保存术共同面对的问题。图谱从牙科医生操作过程、患者本身条件以及仪器 / 设备等角度对并发症和失败病因进行了讨论。第 2 章探讨了种植牙和牙保存术中常见的措施和困难，这些都是在计划手术时需要重视的因素。图册重点讨论了为防止可能的并发症而采取的预防措施。常见的预防措施包括手术入路、切口和皮瓣的选择、缝合材料及缝合术式的选择、药物治疗以及辅助治疗。解剖学结构，如上颌窦、鼻腔、周围神经、邻近牙齿以及软组织和硬组织均有可能干扰手术，本图谱在相关章节中对以上问题进行了分类描述。关于预防措施的临床观察、建议和评论在全文中以楷体字呈现，以便读者阅读。

第 3 章介绍了种植牙相关的并发症及失败情况。详细介绍了种植体相关并发症的处理，并给出了成功治疗种植体周围感染以及取出失败种植体的方案。第 4 章是牙保存术的回顾。对种植医生而言，让医生更清楚地认识到保存病变牙齿的方法尤其重要，因为他们往往更倾向于植入种植体，而不是采用长期效果与种植体不相上下的方法来保存牙齿。

我衷心希望这本图谱能带给读者在做手术以及搜集资料时所获得的专业成就和乐趣。由于我有幸得到了许多愿意奉献时间和精力的大师们的指导，能用自己的专业知识回报这些宝贵的经历，我作为教育者的使命就算完成了。

Zoran Stajčić 教授
口腔颌面外科医生
贝尔格莱德，塞尔维亚

致 谢

　　衷心感谢我的师长们，他们教会了我如何在紧急和困难的情况下谋定而后动，同时也感谢我的学生和下属，他们激励作者在每一个复杂的病例中一步一脚印。向我的同事致谢，向信任我的判断和专业知识的牙医和医生致谢，也向所有并发症患者致谢，谢谢他们毫无保留的相信我们的医疗团队。特别感谢我的团队成员，尤其是 Dr.Marko Rodić，默默忍受了我在编写这部图谱时给予的所有压力。

缩略词

ABP (autogenous bone particles)　自体骨颗粒

CBCT (cone beam computerised tomography)　锥形束计算机断层扫描

CM (collagen membrane)　胶原膜

CTG (connective tissue graft)　上皮下结缔组织移植

CFM (ceramic fused to metal)　金属烤瓷

CFZ (ceramic fused to zirconia)　氧化锆底冠烤瓷

DBBM (deproteinised bovine bone mineral)　脱蛋白牛骨基质

ePTFE (expanded polytetraluoroethylene)　膨体聚四氟乙烯

ENT (ear, nose and throat)　耳鼻喉

FCC (full ceramic crown)　全瓷冠

FDP (fixed dental prosthesis)　固定修复体

GBR (guided bone regeneration)　引导骨再生

HBSS (hank's balanced salt solution)　平衡盐溶液

ID (implant dentistry)　口腔种植

ID/TPS　口腔种植 / 牙保存术

MTA (mineral trioxide aggregate)　三氧化矿物凝聚体

MPF (mucoperiosteal lap)　黏骨膜瓣

OCG (oxidised cellulose gauze)　氧化纤维素纱布

OPG (orthopantomography)　曲面断层片

PTFE (non-expanded polytetraluoroethylene)　非膨体聚四氟乙烯

SAC (classiication of the complexity of surgical procedures)　外

科手术难度分类

<S> (Simple)　简单

<A> (Advanced)　中度复杂

<C> (Complex)　高度复杂

SFE (sinus loor elevation)　上颌窦提升

TPS (tooth-preserving surgery)　牙保存术

3%HP (3% Hydrogen peroxidase)　3% 过氧化氢溶液

目　录

第1章 并发症与失败的病因学研究

广义的并发症可定义为在医疗 / 牙科治疗中少见的、但向不利方向演化的情况，或是定义为导致口腔种植 / 牙保存术结果恶化的条件或困难。

1.1 外科相关并发症

牙科医生以及其助手或职员可能与口腔种植 / 牙保存术各种程度的并发症息息相关，这反映出相关人员知识匮乏、经验不足、外科技能欠缺、忽视既定规范以及医生的失误。

1.1.1 知识匮乏

广义的知识指的是对某人或某事知晓，包括通过经验或教育获得的事实、信息、描述或技能，可特指对某一学科理论或实践的理解。

就口腔种植 / 牙保存术而言，知识匮乏不太可能是牙科医生缺乏对手术操作的全面了解，它主要是指缺乏对材料性能以及宿主组织反应或手术中特殊操作的了解。这个因素对初学者和经验丰富的医生均会产生影响。

医生在完成了譬如三天的种植实操课程并获取种植技术各方面的可靠知识后，很容易掉入知识不全面的陷阱。这是因为医生缺乏来自颌面外科学或牙周病学的专科训练或其他课程获得的基本外科技能。缺乏这些知识的牙科医生会发现无张力关闭已行增量的手术位点非常困难，而这最终会导致创口裂开和后续并发症的发生。颌面外科医生具有丰富的外科经验、技巧和技术，但会忽视一些事实，如单纯使用DBBM（脱蛋白牛骨基质）行上颌窦底提升术

后，种植体植入后由8个月提前到6个月修复可能会导致失败。

虽然经验丰富的医生具备知识储备及外科技能，初学者充满渴望和动力，但是弥补因知识不足而产生并发症的方式永远都是继续教育。

1.1.2 经验不足

如果牙科医生在没有经过临床见习或当手术助手，抑或类似阶段的情况下，就决定开始操作是非常不理智的。因为当今的口腔种植和牙保存术已不需要先驱者。

众所周知，经验是不可替代的。即便是知识或技巧都不能弥补经验的不足。这意味着开展口腔种植和或牙保存术的新手牙科医生不太可能在他们的手术室引进新的外科技术，然后仅仅通过观看网络视频或读一本书来安全实施手术。即便是在如单颗牙种植或上颌单根牙根尖切除术等手术中拥有一些经验的医生，也需要在见习、作为助手或在上级医生或更有经验同事指导下实际操作等现场环境中学习，才能完成全牙弓种植修复重建或磨牙的根尖倒充填手术。

1.1.3 外科技能欠缺

那些在大学里完成系统外科训练的从业者可以获得外科技能。这通常是实践经验和天分的结果。无论有多少知识和经验，有的医生操作会比其他人更灵巧。

医生如何提高自身的外科技能呢？若无经验或知识，对人体实施新手术可以视为一种"实验性"的、不道德的行为，这个代价可能是非

常昂贵的，因为如果发生任何问题，没有法律或专业的手段来保护自己。那些生活在大城市的医生，每年能参加大量有用的口腔种植课程，可以和导师协商，将高级或复杂病例带给导师进行治疗。他们可以当助手或在导师监督下进行特定操作或完成整个手术。这是笔者多年来与参会者共同受益的方法。因此，当有相当数量的高级外科医生愿意为年轻医生提供牙科手术指导这样的服务时，应该认真制订相应指导原则。

SAC分类　因为手术技巧欠缺对并发症和失败发病率产生显著影响，推荐采用SAC分类（S：简单；A：复杂；C：高度复杂）帮助新手牙科医生自我评估能否完成阻生智齿拔除（Sailer，Parajola，1999）。同样，SAC分类已被国际口腔种植学会（ITI）认可，并帮助牙科医生识别具体病例的复杂等级及潜在风险，以便与自身技能和经验等级相匹配（Dawson，Chen，2009）。

由于口腔种植学相关的SAC分类已被清晰描述并广泛使用（Dawson，Chen，2009）。因此，本图谱中，SAC分类仅用于牙保存术，在牙科医生面临保留牙齿或植入种植体的两难境地时提供指导。

1.1.4　忽视既定规范

为了所设计的种植体的成功植入，以及如生物膜、骨替代物、特殊设计器械及工具盒等的使用，每个厂家都会分发推荐的操作程序。部分种植学会，尤其是国际口腔种植学会会定期组织特定主题的共识会议并发布最新建议。

尽管如此，有的医生，尤其是那些具备相当经验和技能者，往往不认真遵循既定规范，他们即兴发挥，最终导致并发症和失败率增加。若是新手医生，情况更糟。

似乎没有必要参加所有的课程来紧跟口腔种植和牙保存术的进展。一旦具备一定等级的经验、知识和外科技术，只要仔细阅读说明书或新产品的宣传单就足够了。访问如ITInet. com，VuMedi.com等专业论坛，就能够获取更多资深医生的经验。

1.1.5　医生的失误

"医生的失误"是普通人一种非常流行的表达方式，他们试图表达对外科工作的任何不满，而不管他们是否对医生的工作期待过高或确实是医生疏忽大意。"医生的失误"是如此频繁地被提及，以至于医生自己用这个词表述不准确、不整洁、笨拙等。

因为就"失误"而言，存在一些术语重叠，并没有关于疏忽或不当治疗的深入语义。用根尖切除术这个例子来阐明医生的失误。

计划对上颌第一磨牙进行根尖切除术时，没能解决根尖孔形态和数量等解剖变异是知识不足的表现（图1.1a）。手术过程中，因为颊侧入路困难而不处理远中腭根情况的回避性治疗就是疏忽的表现。牙根倒充填前不当的根尖孔预备会导致贯通性地牙根缺损（图1.1b、c），这就是医生失误的表现，最终会导致复发和治疗失败。

医生的技术可能并不灵巧，相对笨拙的操作可能会导致更多的肿胀和愈合期稍微延长，这不能被视作失误，而是个体外科手术成长道路上的一个阶段。

有一种情况值得一提，那就是幽闭恐惧症患者坚持要求在手术全程都不接受手术巾遮蔽眼睛。因此，他们的眼睛处在被盐水、3%过氧化氢溶液或蒸馏水飞溅或在钻孔操作时被骨或牙粉末击中的危险之中。最恐怖的情况是幽闭恐惧症患者仰卧位接受伤口缝合的情况，尤其是在缝针带有75cm长的缝线的开始阶段。如果没有夹稳，缝针会随意移动甚至飞落至眼皮或角膜上，然后当打结拉回缝针时，它会卡在娇嫩的组织上造成伤害。为了防止此情况的发生，外科医生应该使用拇指或食指指尖夹住针头，或者将针头固定在铺巾上，并用一只手抓住线头的一端，持针器夹持另一端线头完成打结。当进行连续缝合时，这种技术并不可行；

因此外科医生应该使用指尖抓持针头（图 1.2a、b）。即便做了铺巾，不当操作也会让针头挂住鼻孔（图 1.2c）并且当打结时拉动针头会造成患者疼痛不适。

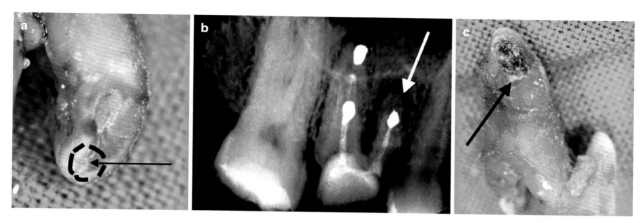

图 1.1　知识匮乏和医生失误导致的根尖切除术失败　a. 因反复肿胀而拔除的已行根尖切除和根管倒充填的下颌第一磨牙。仔细检查拔除的患牙，发现颊侧根尖孔密封良好，但舌侧根尖孔被遗漏（箭头所示），这极有可能是反复感染的原因。b. 上颌第一磨牙根管倒充填后根尖片。箭头所指为近中根根尖周暗影，提示根尖周病损复发。临床症状为肿胀和压痛，与放射检查结果一致。c. 拔除患牙，仔细检查近中根横切面，发现根尖孔预备不足，导致充填材料密封不良（箭头所示）

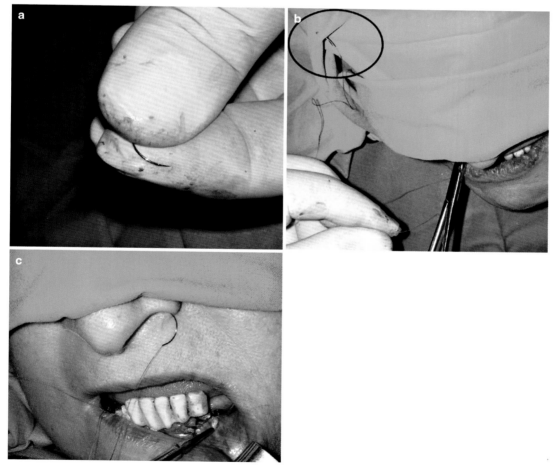

图 1.2　打结时安全的持针方法　a. 拇指和食指指腹夹持针头。b. 在开始用 75cm 长的缝线缝合时，针头扎入铺巾，一手持缝线一端，持针器夹持另一端。c. 已行铺巾的患者，因针头操作不当而挂住鼻孔

外科操作失误能够避免？发生频率如何？后果严重程度如何？

当然，外科操作失误能够避免但无法完全杜绝，因为外科医生只是一个人，他的错误可能是术中一个不寻常的发现或事件，抑或是某个未预料的困难导致的结果。为了减少出错的可能性，应该竭力避免那些易发的状况。手术室/牙医诊室会有一种紧张的氛围，手术时间计算错误，常常导致在压力下进行工作，比如在缺乏设备和人员信息的临床新环境下工作。医生的失误并不常发生，况且就口腔种植/牙保存术而言，危及生命的情况不太可能发生，因此，医生的失误并不是灾难性的。一颗错误植入的种植体可以被移除并植入新的种植体。不熟练的进行根尖切除，逆行性充填失败的病例可进行再治疗并纠正错误。

笔者仅仅在仔细研究了能够放大手术区域的术中照片或视频后，才亲眼看见了自己手术中的"错误"。这似乎是对手术操作精细程度进行自我评估的实用方法。

1.1.6　助手相关并发症

必须强调的是，外科医生需要为他/她的助手犯下的错误负责。如拉钩、机头和钻针等器械操作不当会导致极其令人不愉快的并发症，这些都能归于这一类。一位过度激情的助手可能会对麻醉区域的组织施加不必要的压力，常常发生在MPF（黏骨膜瓣）的基底部或者颏神经，导致术后挤压伤和肿胀抑或是神经感觉异常或麻木。如果在长时间手术过程中过度牵拉嘴唇或口角，患者的面部会肿胀到第二天都无法辨别的程度。

就助手而言，严格遵守手术室操作准则是最重要的。然而偶尔会有新的、经验不足的助手参与手术。他们可能会在患者头或嘴的上方传递器械、注射器以及某种材料，这存在物品掉落的风险。已经出现过如这些人员急于跟上外科医生的节奏，在关键时刻失去平衡，靠在

了患者身上的情况。经验缺乏的外科助手会忽视包括没有被麻醉的嘴唇在内的口腔软组织对牵拉、挤压和吸引管吸力很敏感的情况。当询问这些患者手术区域是否疼痛时，肯定回答并不意味着手术区域未被麻醉。若有表述机会，患者常常可以准确描述出距离术区较远的疼痛区域。

为了防止助手原因导致的并发症发生，需要术者在术中持续监控助手的操作。当采用新的技术或有新人员参与手术时，进行反复训练是很必要的。

1.2　患者相关并发症

1.2.1　系统性疾病及用药

有系统性疾病患者的处理方法已经超出了本图谱的范畴，并且这方面的资料还可在别处进行查询（Rose, Mealey, 2010; Kahenasa et al, 2016）。医疗损害患者种植体成功和存活的关键因素是患者选择。

需要对这类患者进行特殊照顾以保证口腔种植/牙保存术的安全实施。重要的是常规地对伴系统性疾病或服药患者行口腔种植/牙保存术治疗方案相关的文献的回顾。

1.2.2　未预料的困难

局麻下接受口腔种植/牙保存术的患者可能会在手术过程中出现突发的咳嗽，打喷嚏或咽反射，导致极不愉快的情况发生，如误吞牙碎片、充填或印模材料颗粒、骨替代材料、小骨块、膜、扩锉针、钻针、覆盖螺丝、愈合基台、临时冠、永久牙冠/桥体或螺丝刀；甚至出现更严重的情况就是出现误吸。倘若误吞了钝性物品，不需要立即处理。如果患者未觉察异常，可继续完成外科手术，事后告知相关情况。根据事发国家的情况，医生应向患者口头或书面说明误吞的材料、材料的实际情况、可能的后

果以及出现并发症后应该及时联系医生或医疗机构等信息。倘若误吞了尖锐物体或带有锋利边缘的材料，需要立即转诊至专科医生处，极有可能会做放射检查以仔细查看消化道内误吞材料的实际情况。在笔者的临床经验中，患者曾发生误吞了愈合基台、覆盖螺丝、临时树脂或丙烯酸牙冠、一个 Brånemark 类型种植体螺丝刀（Stajčić，2006）以及一个四单位桥等情况，幸运地没有发生任何后果。

材料误吸完全就是另一个问题了。然而，必须提到的是，误吸一个物体的情况事实上类似于在吸气的同时进行不经意的吞咽，将扫过舌背的相对较大的物体卷进鼻咽部并阻塞气道的意外。出现上述情况的首要处置是移走铺巾及患者胸腔上的所有器械和材料，检查鼻咽部并用手指或蚊式钳取出异物。若检查未见异物，应将患者搬离牙椅，直立体位，实施海姆立克急救法（Howcast，2009）。如果尝试失败，立即呼叫救护车。患者应随附关于异物的确切名称、材料的简短描述（质地、平滑度等）、牙医姓名和电话的书面信息。这对于急救中心的创伤或耳鼻喉医生来说，是非常宝贵的信息，以便在吸入易碎或半固体材料时采取适当的技术手段防止事件恶化。

为了最大限度地减少意外的发生，应该告知患者操作流程及外科和修复操作的情况，尤其是预估时长、震动、压力及可能出现的盐水或其他溶液的口内蓄积。应指导患者在需要咳嗽、打喷嚏或吞咽时如何与医疗人员沟通。应告知患者如果出现意外，手术随时可中断。以上操作可以给患者信心及手术全程可控的感觉。

1.2.3　口腔其他情况相关并发症

尽管计划周密经验丰富，外科医生偶尔也会遇到让手术变得复杂或显著改变治疗计划的不寻常情况或未预见的状况。这些情况包括张口受限、牙根纵折、副根、术区脓液、残根、上颌骨脂肪形变、牙槽骨空化。

1.2.3.1　张口受限

当计划在有对颌牙列的后牙区植入种植体时，尤其是单颗磨牙种植，因为𬌗间距离不足以容纳手机头，所以使用更长的钻针。在制订治疗计划和模拟备孔时，应检查最大开口度，以确保备孔程序的可行性和钻针的适当角度（图 1.3）。使用导板时操作相同。如若不然，在完成麻醉后发现无法按需要的角度备孔及翻瓣时，这就非常尴尬了。

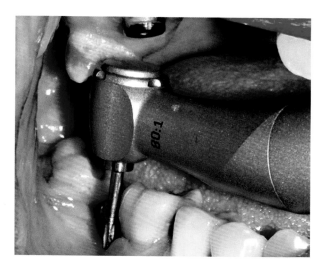

图 1.3　**检查开口度**　遇到可能张口受限的患者，若计划在最近端实施手术，应小心将带有钻针的机头放入口腔，模拟计划进行的手术操作程序

1.2.3.2　牙根纵折

牙根纵折（图 1.4a、b）是牙保存术中最令人沮丧的少有发现之一，因为它几乎只能在术中确诊，术前诊断很困难，因为放射检查的准确性仍有争议（Youssefzadeh et al，1999；Patel et al，2013）。不幸的是，就单根牙而言，这类牙齿难逃被拔除的命运。因为其能戏剧性地改变治疗计划，在牙种植 / 牙保存术中，应该考虑某些特定情况和发现，这些情况和发现能将牙根纵折转化为治疗计划参数中的并发症因素。口内任何一颗牙都可能发生牙根纵折（图 1.5a，b）；但是常见于上颌中切牙和侧切牙（图 1.6a，b）。易感因素有哪些？何时该考虑牙根纵折？

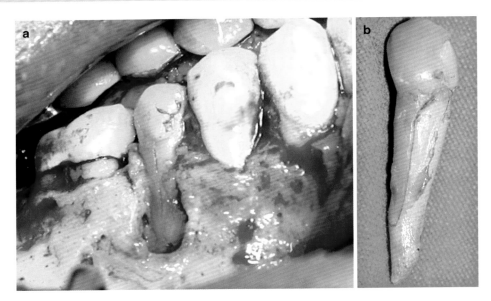

图1.4　下颌第二前磨牙牙根纵折　a.翻起黏骨膜瓣发现根折线。b.拔除患牙后发现额外折裂线

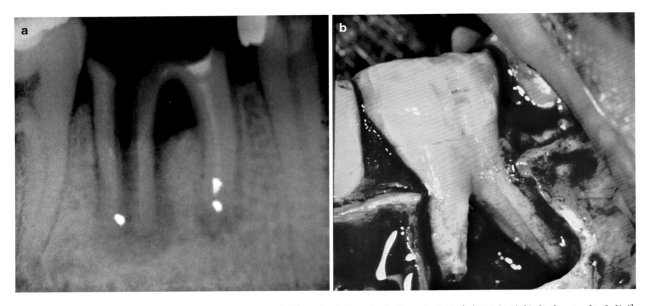

图1.5　下颌磨牙牙根纵折　a.已行根尖切除和根管倒充填的下颌磨牙,出现远中根纵折的根尖片。b.翻开黏骨膜瓣,发现第一磨牙远中根纵折

以下为牙根纵折与能行内科治疗的牙周/根尖周病损的鉴别诊断指导原则:

1.常规根切除术失败后,放射和临床可见的根尖周和(或)根周病变(图1.6a~e)。

2.粗大桩伴根尖周/根周病损(1.7a~e)。

3.窦道位于牙根颈部到中部(图1.8a)。

4.累及牙龈范围超过牙根长度的唇侧黏膜中度肿胀和炎症,并有触痛(图1.9a、b)。

在可疑牙根纵折的病例中,尤其是美学区,

应考虑以下策略。术前应该告知患者根折可能性以及备选方案,如在开始手术前就将牙齿替代方案准备就绪。即便患牙被拔除,患者依然有治疗信心。

前牙牙根纵折的治疗尚存争议(Moule,Kahler,1999),而且缺乏长期成功的证据。因此,明智的做法是不考虑治疗以避免进一步的挫折和随后的牙槽骨丧失(图1.10a~g)。根据SAC分类,牙根纵折牙齿拔除后行即刻种植为复杂病例，因为折裂线附近会有牙槽骨丧失并且炎症会同时影响软组织和牙槽骨。分阶段治疗被认为能让软硬组织结果更完美（图 1.10h~m）。

1.2.3.3 牙根侧穿

牙根侧穿是牙髓病学中相对常见的并发症。当在牙髓治疗中发现牙根侧穿，可以使用如 MTA 等具有良好封闭性能的生物相容性充填材料进行处理。但是侧穿会被忽略，尤其是当根管封闭剂未能被挤出侧穿孔时，除了不适感和轻微叩痛或咀嚼痛外没有临床症状。若有症状，通常类似根尖周感染症状（图 1.11a、b）。

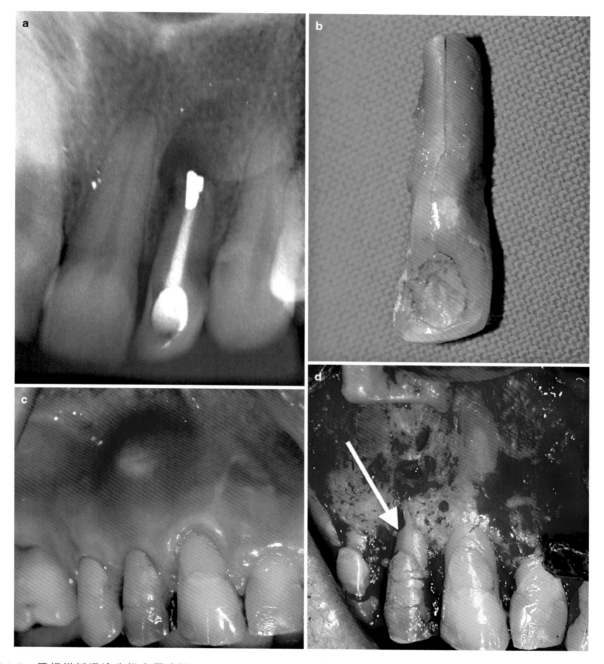

图 1.6　牙根纵折误诊为根尖周病损　a. 已行根尖切除和根管倒充填的上颌侧切牙的根尖片，出现类似根尖周病损的根尖周暗影。b. 拔除患牙，发现牙根腭侧纵折线。c. 位于上颌第一前磨牙根尖区前庭沟处的肿块，表明根尖周病损的急性发作。d. 翻开黏骨膜瓣完成根尖切除术，放大镜下可见纵折裂纹（箭头所示）。e. 拔除患牙，牙根纵折线清晰可见

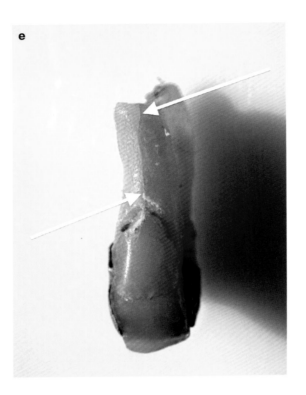

图 1.6　（续）

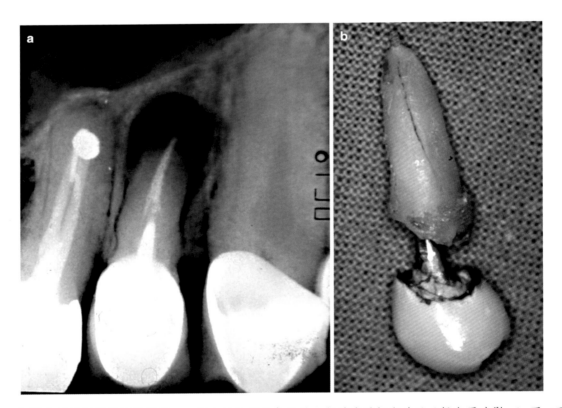

图 1.7　**与粗大桩核相关的牙根纵折**　a. 粗大桩核冠修复后的上颌前磨牙根尖片显示根尖周暗影。b. 同一颗牙拔除后可见牙根纵折，粗大桩以及超出根尖的牙胶。c. 伴粗大桩的下颌第一前磨牙的曲面断层片显示根尖周暗影。d. 拔除后可见牙根纵折线。e. 桩轻易从牙根脱落，显示其体积巨大

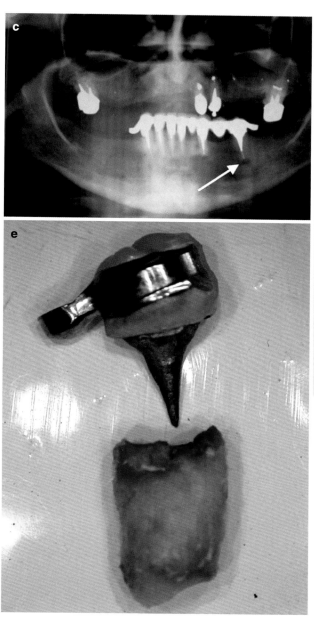

图 1.7　（续）

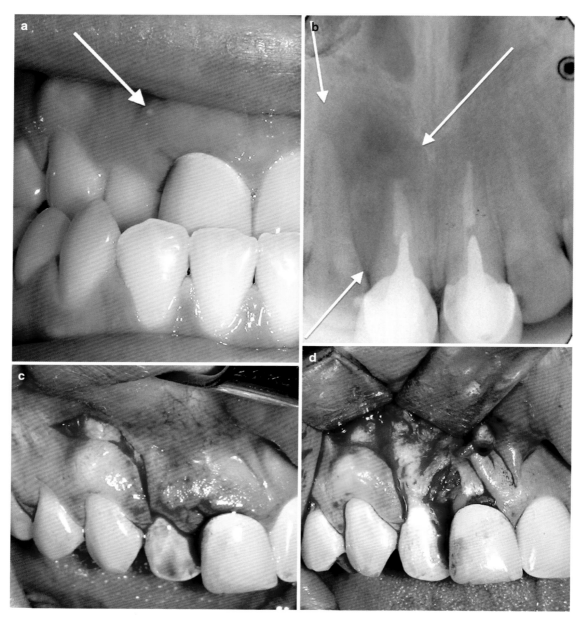

图 1.8　位于上颌中切牙和侧切牙之间的窦道　a.临床照片显示窦道出现在上颌中切牙已行根管治疗和冠修复的患者。注意其患有Ⅲ类错𬌗畸形，会引起咬合创伤和牙髓坏死。b.根尖片显示累及中切牙和侧切牙的大面积暗影。c.基本的切口类型为包括龈缘及前庭沟处的"反曲棍球棒"切口的双边切口，可行尖牙及 2 个切牙的根尖切除术，也能完成 1 颗或 2 颗切牙的拔除。d.翻瓣后可见 2 颗切牙间牙槽嵴顶处的肉芽组织。e.去除肉芽后可见中切牙牙根远中面的纵折线。f.拔除中切牙并清理病变组织后大量骨缺损。侧切牙行正向根管充填并行根尖切除。g.治疗完成后术区。6-0 尼龙线缝合角化牙龈，5-0 可吸收线缝合高位前庭沟处切口。正中龈乳头得以保存，由于牙槽骨的支撑（上图可见），远中龈乳头有望保持其形状和完整性

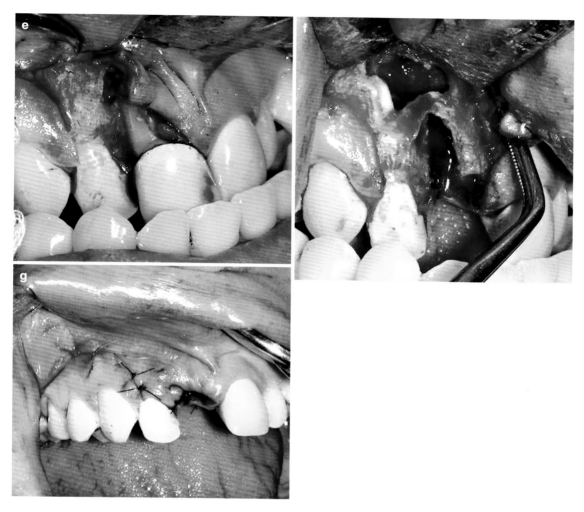

图 1.8 （续）

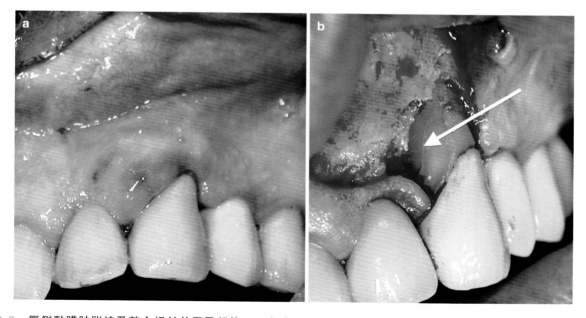

图 1.9 唇侧黏膜肿胀波及整个根长并累及龈缘 a. 术前临床照片。b. 术中照片显示牙根纵折为肿胀病因

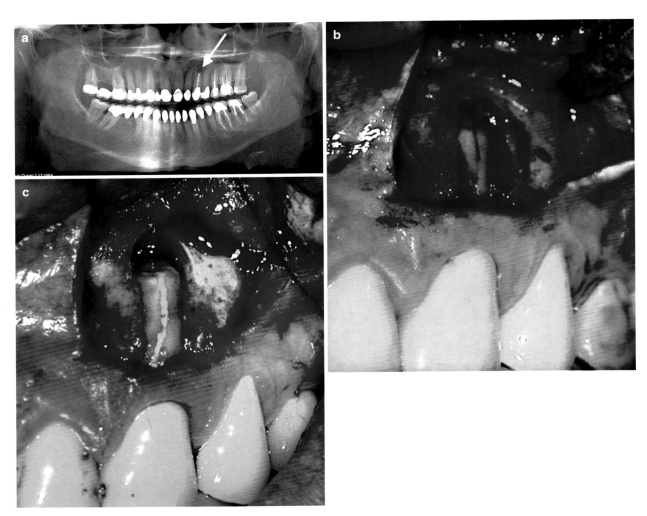

图 1.10　**牙根纵折治疗失败**　a. 全景片显示在上颌尖牙经牙髓治疗、树脂加强型纤维桩和全冠修复后，仍然出现了根尖周病损。根中分形成窦道，本图中未见，但在图 e 可见窦道。b. 翻起黏骨膜瓣，牙根唇面可见纵折线。c. 完成根尖切除术及彻底刮治后，预备纵折线并使用玻璃离子封闭。d. 附加褥式缝合以取得无张力缝合。e. 间断缝合关闭创口。f. 感染复发，拔除患牙。拔牙后 2 个月，软组织状态。g. 保留近中龈乳头切口翻开黏骨膜瓣（箭头所示），发现大量骨丧失，尤其是第一前磨牙牙根近中面。h. 植入 NobelActive 种植体修复缺牙，并作为 GBR 的支柱，以期改善第一前磨牙牙周状况。i. 骨缺损处植入 DBBM，腭侧黏骨膜下固定胶原膜。j. 胶原膜游离端隆起以覆盖骨替代材料。k. 关闭创口以期覆盖第一磨牙根面。l. 曲面断层片显示种植体位置。m. 安装愈合基台时软组织状态。第一前磨牙近中出现牙龈退缩，但是由于采用了保留龈乳头切口，近中龈乳头正常（箭头所示）

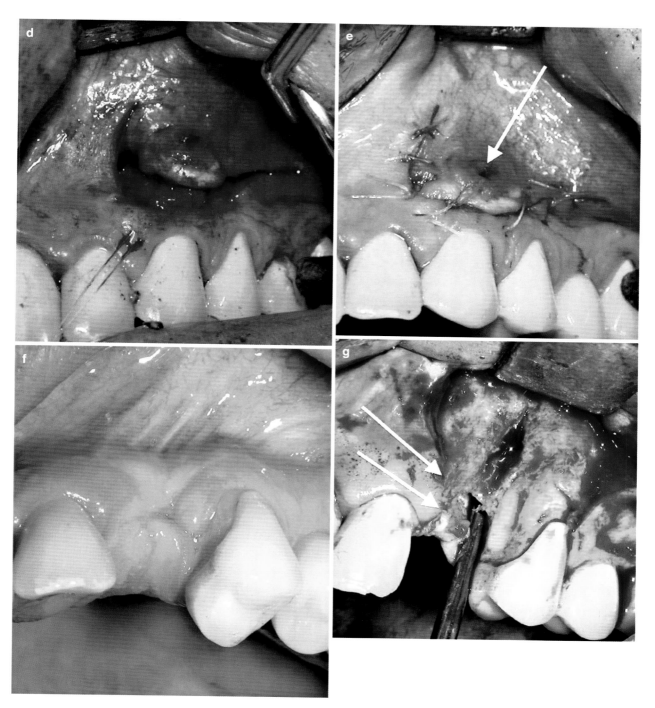

图 1.10 （续）

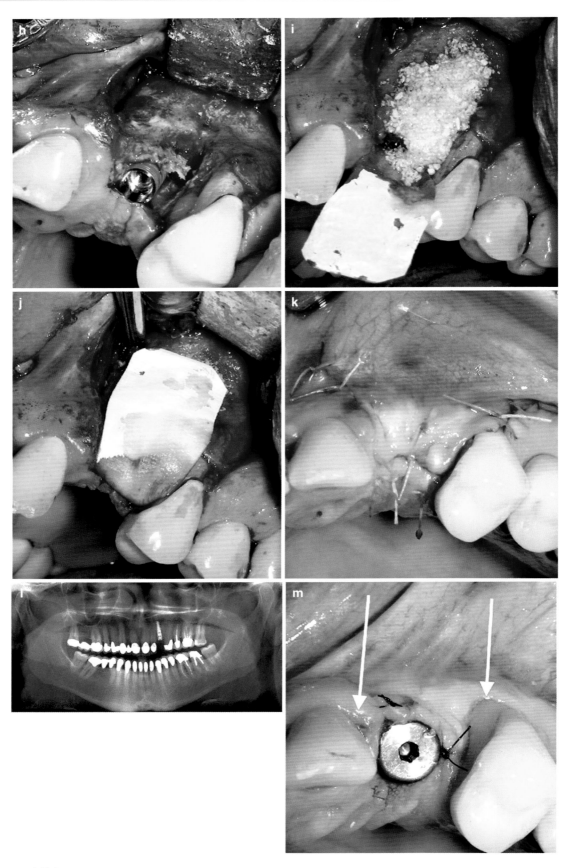

图 1.10 （续）

只有当封闭剂从近中或远中溢出到牙周或邻近牙槽骨内时才能在影像学上做出诊断。在可疑病例中，CBCT 对诊断有一定价值。

在计划行根切术的手术中，容易检查到位于唇面的侧穿孔并能使用 MTA 行牙根倒充填。其他部位的侧穿诊断困难且近乎无法治疗。

何时怀疑根管侧穿？当进行根尖切除术时可见根充材料致密，进一步搔刮发现可见牙根背面或近远中侧有软骨或肉芽组织时。依靠刮治器尺寸和形状，彻底清创可提供放大镜和显微口镜下的良好视野。首先排除牙根纵折，然后搔刮至骨缺损的骨面。止血后放入显微口镜。

若有，应该能够发现侧穿孔。然后评估如果行根切术切至穿孔处后，剩余牙根的长度。颈 1/3 处穿孔的牙齿应该被拔除，而不能因心理原因采取临时措施来延迟拔牙（Stajčić，2015a）。根尖 1/3 处穿孔的牙齿可按常规根切病例进行治疗。只要没有牙槽骨丧失，根中 1/3 穿孔的牙齿也能被治疗。例外情况是侧穿与牙周病损相连，可使用纤细探针确认存在贯通性骨缺损，不论穿孔位置如何，都是拔牙指征（图 1.11c~f）。已有研究表明，意向再植（见本书 4.3）可用于治疗根管侧穿，能取得可预期的结果（90% 成功率）（Asgary et al，2014）。

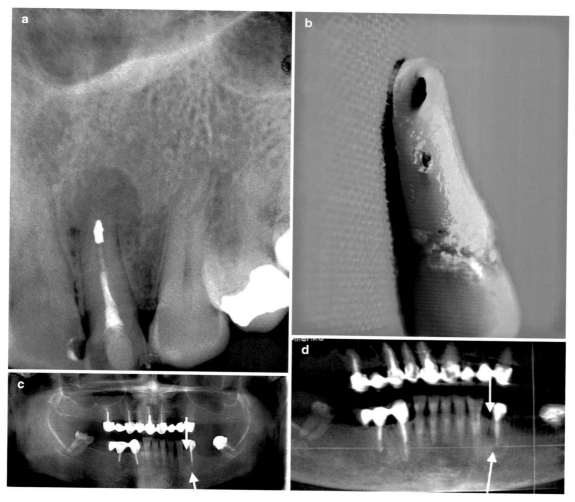

图 1.11　**根管侧穿类似根尖周病损**　a. 根尖片显示围绕已行根尖切除和根管倒充填的牙根尖端的透射影。b. 拔除患牙，显示侧穿和封闭部分穿孔的牙胶。注意由于慢性感染，穿孔周围封闭材料和牙本质发生空化。c. 曲面断层片显示左侧下颌第一前磨牙根尖周病损。上箭头指示嵴顶骨质完整。d. CBCT 影像显示病损（牙周牙髓联合病变）累计牙槽嵴顶（上箭头所示）。e. 患牙拔除后侧穿清晰可见，根尖孔封闭良好。f. 另一颗牙根管侧穿，根尖封闭良好。g. 右上第一磨牙颊根侧穿，尝试根尖切除术时拔除

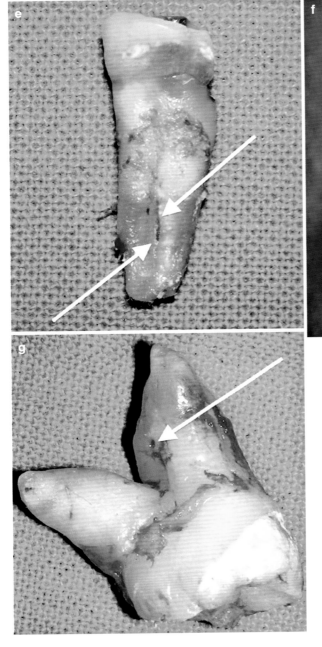

图 1.11 （续）

1.2.3.4 副 根

在 CBCT 发明之前，若拟行根尖周术，很难准确发现副根的存在。若不治疗坏死牙髓的牙齿副根或牙根的副根管，会因为术区的反复感染，而让牙种植术和牙保存术变得复杂。若术前未确诊，手术失败后会怀疑根尖手术是否

正确操作（图 1.12a、b）。幸运的是副根并不常见（Ahmed，Abbott，2012）。就笔者个人经验而言，记录过三个病例，一例是下颌第二前磨牙（图 1.12a、b），一例是上颌侧切牙（图 1.12c），第三例是上颌左侧第二前磨牙（图 1.12d、e）。

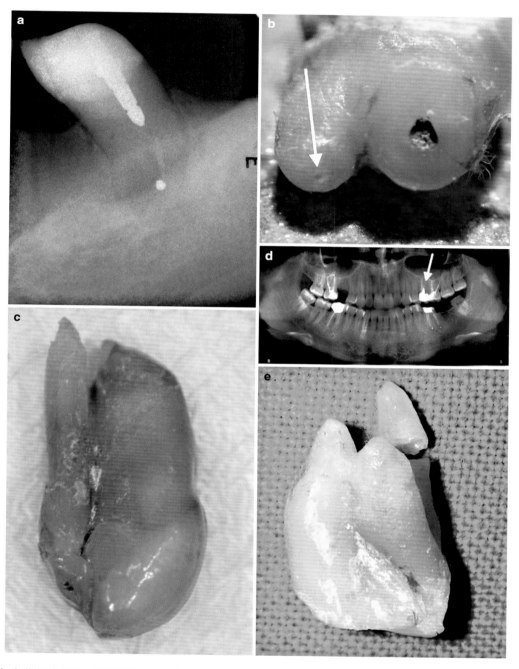

图 1.12　**复杂化根尖切除术的副根**　a. 行根尖切除术及根管倒充填的下颌第二前磨牙的根尖片。术后不久，患者就持续抱怨患牙舌侧有类似钝痛的奇怪感觉。b. 拔除患牙，发现舌侧副根，根尖孔开放未行治疗。c. 有时上颌侧切牙也会发生根尖切除术失败。原因显然是副根附于腭侧，与主根分离，可能是牙齿形成过程中的发育畸形。d. 根管治疗和后续行根尖切除术后的上颌第二前磨牙根尖周病变复发的影像学影像。e. 拔除患牙，发现颊侧副根遗漏未行治疗。面对这种病例，只有术前 CBCT 能够诊断出这种异常

术前拟定根尖手术计划时使用CBCT，尤其是欲行磨牙和前磨牙治疗时，至少可以避免术中出现副根管的意外发生。

1.2.3.5　术区脓液

有时，脓液会在翻开黏骨膜瓣或使用球钻在皮质骨上打孔时从术区流出。这在根尖周手术时更常见，因为脓液会包裹在根尖周或囊性病变中。若是发生在拟行GBR的种植手术中时，术者应该重新考虑治疗方案以免移植材料发生污染。如果必须进行GBR，应该吸尽脓液，大量3%过氧化氢溶液冲洗后再用生理盐水冲洗。当然，如果术前未用抗生素，则必须使用抗生素。笔者的经验中，光动力治疗（Gursoy et al，2013）对这种状况非常有效（图1.13a~k）。

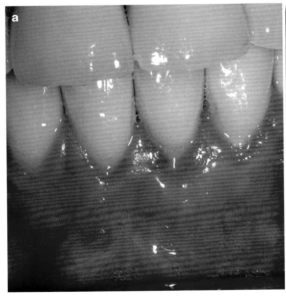
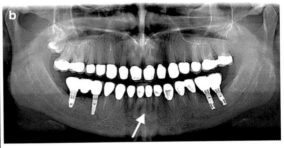

图1.13　**脓液术区的光动力治疗**　a.主诉下颌中切牙唇侧累及龈缘肿胀的患者照片。中切牙和左侧第二切牙均有唇侧骨缺失。b.影像学检查及其他发现证实中切牙根尖周病变（箭头所示）。c.翻开包含龈缘的双边黏骨膜瓣，通过器械控制，可见术区脓液积聚（箭头所示），吸净脓液并用大量3%过氧化氢溶液冲洗伤口。d.去除肉芽组织，清理根面。可见粘接剂残留（箭头所示）以及冠边缘不密合，这可能是唇侧骨吸收及边缘性牙龈炎的原因。e.中切牙正向根管充填并行根尖切除术，术区染料染色检查。f.大量生理盐水冲洗伤口，利用软性激光的光动力效应据说可彻底清除细菌。g.作为GBR的一环，使用患者自体血湿润脱蛋白牛骨基质（DBBM）增加唇侧骨量。h.裁剪胶原膜至于DBBM上。i.使用6-0尼龙线缝合创口。j.术后影像学检查。k.术后6个月，术区临床图片。由于精心设计的皮瓣和缝合技术，愈合正常，龈缘完好无退缩

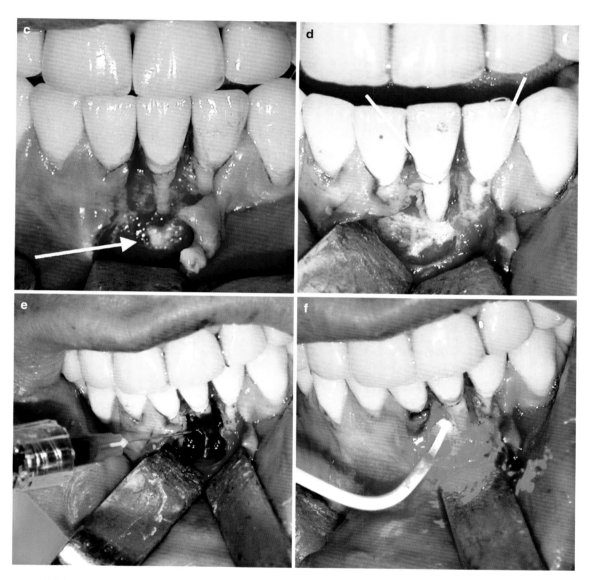

图 1.13 （续）

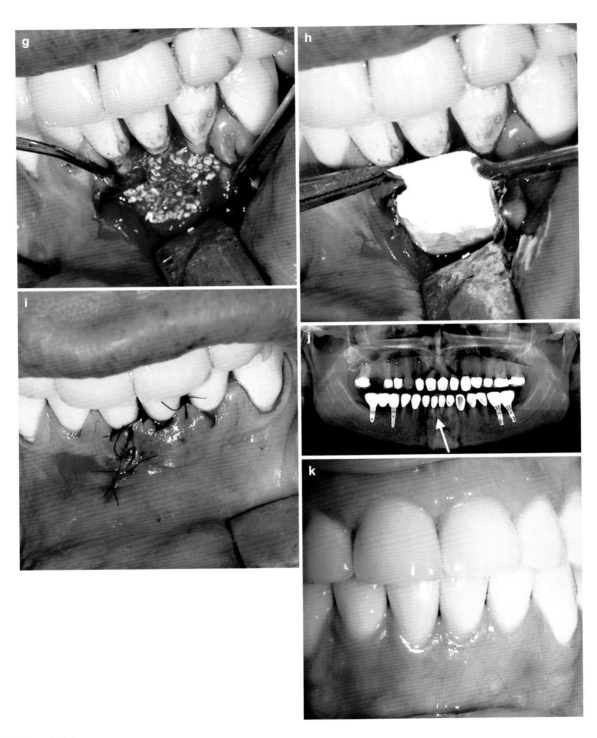

图 1.13 （续）

1.2.3.6 牙根残留

术前常规的牙科放射检查或曲面断层片不能显示拟种植位点埋藏的牙根（图 1.14a~j）。翻开黏骨膜瓣，可以在牙槽嵴顶发现残留的牙根，因为通常在平整骨面时会被去除，所以无临床意义。偶尔在拔除残根的同时会取出周围相当数量的软质骨，这会干扰种植体的植入。即便使用 CBCT，可能也无法检查出这些软质骨。

为防止以上情况再次发生，术前应行仔细的影像学检查，对缺牙区的任何放射投射区进行不同的放射检查，以排除将来拟种植位点的埋伏牙根。

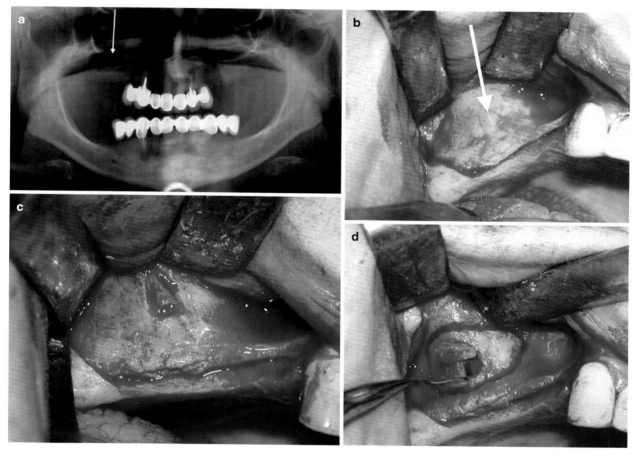

图 1.14 上颌窦外提升时的残根处理 a. 拟行右侧上颌窦底提升术、对侧水平骨增量及下颌垂直骨增量的患者术前放射线片。还计划了根尖切除术及拔牙术。本书仅展示右上部分的治疗过程。曲面断层片为数字化时代前拍摄。b. 翻开黏骨膜瓣，上颌窦侧壁开窗处发现残根（箭头所示）。c. 为了拔除残根，小心去除周围骨质；无奈牙根紧贴下方骨质。d. 球钻反钻修整出侧壁骨窗轮廓，翻起窦黏膜前拔除残根。e. 翘起侧壁骨窗，造成窦黏膜穿孔。f. 使用胶原膜修补穿孔，光滑面向窦腔。g. 使用 DBBM 提升窦底。h. 胶原膜覆盖骨增量材料。i. 间断缝合关闭创口。j. 与图 a 相同的数字化后的曲面断层片，提高亮度后可揭示类似残根等细节

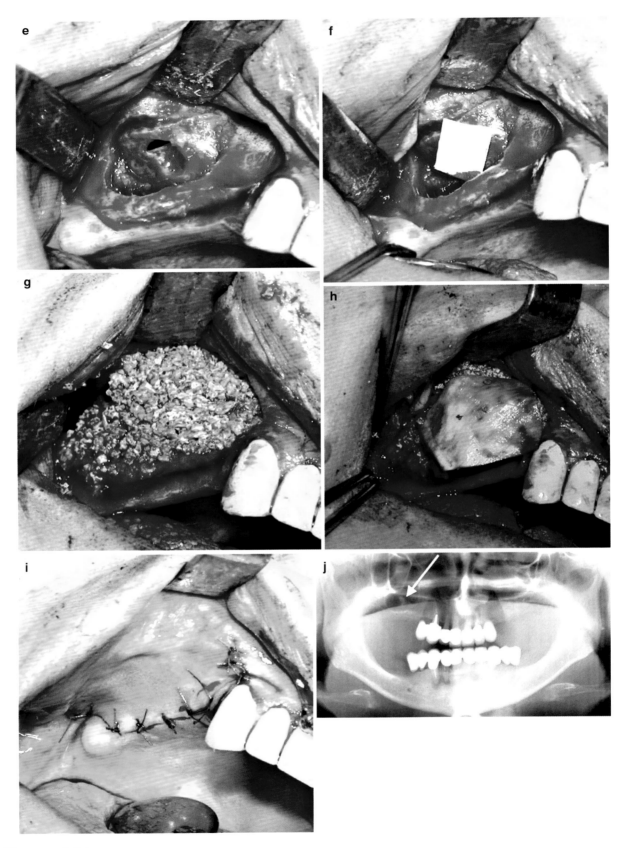

图 1.14 （续）

1.2.3.7　松质骨脂肪变性

上颌骨后部的松质骨脂肪变性（Seong et al，2009）对拟行种植体植入的特定区域而言是一种令人不快的情况。目前笔者遇到过 3 个病例，都是 45~63 岁女性，无其他疾病，未服药物。在其中一个极端病例中，可以使用探针像穿透松质骨一样无阻力地穿透极薄的皮质骨。甚至可以使用 10mm 螺钉进行同样操作。3 个病例中，当使用刮匙或骨锉按压骨面时，均能在双目放大镜下观察到乳黄色液体。第一个患者对此发现失望至极，拒绝进一步的全牙列种植重建治疗。因为这是极罕见的发现，尚无针对这种情况治疗方法的文献数据。另两个病例中，成功完成了后续治疗。小心刮除拟备孔区域的松质骨，不要破坏薄层皮质骨，卵圆形空腔内充填取自颅骨和颧骨支的 ABP 和 DBBM（50：50）混合物。

使用 CM 或 OCG 止血垫覆盖牙槽嵴顶骨入口缺损（图 1.15a~f）。6 个月后按照松质骨治疗方案植入种植体。可以获得 15~25n/cm 的植入扭矩（图 1.15g~l）。6 个月的愈合期后可对种植体加载（图 1.15m~q）。

1.2.3.8　牙槽骨空洞

种植备孔过程中，由于牙槽骨空洞的存在或松质骨极度松软，会出现钻针突然落空的情况。小面积空洞意义不大，但是，应该使用牙周刮治器小心探查大面积的空洞，小心去除软质骨直达坚硬骨面（图 2.9n，o）。这一发现可能会改变手术计划，因为种植体可能会浮在空腔或极松软骨质中。如果条件允许，应该植入更长的种植体，以桥接中空骨和使用的 DBBM（Stajčić，2007）。有时，可能需要寻找新的种植位点，或是先行植骨再延期种植。

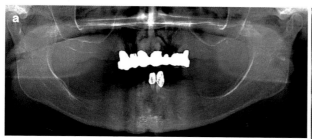
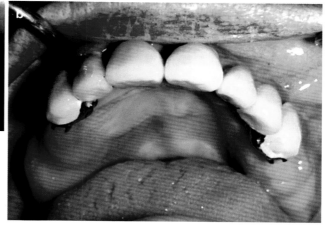

图 1.15　松质骨脂肪性变及牙槽骨空化　a. 拟行全口种植重建患者的术前放射检查。上颌即刻种植，丙烯酸树脂桥即刻负载，8 颗种植体支持的固定冠修复；下颌 4 颗种植体支持（locator）覆盖义齿修复，植入临时种植体支持临时活动义齿修复。b. 临床照片显示义齿下方黏膜呈红色及天鹅绒样。受到义齿持续压力的口腔黏膜状态可能已将影响到牙槽骨的改变。c. 改变治疗计划。仅在拔牙窝内植入 2 颗种植体。双侧上颌骨后分均含脂肪变性的极松软牙槽骨。保留双侧皮质骨，小心去除松质骨，间隙内填充 ABP 和 DBBM 混合物（50：50）并覆盖胶原膜。d. 对侧情况相同。e. 关闭创口，2 颗临时种植体固定临时义齿。f. 术后放射线片，箭头所示为骨移植区域。g. 右侧翻瓣后的骨移植区域。h. 上颌窦提升术后同期植入 2 颗种植体。i. 对侧翻瓣后情况。j. 上颌窦提升术后同期植入种植体并附加骨移植。使用 OCG 覆盖植骨材料。k. 关闭创口，临时种植体及愈合基台在位。i. 术后曲面断层片。m. 螺丝固定氧化锆基台。试戴氧化锆桥体前拟取出临时种植体。n. 下颌，拧紧 locator，安装印模帽准备取模。o、p、q. 粘接固定在上颌种植体上的氧化锆烤瓷桥并就位下颌活动义齿

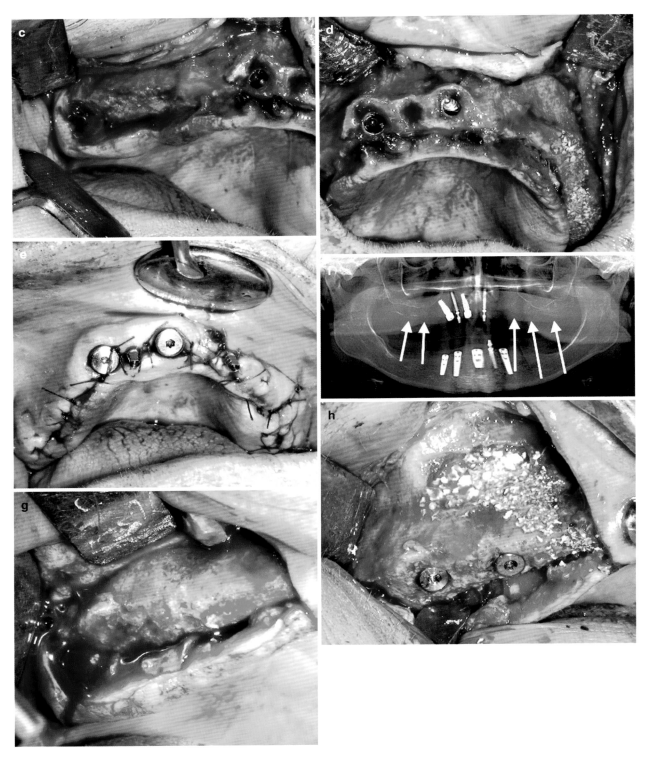

图 1.15 （续）

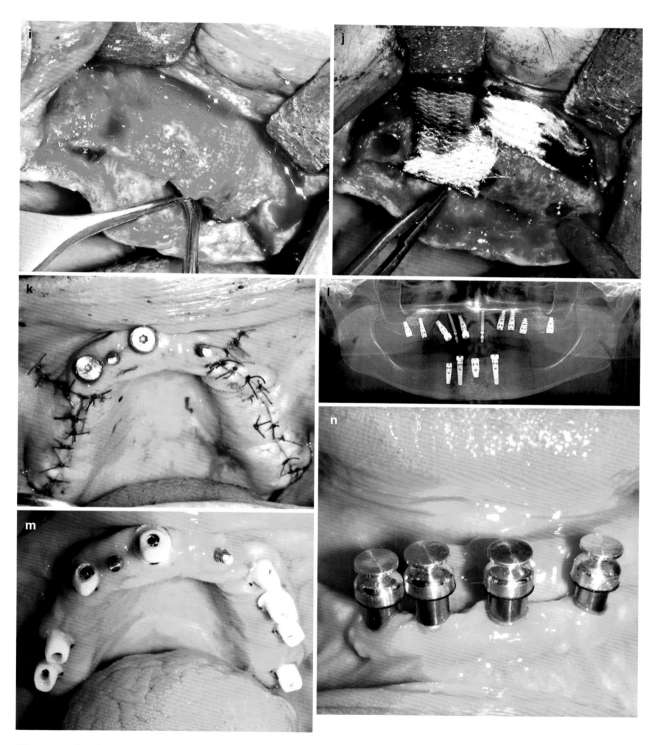

图 1.15　（续）

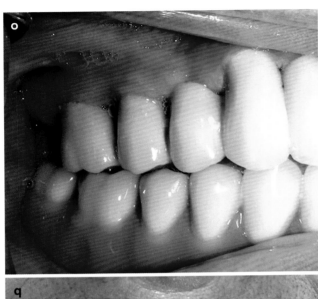
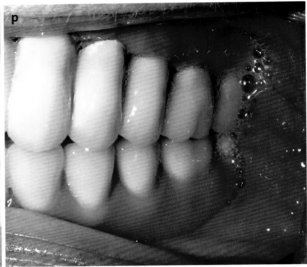
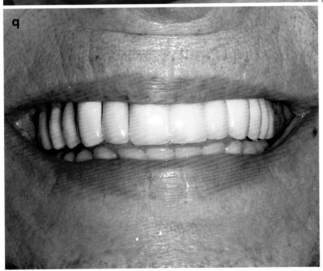

图 1.15 （续）

1.2.3.9 始料不及的排异反应

　　尽管牙种植和牙保存术主要使用的是生物相容性材料，偶尔也会发生始料不及的排异反应。排除生物相容性材料的质量和纯度，应该遵守以下基本准则以避免并发症的发生。

　　1. 受区未受微生物或任何来源碎片污染，血供良好。

　　2. 移植材料稳定无移动。

　　3. 良好的黏膜封闭，将大部分材料与口腔液体隔离。

　　忽视以上任何一条原则都可能引起宿主排异反应。将移植材料植入预定区域或组织以外也会引起排异反应，如将 DBBM 推入口底、上颌窦、鼻腔或黏膜下等软组织就会导致排异反应的发生（图 1.16a~c）。

相同的材料放入不同的环境会促发不同的机体反应。用于前庭沟成形术的脱细胞真皮（AlloDerm），裸露植入也能获得良好融合，有报道其优于游离黏膜移植物（Hashemi et al，2012）。但是当用于牙龈退缩治疗时，脱细胞真皮必须被软组织完全覆盖，否则极易发生感染而被切除（Santos et al，2005）。

材料加工过程中的细微差别也可能改变其

生物学反应。膨体聚四氟乙烯膜（ePTFE）曾经是 GBR 的金标准。由于并发症发生率很高，目前基本不再使用。相对常见的是创口裂开导致膜暴露，说明宿主对其耐受不良。这会导致反复感染而去除膜。另一方面，也有推荐使用非膨体聚四氟乙烯膜（non-PTFE）作为可暴露材料（Barboza et al，2010）。这种膜抗感染能力强，常用作牙槽窝保存术中骨替代材料的保护性覆盖屏障（Bartee，1998）（图 1.17a~h）。

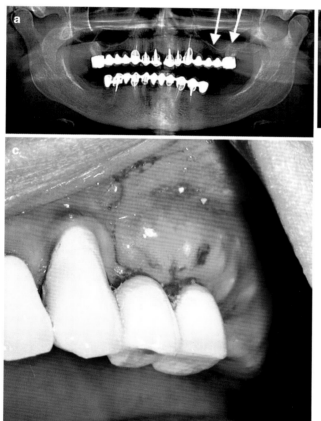
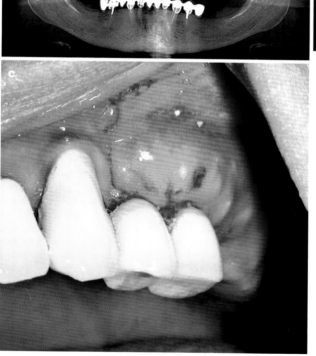

图 1.16　**穿过口腔黏膜游离出的 DBBM 颗粒**　a. 因为美学原因，拟在前磨牙区域行上颌窦底提升术并同期植入 2 颗 NobelActive 种植体患者的术前影像学检查。b. 术后影像学检查见种植体位置良好，窦底提升完好无骨粉进入窦腔迹象。c. 临床照片显示由于 Bio-Oss 颗粒穿过黏膜游走，术区黏骨膜肿胀。临时修复体就位良好

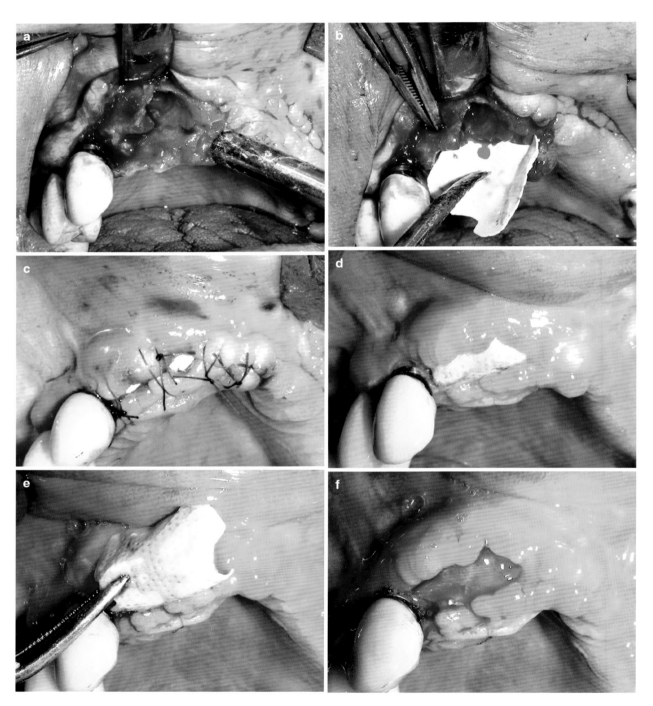

图 1.17　GBR 中 Cytoplast 不可吸收膜的使用　a. 中切牙拔除后骨缺损的牙槽窝。b. 修剪钛加强的 Cytoplast 膜覆盖移植材料，一端插入腭侧黏膜袋。c. 缝合创口，部分膜裸露。d. 1 月后术区情况。裸露膜表面少量软垢附着。注意边缘龈的组织反应良好。e. 仅需探针和镊子即可将膜取出。f. 取出膜后创口情况。膜下健康的肉芽组织覆盖移植材料。g. 术后 2 个月术区情况。h. 3 个月后，创口完全关闭

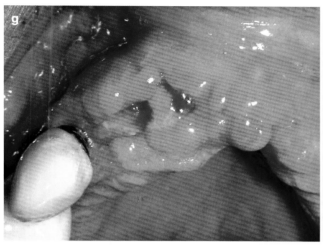
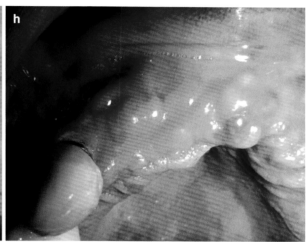

图 1.17 （续）

作为最常用的根管倒充填材料，银汞合金也用了数十年。尽管银汞合金不是生物相容性材料，倘若制备恰当、量少、根管内洞型理想且不与软组织发生直接接触，其并发症也相对较少。并发症的原因多归咎于操作不当和外科技术不佳，并非材料本身。尽管如此，机体对根管倒充填银汞合金最常见的反应是黏膜变色花纹（Buchner，Hansen，1980）（图1.18a~d）。必须强调的是就生物相容性及封闭性能而言，MTA 均远优于银汞合金（Sirisha et al. 2014）。但是针对某些无法控制术区出血的罕见病例，应保留银汞合金作为根管倒充填材料，因为 MTA 的凝固需要 3min 的干燥条件（Tahsin，Nimet，2010），而有时这几乎无法实现。

下述外科技术可成功去除美学区的银汞合金染色花纹。在牙槽嵴黏膜区域，做简单的垂直或斜形卵圆形切除足矣。角化牙龈区域可做窄的椭圆形垂直切除，无须缝合。有牙区域，应避开边缘龈以防止牙龈退缩。若术区较大，首先应在骨膜下行游离结缔组织移植（图1.18d~h）；1~3 个月后，切除含有金属颗粒的黏膜（图 1.18i~m）（Stajčić，2015b）。

在薄龈生物型以及偶有正常甚至厚龈生物型病例中，钛基台会透出金属颜色（图1.19a~e），这并不能视作钛的机体反应。这并不是笔者期望发现的情况，可是一旦发生，会是患者主要的美学问题，唯一的补救方法是使用氧化锆基台替换钛基台。

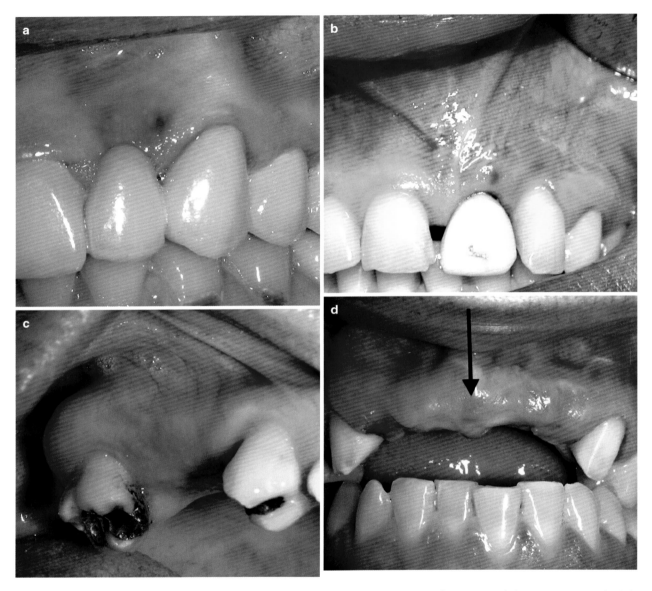

图 1.18　牙槽黏膜银汞合金花斑和金属染色　a. 上颌侧切牙根尖切除术伴根管银汞倒充填术后失败。拔除患牙残留银汞花斑。b. 粘接过金属烤瓷冠部位的黏膜金属变色。拔除患牙后，邻近黏膜金属着色。c. 粘接过金属烤瓷冠部位的黏膜变色。拔除患牙后，邻近黏膜金属着色。d. 由于根尖切除术及银汞倒充填失败，患者失去上颌切牙。上颌左侧中切牙和侧切牙拔除后区域见银汞合金花斑。计划行种植修复并去除花斑。e. 种植体植入后术区情况。f. 行 GBR，膜顶部移植结缔组织。g. 6-0 尼龙缝线间断缝合关闭创口。h. 仍可见花斑存在。i. 外科手术去除花斑。1 号为垂直椭圆形切除，邻近组织拉拢关创。2 号切除附加嵴顶切口。3 号切除在腭侧。j. 切除组织显示根据切口位置分布在组织纹理中的金属颗粒。k. 只对 2 号创口进行了缝合。箭头所示垂直椭圆形切口（1 号）无须缝合。l. 安装愈合基台 3 个月后，使用临时冠重塑软组织，唇侧角化牙龈未见金属着色。m. 腭侧非美观区牙龈仍有小面积金属着色

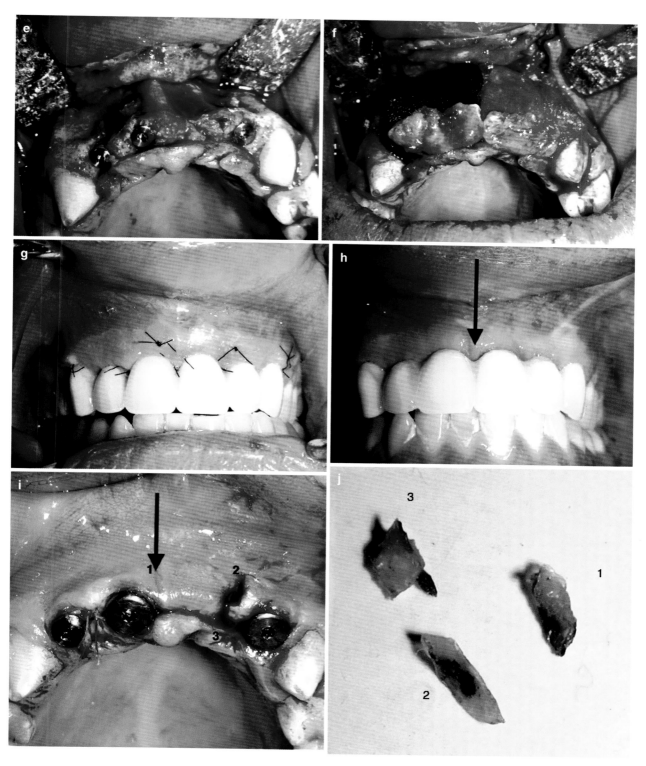

图 1.18 （续）

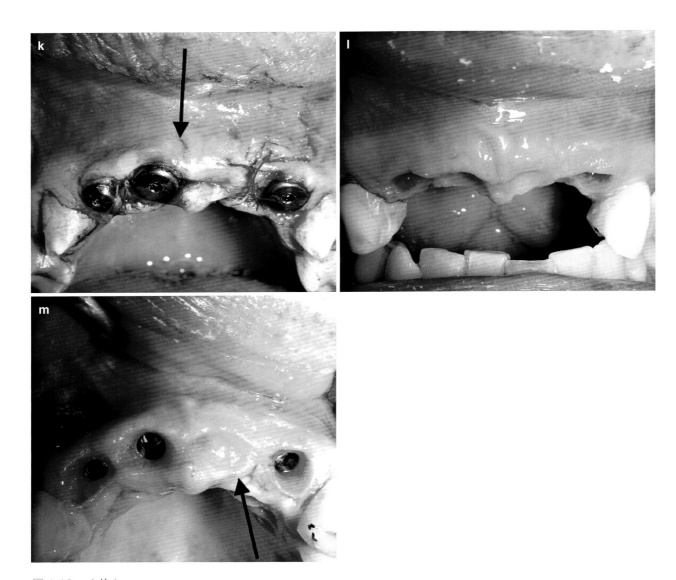

图 1.18 （续）

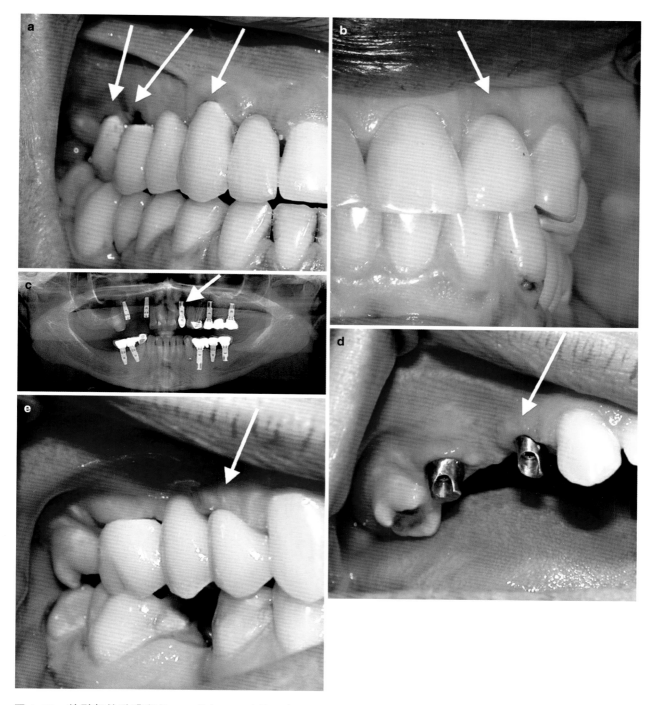

图 1.19　**钛引起的黏膜变色**　a. 所有三颗种植体基台周围牙龈均透出金属色。b. 厚龈生物型患者罕见地透出钛金属色。c. 同一患者的影像学影像显示种植体健康。d. 安装基台后即刻透出钛金属色。e. 粘接牙冠后情况相同，且不会随着时间推移而改善

1.3　器械相关并发症

器械掉落　由于夹紧装置磨损或是医生／助手装配不当，牙科手机上的钻针和手具上的超声器械或微型锯可能会突然掉落。若在口内工作时掉落，会引起患者难以预计的反应，尤其是落在非麻醉区域。此外，还能造成口腔组织损伤，需要进一步处理，并可能引发治疗结束后不愉快地讨论。应对之策为医生／助手在每次使用前不断检查上述器械的装配情况。

螺丝刀是口腔种植学外科（Stajčić，2006）和修复中最常使用的器械。应在手用螺丝刀上常规拴上牙线，以便在滑落时将器械拉回来。进行种植体植入时，更好的防范方法是在反角手机上安装机用螺丝刀，并用可控扭矩安装覆盖螺丝或愈合帽。有种新型的无线手具叫"修复螺丝刀"（W&H），因为其安全可靠，可替换手用螺丝刀和棘轮扳手，强烈推荐用于牙种植修复操作（图1.20a、b）。尽管使用这

种器械，重复使用的愈合基台在操作时仍然存在掉入口腔的危险，会被惊恐的患者吞咽或吸入。因此，应该始终使用全新愈合基台，或者在放入口腔之前，用力摇晃螺丝刀以检查重复使用的愈合基台的夹持力。

器械破损　无论是因为器械疲劳还是使用不当，器械尖端在使用过程中均有折断的可能。主要原因可能是对器械施力过大。就个人经验而言，器械尖端折断并不罕见，如小号裂钻和球钻（图1.21a、b）、引导钻（图1.21c、d）、环钻、扩孔钻、直挺（图1.21e）和侧面骨凿（图1.21f、g）。小号裂钻是最常折断的器械。除了常规X光检查可见外，大部分折断器械留在原位无临床症状。这是因为钻头在切割过程中折断，像种植体似的嵌入骨内；因为体积微小，宿主机体可将其包裹而无明显临床反应。虽然折断器械能够被取出，但这需要额外的，通常不必要的工作。若医生担心遗留不锈钢钻针尖端，取出折断器械当然是一种选择。毋庸置疑，较大器械的尖端应该被取出。

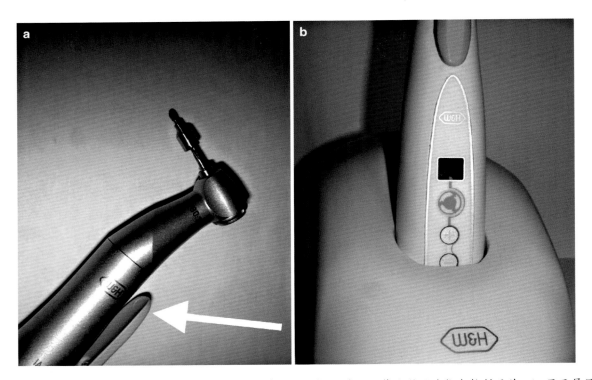

图1.20　**无线修复螺丝刀**　a.连接愈合基台的"修复螺丝刀"的手具。箭头所示为指尖控制开关。b.显示屏显示扭矩和反转模式（45N/cm的固定扭矩）

防止器械疲劳是不可能的；然而，当切削器械钝化时是清晰可见的，明智的做法是不再使用它们；否则，需要更大的力量才能使用它们，从而导致器械损坏。

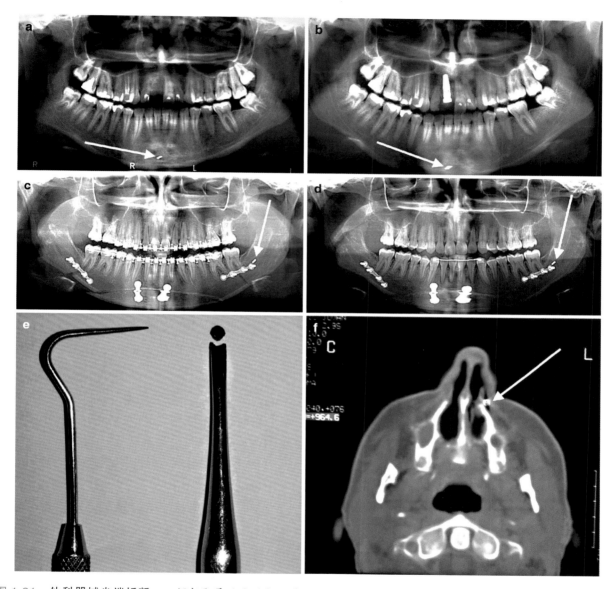

图 1.21　外科器械尖端折断　a. 额部取骨后曲面断层片显示折断的细裂钻尖端。b. 术后 6 月植入种植体后拍摄的曲面断层片。周围骨组织未见骨吸收或对金属异物的排异反应。患者无症状。c. 下颌骨矢状劈开术中折断在切骨区的导向钻尖端。d. 6 月后取出微钢板和螺钉时，全面断层片可见同一件器械。无任何组织反应的症状。e. 下颌第三磨牙拔除过程中直牙挺尖端折断，幸运的是术中即发现并用止血钳取出（与探针对比）。f. 为分离鼻腔侧壁特殊设计的骨凿护板尖端折断，与完整骨壁对比的损坏的截骨段。整个鼻腔外侧壁截骨术中，外科医生和手术护士均未发现器械尖端折断，直到器械的下次使用前才发现。情况发生后，患者飞回原籍国，无任何症状。3 年后因头痛咨询（显然与折断器械无关），行鼻副窦 CT 检查。g. 患者鼻内有折断器械尖端，无症状及临床表现，偶然的 CT 检查发现患者左侧比侧壁截骨术区深埋折断断端

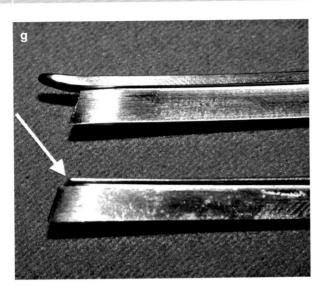

图 1.21　（续）

计算机引导方案设计和手术相关并发症

计算机引导方案设计和手术是新式的复杂工具，旨在确保按照修复为导向植入种植体（Lopes et al, 2016; Pozzi et al, 2016a）。只有通过使用为计算机引导手术特别设计的外科导板和器械才能实现种植体植入的准确度。外科导板携带有从 CBCT 影像、口内或印模扫描、临时固定义齿以及活动义齿扫描汇集的所有信息。本质上讲，有两种方法引导备孔及种植体植入：全程导板和半程导板（Pozzi et al, 2 016b）。全程导板技术基于外科导板的构造，该导板具有用于整个钻孔序列和种植体直径匹配的钻孔套管（图 1.22a）。半程导板技术使用配备仅能容纳直径 2mm 先锋钻的套管的外科导板（图 1.22b）。所有牙科种植体公司均提供软件和设备（图 1.22c），以及计算机引导方案设计的技术支持。

尽管因为计算机引导手术具有高精确性及降低潜在并发症发生率的优点而具有吸引力，但它也有其自身的局限性及潜在并发症。可概括为外科导板生产能力有限，外科导板使用困难及机械 / 硬件并发症。

如果 CBCT 数据由于投影图像中存在散射体污染（金属修复体）而不准确，则无法进行外科导板的制造。近远中间隙低于 8mm 的病例，由于无法容纳套管的直径，不能使用全程导板。上下颌骨重度吸收的患者，骨量不足，无法插入固位钉以固定导板。

𬌗间距离不足是在具有对颌牙列的磨牙区使用外科导板的限制因素。若是遇到预料之外的骨畸形时，手术导板便缺乏灵活性。这种情况下，需要取出导板改用自由手操作。植入位点附着角化龈缺乏是使用导板的相对禁忌证，因为导板的凸缘会妨碍黏骨膜瓣翻起。当需要去骨以便将种植体植入恰当的深度时，去骨量和备孔深度无法准确预估，所以这种情况下外科导板无用武之地。在需要行 GBR 或软组织修正的病例中，不建议使用全导航技术。美学区也无法估计种植体深度，同样不建议。备孔通道及锚钉插入困难也会导致外科导板的无法使用。

硬件并发症与钻导引架和套筒匹配性不佳有关。因为预料不到的倒凹，常常会遇到导板与当前牙列不匹配的情况。钻孔过程中也可能会发生导板折断，尤其是当钻孔轴向不正确时。

外科新手使用全程导板时应该非常小心，并强烈建议应首先掌握自由手备孔技术，然后再转为半程导板手术。最佳的办法是以软件设计开始，徒手备孔的方式植入种植体，同时训练种植体平行性和角度。在熟悉了外科导板和特殊器械的操作后，可尝试单颗牙种植的全程导航技术。最终，掌握并常规运用这两种高精度技术，并将其局限性和潜在并发症铭记于心。

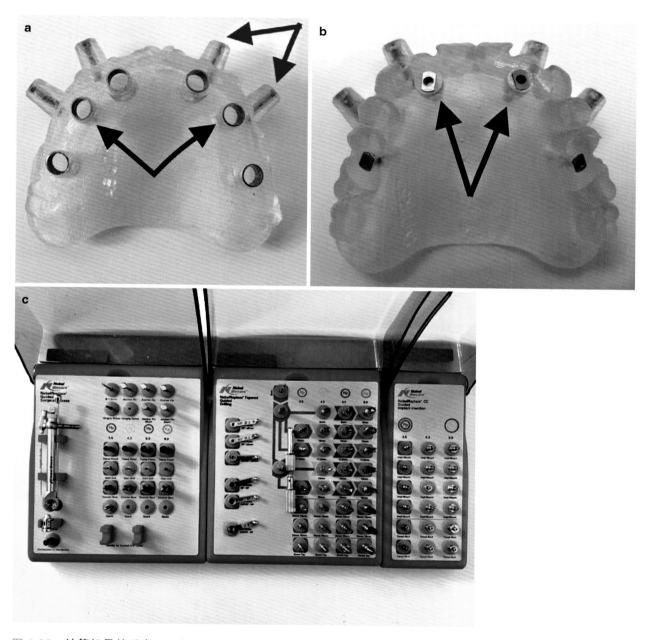

图 1.22　**计算机导航手术**　a. 嵌入 6 个钻孔套筒（黑色箭头所示）和锚钉套筒（蓝色箭头所示）的全程外科导板。b. 嵌入 4 个仅匹配先锋钻套筒（箭头所示）的半程外科导板。c. 计算机导航手术需要大量通过外科导板套筒放入的特殊设计的器械。Nobel Biocare 导航手术工具盒是导航手术复杂性的例子

参考文献

Ahmed HM, Abbott PV, 2012. Accessory roots in maxillary molar teeth: a review and endodontic considerations. Aust Dent J, 57:123–131.

Asgary S, Marvasti LA, Kolahdouzanc A, 2014. Indications and Case Series of Intentional Replantation of Teeth. Iran Endod J, 9:71–78.

Barboza EP, Stutz B, Ferreira VF, et al, 2010. Guided bone regeneration using nonexpanded polytetraluoroethylene membranes in preparation for dental implant placements-a report of 420 cases. Implant Dent, 19:2–7.

Bartee BK, 1998. Evaluation of a new polytetraluoroethylene guided tissue regeneration membrane in healing extraction sites. Compend Contin Educ Dent, 19:1256–1258, 1260, 1262-1264.

Buchner A, Hansen LS, 1980. Amalgam pigmentation (amalgam tattoo) of the oral mucosa. A clinicopathologic study of 268 cases. Oral Surg Oral Med Oral Pathol, 49:139–147.

Dawson A, Chen S, 2009. The SAC classiication in implant dentistry. Berlin: Quintessence.

Gursoy H, Ozcakir-Tomruk C, Tanalp J, et al, 2013. Photodynamic ther-apy in dentistry: a literature review. Clin Oral Investig, 17:1113–1125.

Howcast, 2009. How to perform the Heimlich maneuver (Abdominal Thrusts).[2015-09-09].https://youtu.be/tEIiEAn7b-U.

Hashemi HM, Parhiz A, Ghafari S, 2012.Vestibuloplasty: allograft versus mucosal graft. Int J Oral Maxillofac Surg, 41:527–530. doi:10.1016/j.ijom.2011.09.014.

Kahenasa N, Moy PK, Beumer J Ⅲ, et al, 2016.Medical history and physical examination//Moy PK, Pozzi A, Beumer J III.Fundamentals of implant dentistry. Surgical principles. Berlin: Quintessence Pubishing Co Ltd: 51–75.

Lopes A, Maló P, de Araújo Nobre M, et al, 2016.The NobelGuide® All-on-4® Treatment Concept for Rehabilitation of Edentulous Jaws: A Retrospective Report on the 7-Years Clinical and 5-Years Radiographic Outcomes. Clin Implant Dent Relat Res. doi: 10.1111/cid.12456. [Epub ahead of print].

Moule AJ, Kahler B, 1999. Diagnosis and management of teeth with vertical root fractures. Aust Dental J, 44:75–87.

Patel S, Brady E, Wilson R, et al, 2013. The detection of vertical root fractures in root filled teeth with periapical radiographs and CBCT Scans. Int Endod J, 46:1140–1152.

Pozzi A, Polizzi G, Moy PK, 2016a.Guided surgery with tooth-supported templates for single missing teeth: a critical review. Eur J Oral Implantol, 9(Suppl 1):135–153.

Pozzi A, Moy PK, Faulkner RF, 2016b. Computer-guided planning and surgery// Moy PK, Pozzi A, Beumer III J. Fundamentals of implant dentistry. Surgical principles. Berlin: Quintessence Pubishing Co, Ltd: 159–184.

Rose LF, Mealey BL, 2010. Implant complications associated with systemic disorders and medications//Froum SJ. Dental implant complications. Etiology, prevention and treatment. Hoboken: Wiley-Blackwell:9–45.

Sailer HF, Parajola GF, 1999.Oral surgery for the general dentist. Stuttgart: Thieme Medical Publisher.

Santos A, Goumenos G, Pascual A, 2005. Management of gingival recession by the use of an acellular dermal graft material: a 12-case series. J Periodontol, 76:1982.

Sirisha G, Jayaprakash P, Bhuvan SV, et al, 2014. Comparison of marginal adaptation of mineral trioxide aggregate, glass ionomer cement and intermediate restorative material as root-end illing materials, using scanning electron microscope: an in vitro study. J Conserv Dent, 17:566–570. doi:10.4103/0972-0707.144606.

Stajčić Z, 2006.Swallowing of the screwdriver during cover screw tightening. [2015-11-14]. https://www.youtube.com/watch?v=Dx3lE1IiT7k.

Stajčić Z, 2007. Alveolar bone cavitation-management during implant placement.[2015-11-15].https://www.youtube.com/watch?v=yt_SHlnUj9A&t=2s.

Stajčić Z, 2015a. Surgical closure of cervical root perforation. [2015-11-15].https://www.youtube.com/watch?v=_SDH6sdVakA.

Stajčić Z, 2015b. Surgical removal of amalgam tattoo of the vestibular mucosa. [2015-11-15].https://www.youtube.com/watch?v=kB4YN2fxDlo.

Tahsin Y, Nimet G, 2010.Use of mineral trioxide aggregate in the treatment of large periapical lesions: reports of three cases. Eur J Dent, 4:468–474.

Wook-Jin S, Uk-Kyu K, James QS, et al, 2009.Elastic properties and apparent density of human edentulous maxilla and mandible. Int J Oral Maxillofac Surg, 38:1088–1093.

Youssefzadeh S, Gahleitner A, Dorffner R, et al, 1999. Dental vertical root fractures: value of CT in detection. Radiology, 210:545–549.

第 2 章 口腔种植和牙保存术的共同考虑因素与常见障碍

2.1 共同考虑因素

共同考虑因素包括手术入路、手术切口和瓣设计、缝合针与缝线材料、药物治疗和辅助措施。

2.1.1 手术入路

口腔种植和牙保存术的手术入路可以定义为对口腔组织进行相应处理，以便为使用必要手术器械进行预定手术操作提供最佳的视野和足够的操作空间。手术入路需要考虑以下两条关键因素。一是瓣设计时需要选择合适的手术切口和相关程序，以使术者能够完成所有必须操作，最终达到手术目的。二是患者需要能够保持足够的张口度，同时保持唇、颊和口角的弹性。

上文中提到（见 1.2.3.1）受限的张口度可能会阻碍后牙区口腔种植体的植入，尤其是在有对颌牙的情况下。在需要对第二磨牙进行根尖切除和倒充填术时，最好在术前检查时检查患者的最大张口度，以确定器械操作的可行性。若发现手术入路可能受限，建议对患者进行合理解释并更改治疗计划。如果患者同意拔牙后进行即刻或延期种植修复，术者则需要另行考虑手术计划，因为口腔种植手术的入路要求与根尖手术有所不同。

术者可以在术前检查使用口镜的过程中观察患者的唇、颊部弹性。因美观要求而使用过唇部充填物的患者（这类患者以女性为主），应被告知术中使用牵开器可能造成唇红缘压痕，尤其是在手术时间较长时。

2.1.2 切口和瓣设计的合理选择

在设计切口时需要平衡下述两项相互对立的因素：一是切口越小，越有利于组织愈合；二是切口越大，越有利于安全、精确地进行手术。目前并没有平衡这两项对立因素的通用指南，切口设计取决于术者的知识储备、生物学思维、手术经验和技巧。举例来说，梯形瓣，即包括沟内切口的三边瓣，可以提供最宽的术区暴露（图 2.1a~c）。但是这种切口设计也存在一定的无法被现代口腔种植 / 牙保存术接受的美学，甚至是功能上的风险。因此，本章将要介绍的切口和瓣设计，可以使术者能够针对每个病例的情况选择创伤最小且能提供足够术区暴露的术式。许多口腔颌面外科学、牙周病学和牙髓外科学的教科书都介绍过切口和瓣设计的基本原则（Sclar, 2003; Grandi, Pacifici, 2009）。需要指出的是，黏骨膜瓣应满足下述条件：

有足够的血供

易于翻瓣操作

能够提供手术入路

易于复位

易于缝合

避免牵拉牙龈乳头

避免边缘龈退缩

不损伤牙周支持组织

本章从预防并发症和手术失败的角度来进行手术切口和瓣设计的选择，因此作者使用 SAC 分类来帮助术者根据患者的适应证、术者的经验和技巧选择最合适的术式。一般来说，合理的瓣设计能够保证切口的顺利闭合，从而避免伤口愈合过程中的问题。无论术者的手术技巧如何完美，瓣设计选择不当带来的问题并不能通过成功缝合黏骨膜瓣来解决。

2.1.2.1 三边（梯形）黏骨膜瓣

这一类包括各种改良的瓣设计，与口腔种植/牙保存术用到的其他瓣设计相比，可以提供最宽的术区暴露。

使用此类瓣设计，需要注意以下三点：可能造成牙槽嵴顶骨丧失、牙龈退缩，以及牙龈瘢痕组织形成，尤其是美学区牙龈瘢痕组织形成。

此处适合强调一下口内瘢痕组织的可见性，尽管与面部皮肤瘢痕相比，口内瘢痕组织对美学产生的影响微乎其微。是否会产生明显的瘢痕组织是不可预测的，但是从口内切口的角度来说，选择切口时需要考虑现有的一些临床观察结果。术者需要特别关注附着龈，因为高笑线患者张口时可见附着龈。附着龈上的水平切口可能造成术后明显可见的瘢痕组织，尤其当水平切口位于膜龈联合处时（图 2.1a）。但是若水平切口位于龈乳头内或龈乳头基部则几乎不可见。因此附着龈上推荐使用纵行或斜行切口，而水平切口可用于牙龈乳头基底部。

包括沟内切口的三边黏骨膜瓣

此种瓣设计在口腔手术中使用的历史最长（图 2.1b、c）。在口腔种植领域，此种瓣通常在需要进行大量 GBR 的病例中使用，包括种植前或种植同期 GBR。这也是一些牙保存术式的主要瓣设计，如涉及多颗牙的囊肿切除术，特别是在患牙可能无法保留的情况下（图 2.1d~f）。同样地，这种瓣设计也常规用于需要同时对患牙进行牙周翻瓣刮治和根尖切除术的病例。

避让边缘龈的三边黏骨膜瓣：边缘龈下瓣

这类避开边缘龈的黏骨膜瓣可以有多种切口形式，如半月形、扇贝形和直线形（图 2.1g~l）。这类瓣设计主要用于牙保存术，具体使用何种切口取决于牙根长度、附着龈宽度和根尖病变的范围。半月形设计最易翻瓣，但却最难复位和缝合。此种瓣设计也最易发生创口开裂。扇贝形设计需要更多的手术技巧，但另一方面也最易复位缝合。直线形设计的水平切口如果在附着龈上，则会留下明显的瘢痕。

三边黏骨膜瓣：龈乳头基底部切口

这是包括沟内切口的三边黏骨膜瓣的一种变化形式，即不做连续沟内切口，而是在龈乳头基底部做切口（图 2.11）。这种瓣设计可以简化瓣复位和缝合，从而防止牙龈退缩。

三边黏骨膜瓣：龈乳头避让切口 <A>

尽管这类瓣设计与三边黏骨膜瓣设计类似，但因其独特的外形和在口腔种植术中的应用而被单独列出。当植入单颗或多颗种植体同时需要保留两侧邻牙的龈乳头不翻开时，会采用此种避让龈乳头的切口（图 2.2a、b）。薄龈型（图 2.2c~o）、邻牙有冠修复体（图 2.2p~u）或邻牙为种植体的患者尤其能从此种切口中受益，因为这些患者术后极易发生牙龈退缩。

这种切口通常使用 15c 刀片，先在牙槽嵴顶部或稍偏腭侧做短横切口，不切至龈乳头处（Stajčić，2015c），然后在两侧分别做半圆形切口，避开龈乳头，将两侧切口稍斜行分开延至前庭沟，这样设计的黏骨膜瓣基底部较宽，可以保证较窄的牙槽嵴顶部有充足的血供（图 2.2a~u）。这种切口是为通常需要进行 GBR 的美学区黏膜下层愈合而设计的，所以必须做水平骨膜减张切口，从而在不缝合易受损的龈乳头的情况下达到无张力闭合（图 2.2t、u）。这种切口也可以用于使用骨块的骨增量手术、种植体穿黏膜愈合或者即刻负重的病例。此种瓣设计被认为是高级手术技术，临床经验较少的医生可以采用普通的三边黏骨膜瓣设计来替代。

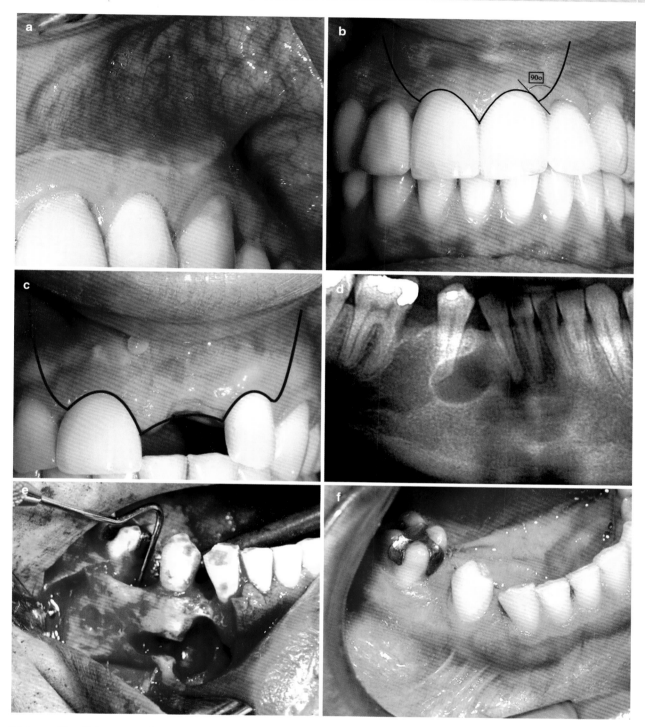

图 2.1　**切口选择**　a. 附着龈近膜龈联合处曾行横切口，愈合后前庭沟可见瘢痕组织。b. 位置恰当的包括沟内切口的三边黏骨膜瓣切口示意图，纵行切口在牙龈乳头基底部与沟内切口垂直。c. 与 b 中相同的瓣设计，切口包括无牙区。d~f. 预后不确定的患牙。d. 术前影像学检查显示涉及多颗牙的低密度影，预后不确定。e. 翻开包括边缘龈在内的三边黏骨膜瓣。f. 因患者为厚龈生物型，术后检查显示黏骨膜瓣愈合极佳。g. 三边的边缘龈下黏骨膜瓣：半月形切口设计（虚线），扇贝形切口设计（细实线），直线切口设计（粗实线）。h. 术前影像学检查显示多颗冠修复患牙根尖病变。i. 三边形边缘龈下黏骨膜瓣半月形切口，这一设计为 6 颗下前牙根尖手术和根管倒充填术提供了足够宽的手术入路。j. 术后创口闭合，牙龈乳头基底部缝合。k. 术后 3 个月复查显示良好的伤口愈合，避免了牙龈退缩。l. 另一种包括沟内切口的三边黏骨膜瓣：龈乳头基底部切口

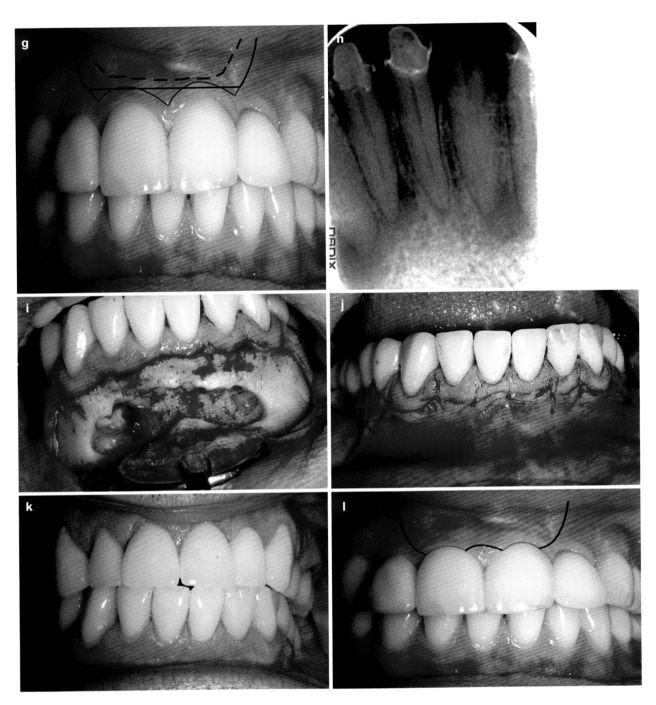

图 2.1 （续）

2.1.2.2 两边黏骨膜瓣（三角形瓣）<S>

这是三边瓣减少一侧垂直 - 斜行切口的缩短形式（图 2.2 v、w）。这种瓣设计（包括沟内切口的变化形式）可以用于口腔种植和牙保存术。此种设计能提供足够的手术入路，如果需要可很容易地改为三边黏骨膜瓣，尤其是在需要做GBR时。使用此种瓣设计，不做垂直 - 斜行切口的一侧发生牙龈退缩的可能很小。当在美学区使用三边黏骨膜瓣设计时，应优先考虑使用两边黏骨膜瓣，并且垂直 - 斜行切口应设计在远中。

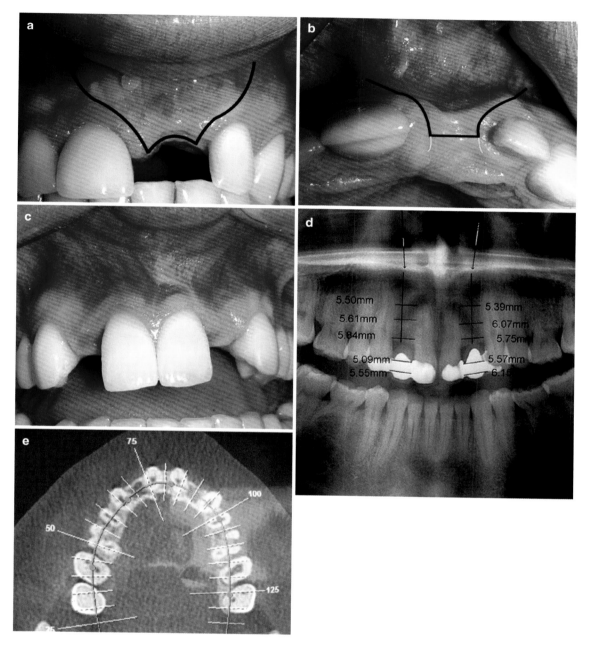

图 2.2　**三边和两边黏骨膜瓣设计**　a.三边黏骨膜瓣示意图。避让龈乳头的切口设计前面观。b.𬌗面观（灰线代表可以延伸切口的位置）。术前双侧侧切牙缺失，仅展示右侧手术过程。c.患者术前照可见上颌双侧侧切牙缺失，曾尝试种植修复，种植手术中使用了不恰当的瓣设计，造成上颌中切牙牙龈退缩。d.术前影像学检查，正面观。e.术前影像学检查𬌗面观。f.使用龈乳头避让切口，翻开黏骨膜瓣，植入种植体。g.使用 DBBM 进行水平骨增量。h.放置屏障膜，原位放置双层膜。i.屏障膜上覆盖 CTG，进行软组织增量。j.6-0 尼龙线缝合切口。k.在愈合基台上分层添加树脂材料，进行软组织塑形。l.健康且形态良好的龈乳头和穿龈形态。m.氧化锆底冠烤瓷修复，龈乳头完全保留且无明显瘢痕组织。n.术后影像学检查显示有限空间内植入 NobelActive 3.0mm 直径种植体。o.双侧软组织术后照。p.龈乳头避让切口和缝合技术：厚龈型患者，上颌侧切牙缺失，两侧邻牙为冠修复体。q.翻开黏骨膜瓣后可见水平骨缺损。r.植入种植体，同时使用 DBBM 进行水平骨增量，使用 CTG 进行软组织增量，使用 6-0 尼龙线水平褥式缝合 2 针，缝合处稍远离切口𬌗面观。s.正面观示使用 OCG 作为屏障膜。t.𬌗面观，显示缝合时如何避开龈乳头。u.正面观，显示附着龈使用尼龙线缝合，前庭处使用 5-0 可吸收线缝合。v.包括沟内切口的两边黏骨膜瓣设计示意图。w.在单颗牙缺失区使用 v 所示瓣设计

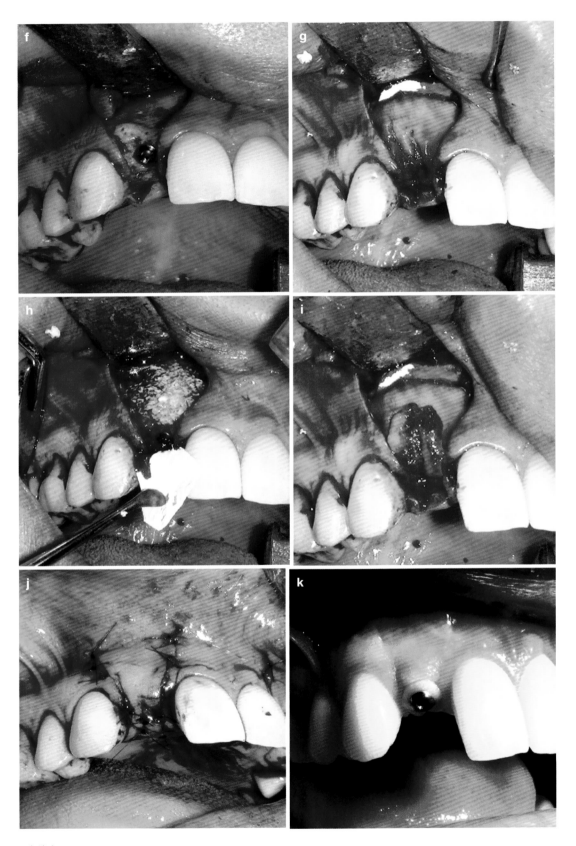

图 2.2　（续）

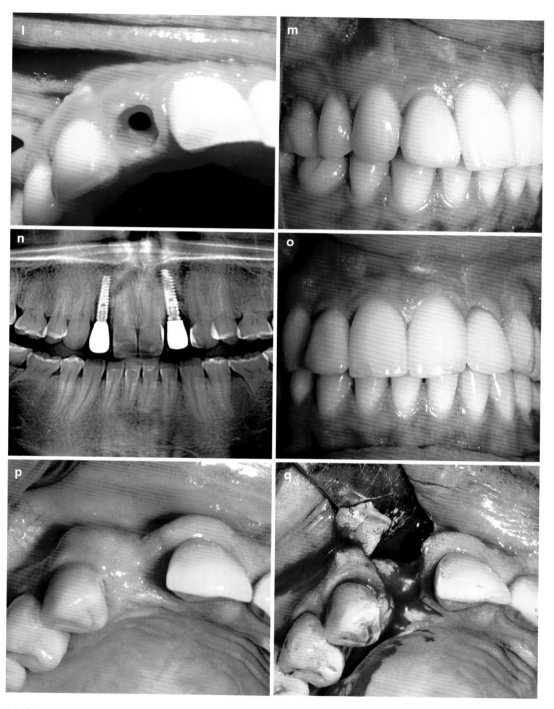

图 2.2 （续）

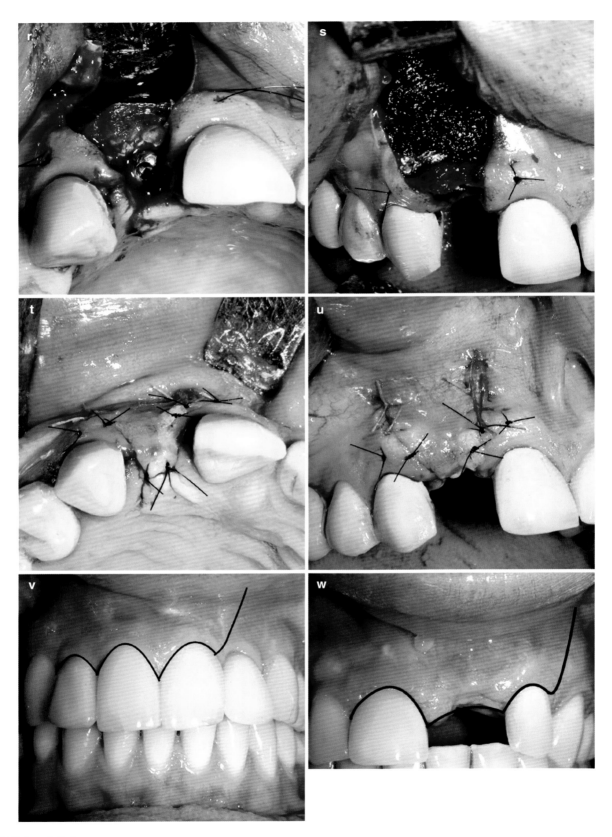

图 2.2　（续）

2.1.2.3　沟内切口（信封瓣）<S>

这种切口（图 2.3 a、b）是一种连续沟内切口，或者与龈乳头基底部切口联合使用（图 2.3 c、d），可在涉及多颗牙的口腔种植和牙保存术中使用。此种切口尤其推荐在患牙需要某种牙周治疗时使用，否则应优先考虑避让边缘龈的切口 / 瓣设计。

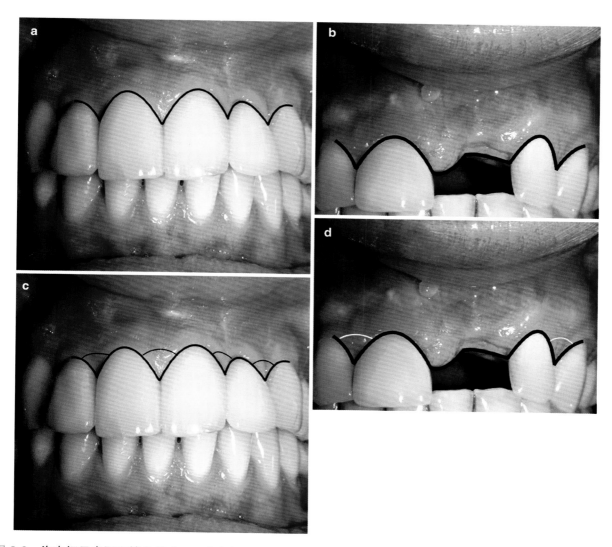

图 2.3　沟内切示意图和缝合技术　a. 沟内切口：信封瓣，有牙区。b. 单颗牙缺失时使用沟内切口。c. 沟内切口，龈乳头基底部切口变化形式。d. 龈乳头基底部切口：单颗牙缺失时使用沟内切口的这种变化形式。e. 三边黏骨膜瓣的斜行切口穿过边缘龈，造成 V 型牙龈缺损。f. 为防止瓣根向移位和牙龈退缩，缝合线系在邻面树脂连接体上，树脂连接体在不需要时可很容易地移除。g. 缝合线可以用复合树脂固定在牙冠唇面。h. 缝合三边黏骨膜瓣时的打结顺序。先缝合第一针和第二针但不打结，确认切口边缘位于理想位置时缝合第三针并打结。另一侧做同样处理。i. 多颗下颌前牙根尖切除术后缝合边缘龈下三边黏骨膜瓣。在龈乳头基底部用 6-0 尼龙线进行水平褥式缝合。j. 术后 3 周临床检查，软组织仅对尼龙线产生极轻的炎症反应。k. 术后 3 个月临床检查。无牙龈退缩，伴可接受程度的瘢痕组织。因存在个体差异，无法完全预测瘢痕形成的程度。当角化龈较宽时，若切口位于角化组织内，则瘢痕组织较不明显。在角化龈较窄时，切口位于膜龈联合处，则会产生更明显的瘢痕组织（图 2.1a）

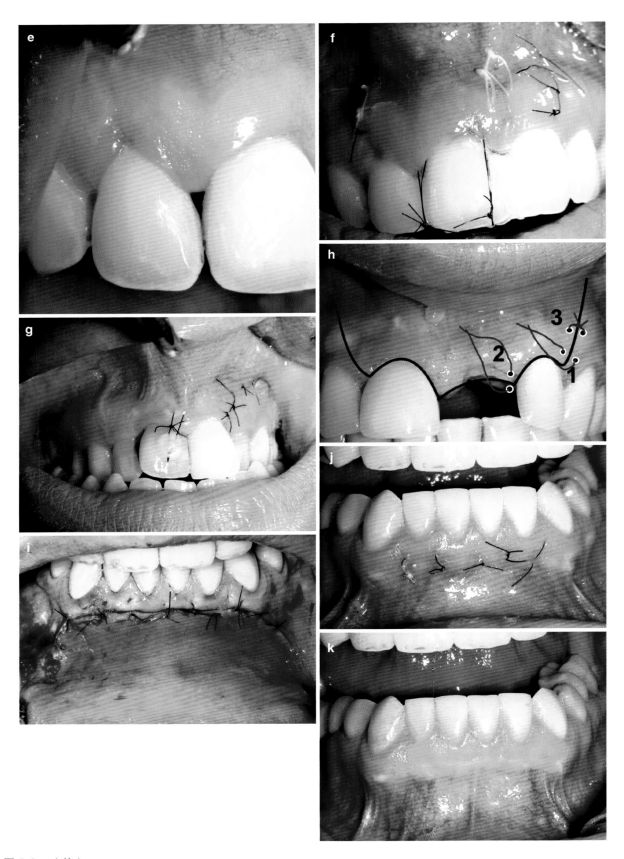

图 2.3 （续）

2.1.2.4 龈乳头保留切口 <C>

龈乳头保留切口适用于拔牙后即刻种植手术（图 2.4 c~o）（Stajčić，2015d）。这种切口多用在美学区单颗牙种植手术中，尤其可用在将计划要拔除的牙根截至龈下骨水平，以便在种植治疗前保留成熟角化龈病例中（图 2.4p~w）。当然这种切口也可以用于除磨牙外的其他情况。

对于需要拔除患牙放置即刻种植体的病例，在做切口前可先将患牙的牙冠磨至牙颈部。然后用 15c 或者 12d 刀片在邻牙的腭侧近中根据牙根外形开始做环形切口，距离要拔除的牙根约 3mm，切至对侧邻牙的腭侧远中（图 2.4a、b）。用精细器械如龈乳头剥离器，同时冠向翻起腭侧黏骨膜瓣和龈乳头，暴露颊侧牙槽嵴顶（图 2.4 e~g）。拔除患牙牙根，探查唇侧

骨厚度，植入种植体。因为在美学区一般都需要进行一定 GBR，所以先暂停进一步的手术过程，将瓣原位复位，戴入印模帽（图 2.4 h），取印模后送至技工室，以制作愈合基台戴入（图 2.4 i、j）后使用的临时树脂冠（图 2.4 k~m）。3~6 个月后，根据是否需要进行 GBR 和骨缺损情况来制作氧化锆基台及全瓷冠最终修复体（图 2.4 n、o）。

当需要进行 GBR 时，制取印模后，取下印模帽，将瓣再次翻起，用大量 3% 过氧化氢溶液冲洗术区。因为是在美学区，种植体植入位置在拔牙窝稍偏腭侧，种植体与唇侧骨板之间的间隙中需植骨以防止束状骨吸收。如有必要，还需移植结缔组织瓣至唇侧骨上方，穿过黏骨膜瓣上的通道。如果因为骨缺损而需要在整个唇侧区域进行 GBR，则需要做辅助垂直 -

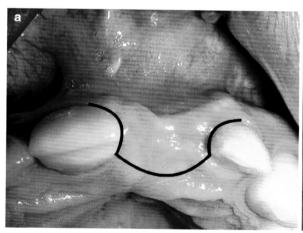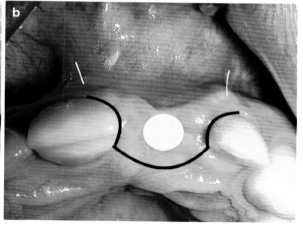

图 2.4　龈乳头保留切口　a.𬌗面观，图示包括双侧龈乳头的瓣设计。b.可见标示出的种植体位置（灰色圆圈）。两条灰色短线标示出若病例需要时可做辅助垂直 - 斜行切口的位置。c.术前检查示应拔除上颌侧切牙。可见牙龈退缩和前庭沟处水平增生的瘢痕组织，这种情况下若使用三边黏骨膜瓣则可使龈乳头血供减少。d.术前影像学检查显示复发性根尖病变（箭头所示）。e.移除患牙牙冠和固位桩，已部分翻开的瓣轮廓外形，𬌗面观。f.瓣全部翻开。g.拔除患牙牙根，肉芽组织仍留在拔牙窝内。h.瓣原位复位，戴入印模帽，制取印模。i.等待临时修复体制作完成的过程中拧入愈合基台。近中龈乳头进行"8"字缝合以达到更好的瓣复位。j.创口闭合和愈合基台𬌗面观。k.术后影像学检查。l.种植体上戴螺丝固位临时冠。m.术后 3 个月临床情况。n.𬌗面观创口愈合情况满意。o.2 颗切牙的最终全瓷冠修复体。p.术前口腔影像学检查示上颌侧切牙为拔牙适应证，根尖区可见银汞高密度影。q.临床检查示牙龈退缩，龈乳头保留，银汞颗粒渗移造成前庭沟处花纹。r.患牙截冠，移除固位桩𬌗面观。s.截根至骨水平原位保留，等待愈合。t.制作临时局部义齿，帮助软组织成熟塑形。u.两个月后临床情况，图示龈乳头保留切口瓣设计。龈乳头愈合成熟良好，软组织足量。v.𬌗面观穿龈形态和龈乳头情况（Stajčić，2015d）。w.戴入愈合基台后正面观，良好的龈乳头成形，牙龈花纹去除后愈合良好，但口腔卫生欠佳（视频 Stajčić，2015b）

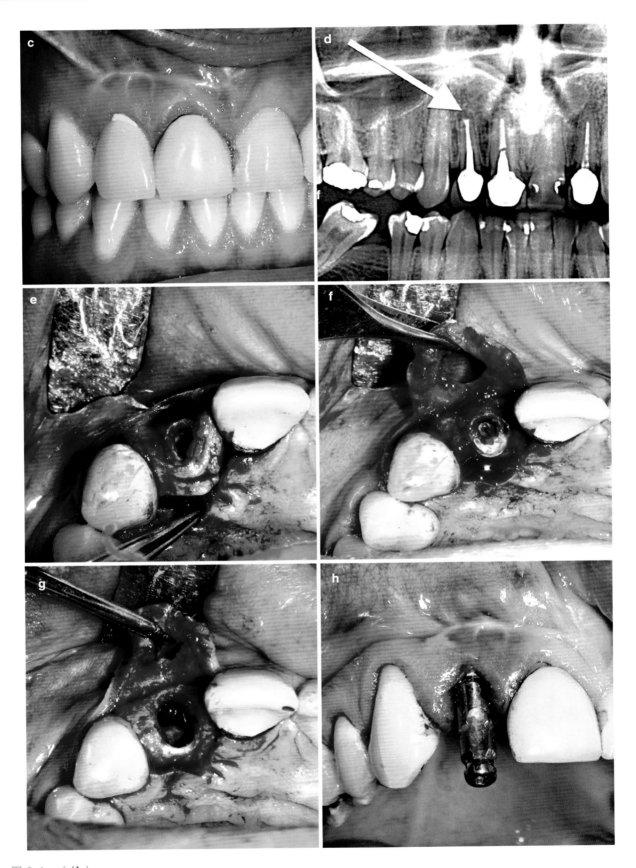

图 2.4　（续）

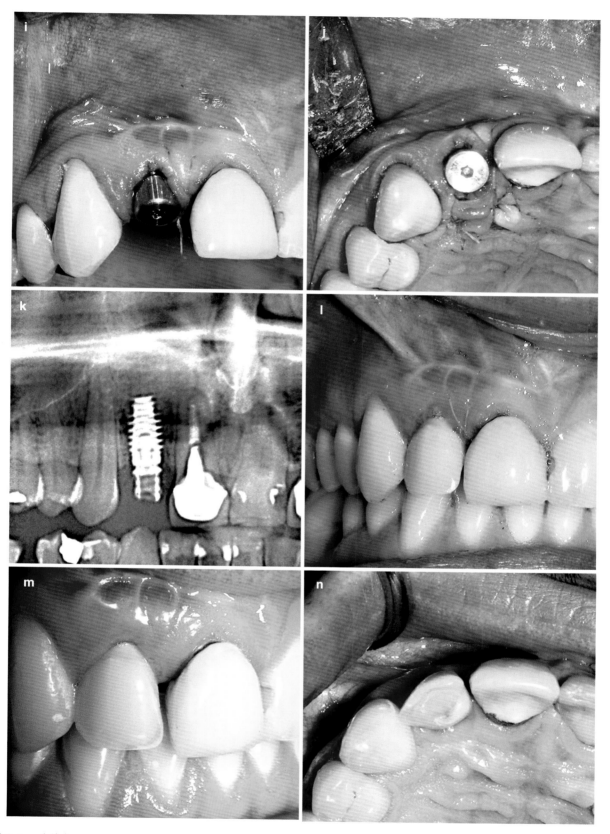

图 2.4 （续）

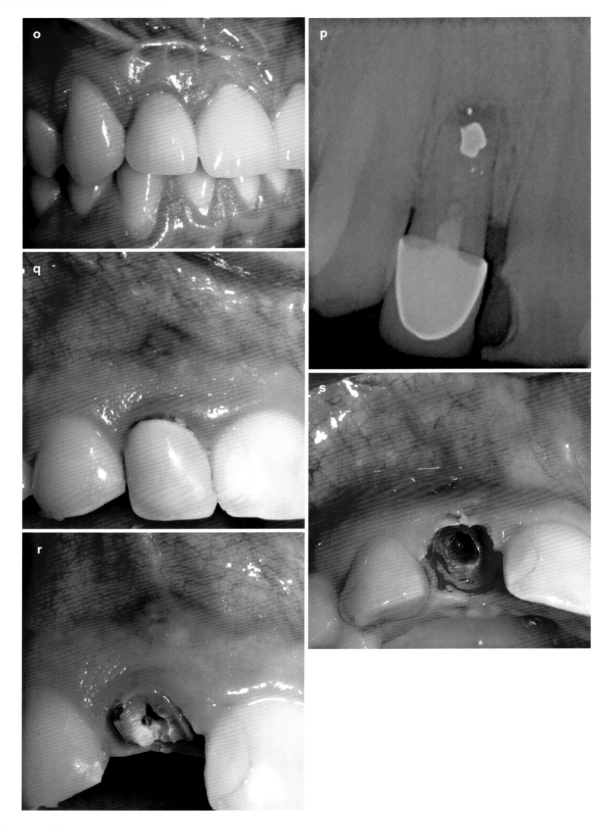

图 2.4 （续）

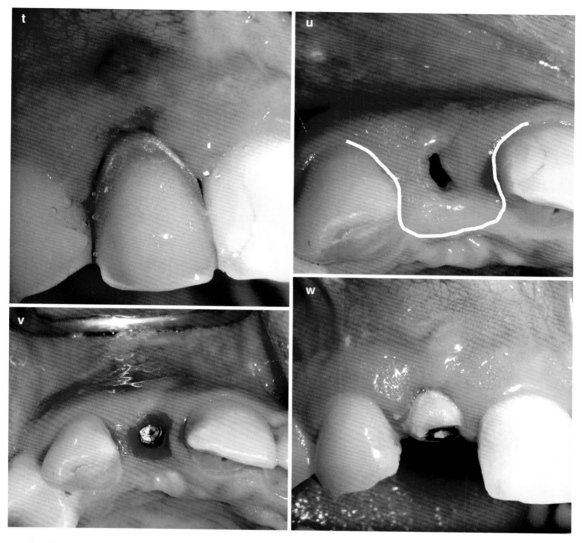

图 2.4　（续）

斜行切口和水平黏骨膜减张切口，以便放入 DBBM（Stajčić，2015d）。

　　这种瓣设计可归入高度复杂的分类（SAC），因此推荐有经验的医生使用。对于经验不足的医生，则推荐先拔除患牙牙根，等待软组织愈合 1~2 个月后再进行种植手术。

2.1.2.5　曲棍球棒形切口 <A>

　　曲棍球棒形切口设计用于上颌和下颌切牙、尖牙和前磨牙的根尖切除术。这种切口有时也可以为上颌第一或第二磨牙颊根手术提供入路。这种设计用最有限的切口来暴露足够的术区从而安全完成根尖切除和倒充填手术。

　　曲棍球棒形切口是 Eskici 切口的变化形式（Eskici，1971），切口始于前庭沟底部，稍偏近中或远中距需行根尖切除的患牙根尖几毫米处。然后切口斜行向患牙边缘龈，在切至角化龈处转为向龈乳头中央延伸，终止于龈乳头基底部，从而形成曲棍球棒的形状（图 2.5 b）。需要注意的是此种切口可能在根尖部跨过骨缺损区但不用担心切口裂开（图 2.5 d、e），这点与其他经常被推荐的切口不同（Grandi and Pacifici，2009）。这种情况是因为在根尖区，骨膜、肌肉和黏膜下层组织形成了牙槽黏膜下方的多层组织系统，从而为切口快速愈合提供了充足血供（图 2.5 f、g）。在患牙牙根短而附着龈宽度足够的情况下，可从切口内侧翻起根方（上颌）的黏骨膜／结缔组织瓣，用其盖住骨缺损区从而帮助切口闭合（图2.5 h~n）。

2.1.2.6　系带切口 <A>

　　系带切口是一种穿过系带的切口，通常用于上颌中切牙的根尖切除术，尤其是当牙根聚拢或者移除正中多生牙时（Stajčič，2014c）。这种切口也可以作为三边黏骨膜设计的一条垂直-斜行边（图2.5 o~z）。这种切口在需要做系带切除术时尤其有用。对于这类病例，当根尖手术结束时，切口两侧的黏膜都有损伤，黏膜下组织和肌肉组织都被推向根方。牙槽骨钻孔位于两颗中切牙之间距边缘龈根方4~5mm

处，因为骨膜也被剥离，黏膜可以固定在骨面上，从而形成带状的固定黏膜，防止系带重新长入。

2.1.2.7　牙槽嵴顶水平切口 <S>

　　这种切口用于经过缜密的术前设计、不需要其他术区处理的缺牙区种植手术。这种切口也可以用于角化龈窄的术区种植体二期手术暴露，此时切口可以尽量偏腭侧，从而尽可能保留颊侧角化龈宽度。在下颌手术时，此种切口应位于种植体覆盖螺丝中央，以便使种植体顶部的角化龈组织颊舌侧平均分配。

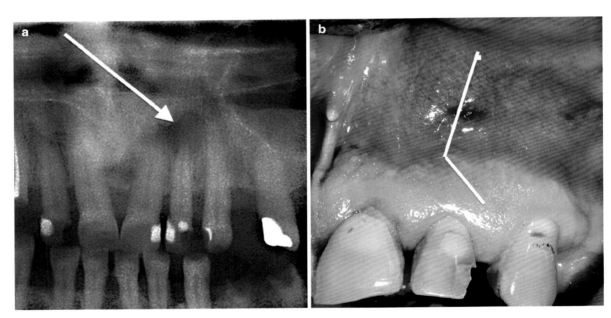

图2.5　曲棍球棒形切口和系带切口　a.术前影像学检查示左上颌侧切牙根尖周病变（箭头所示）。全部牙齿均有水平骨吸收。b.临床检查情况，切口设计如图示。c.术中切口。d.处理软组织，获得可到达根尖周病变的手术入路。e.唇侧可见骨开窗，完成根尖切除术。f.缝合切口。g.因为瓣设计合理，术后愈合附着龈处无瘢痕组织。h.术前影像学检查显示涉及右上颌侧切牙的根尖周囊肿（箭头所示）。i.临床检查，点状墨水标示因反复感染形成的窦道。j.墨水印记显示设计切口走行。k.摘除囊肿，空腔处暂时填入纱布止血。完成根尖切除和MTA倒充填术，可见大范围牙根暴露。l.切取根方结缔组织瓣。m.褥式缝合固定结缔组织瓣，以使裸露的牙根能够得到双层覆盖。n.用5-0可吸收线缝合切口。o.示意图中粗线为系带切口位置（1），虚线（2）为以系带切口为一条垂直边的三边黏骨膜瓣。这两种情况中，系带切口用于根尖切除术中需同时进行系带切除术（Stajčič，2014c）。p.术前影像学检查显示涉及左上颌中切牙和侧切牙的根尖周病变（箭头所示）。q.系带切口用作三边直线形边缘龈下黏骨膜瓣的一条垂直切口。用15号刀片切透系带。r.第二条切口平行于系带切口。s.系带，切除黏膜部分。t.用组织镊夹起黏膜下组织。u.用剪刀剪除黏膜下组织。v.翻开黏骨膜瓣，获得根尖区手术入路。w.稍旋转黏骨膜瓣以闭合创口。x.第一针缝线先不打结，便于处理软组织及使第二针缝线穿过黏膜（两侧黏膜均有损伤）和骨膜。这一步骤将决定固定黏膜的宽度。y.将第二针缝线打结，使前庭沟黏膜贴至骨面，以获得较宽条带的固定黏膜。z.使用5-0可吸收线间断缝合创口

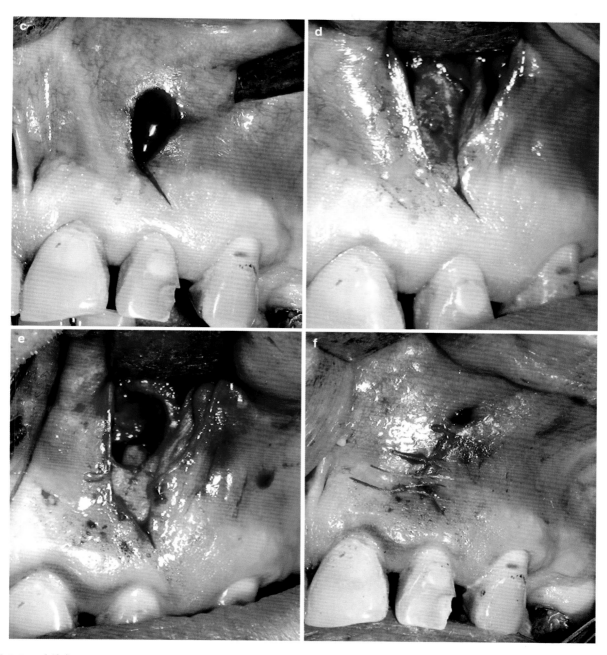

图 2.5 （续）

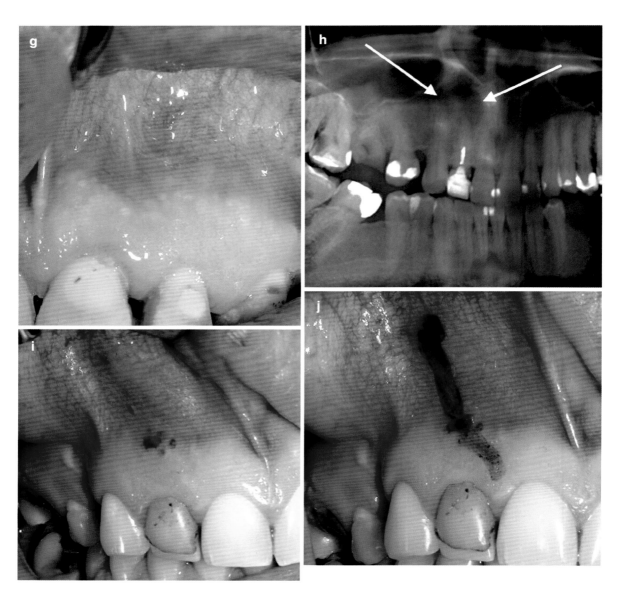

图 2.5　（续）

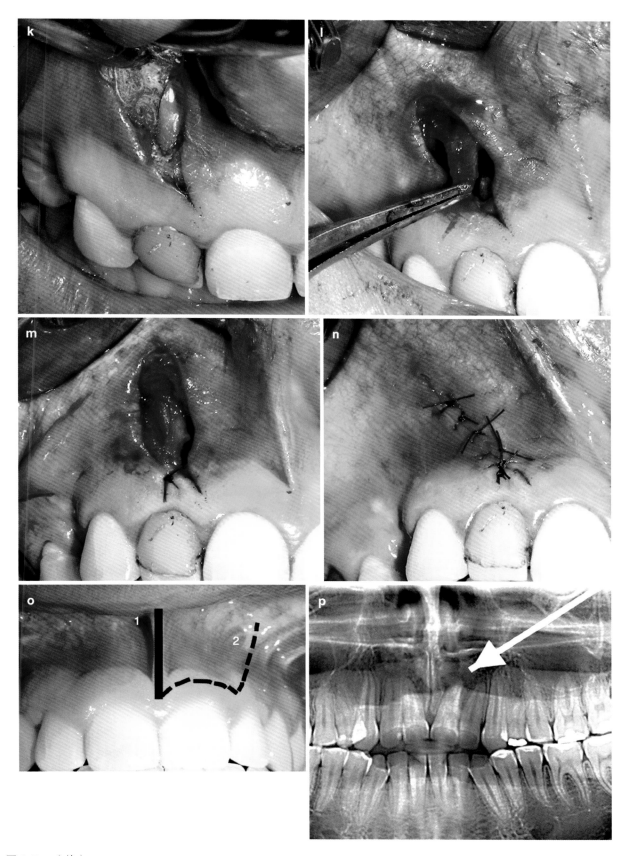

图 2.5 （续）

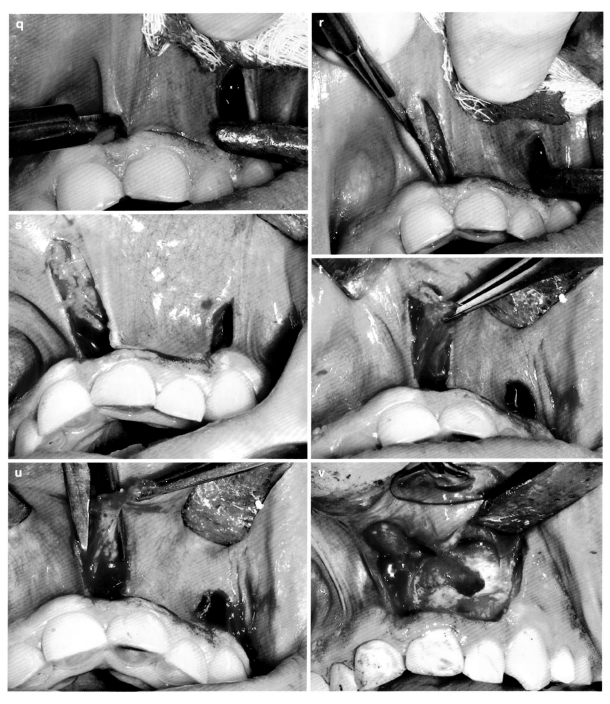

图 2.5 （续）

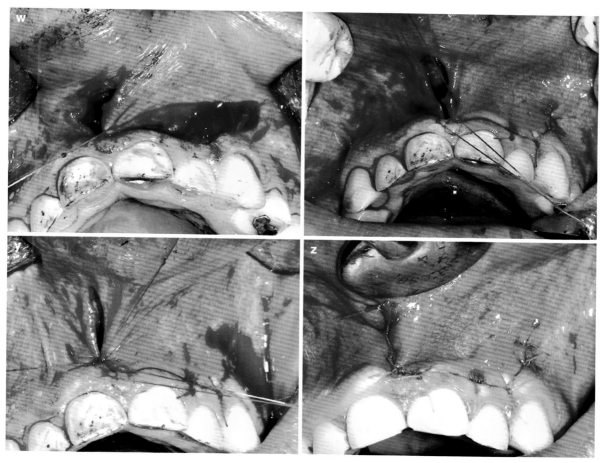

图 2.5 　（续）

2.1.2.8　"H"形切口 <S>

　　这是牙槽嵴顶切口在缺牙区两侧邻牙间的变化形式（Stajčić，2015e）。字母"H"的两竖划稍弯曲后即为邻牙近中和远中的沟内切口（图 2.6 a）。这种切口可以用于单颗或多颗牙种植手术，术区需有足够的骨宽度和角化黏膜宽度。强烈推荐尚无充足经验的医生使用这种切口，因为这种切口直观易行且易于缝合。

2.1.2.9　环形切口：不翻瓣技术 <S>

　　这是最近应用于口腔种植手术的切口。使用这种切口时，需要患者角化黏膜宽度充足，并且有足够宽的牙槽骨可以直接植入穿黏膜种植体而不需要进行 GBR 或结缔组织移植。使用这种切口前通常需要制定三维治疗计划，确认种植术区骨量充足，并制作手术导板。使用特定的手术器械切掉盘状黏骨膜（黏膜穿孔技术），为使用系列种植钻针和放置种植体提供手术入路。切口不需缝合。这种切口设计很安全直观，但因多数患者难以符合上述病例筛选条件而不常为术者使用。术者可以使用 11 号或 15c 刀片做这种环形切口（Stajčić，2013）。

2.1.2.10　垂直－斜行辅助切口 <A>

　　垂直或垂直－斜行辅助切口适用于口腔种植和牙保存术。这种切口与其他切口设计联合使用，如信封瓣切口、牙槽嵴顶水平切口、"H"形切口（Stajčić，2015e）（图 2.6 c~n）及龈乳头保留切口（Stajčić，2015d）。这种切口可以为单一切口、多重切口或者在分别在术区两

侧做切口（图 2.6 b）。在上述最后一种情况下，若需要进行侧方或垂直骨增量，则可在软组织隧道瓣内用弯剪做水平骨膜减张切口。这种辅助切口的主要目的是保持牙槽嵴顶骨－龈乳头－附着龈复合体的整体性，避免减张切口，从而预防牙龈退缩。

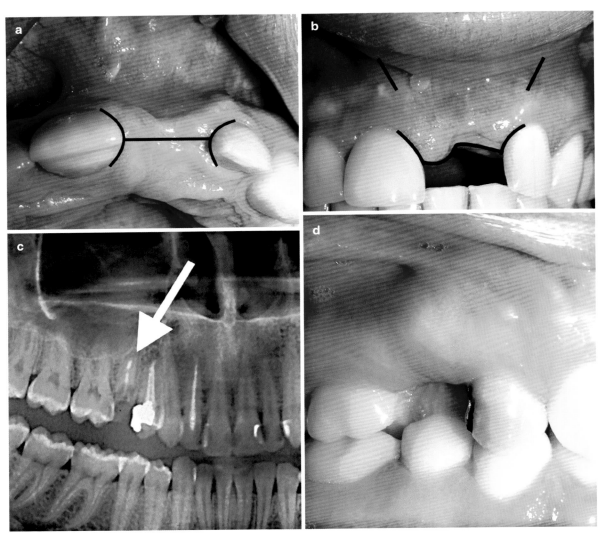

图 2.6　"H"形切口和垂直－斜行辅助切口　a.典型"H"形切口𬌗面观。b."H"形切口正面观，同时示斜行辅助切口的位置，需要 GBR 的病例通常需要做这种辅助切口。与三边黏骨膜瓣相比，使用这种瓣设计可以降低牙龈退缩发生的可能性。c.术前影像学检查示患牙根龋，无法保留。根尖靠近上颌窦底（箭头所示）。d.临床检查，拔牙后创口愈合随诊。e.理想的种植位点𬌗面观。f.使用"H"形切口，翻瓣后植入种植体。g.在前庭沟底使用辅助垂直切口，行上颌窦外提升术。h.抬高上颌窦黏膜。i.在植入种植体前，向抬高上颌窦黏膜获得的空隙内植入自体骨颗粒。j.用 DBBM 颗粒覆盖骨开窗部分。k.OCG 作为屏障膜覆盖骨移植材料。l.用 5-0 可吸收线缝合切口，戴入愈合基台。m.术后影像学检查示种植体位置理想，右上第一磨牙根管治疗不成功（于同一张根尖片上可见），同时右上第一前磨牙疑似根尖病变。n.临床检查见术区牙龈整体性保存良好

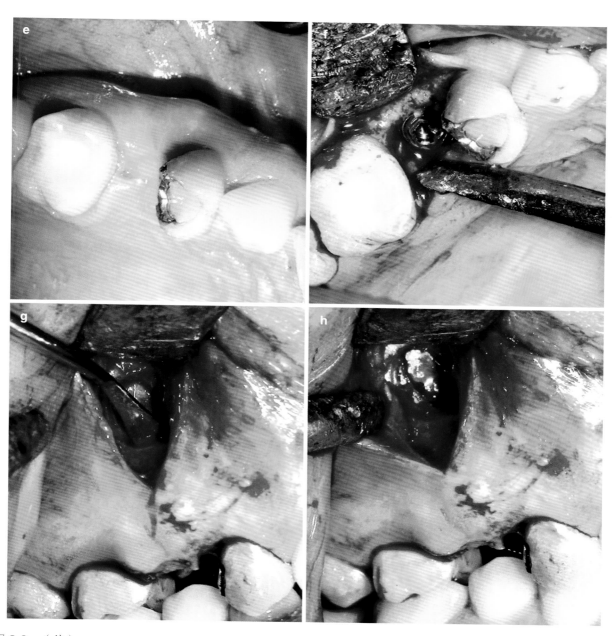

图 2.6　（续）

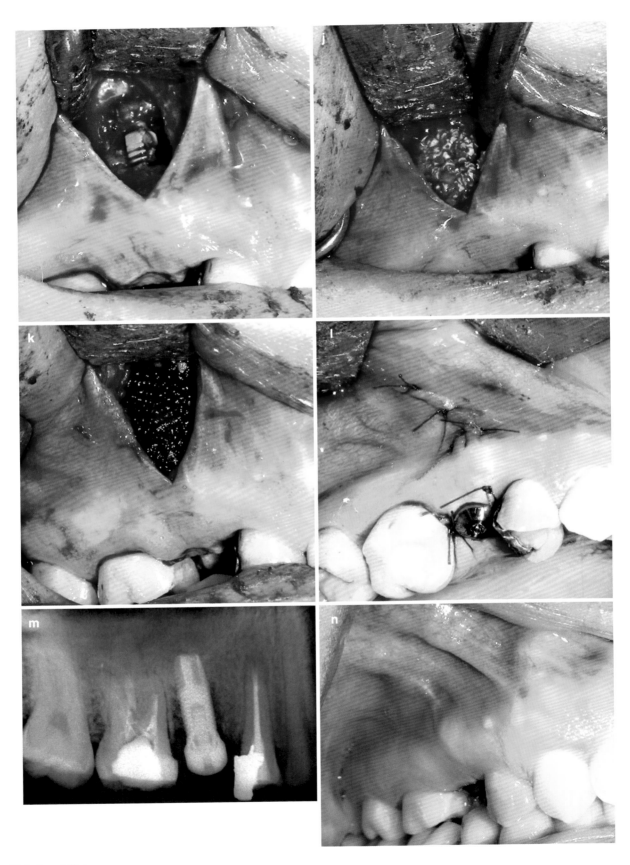

图 2.6　（续）

2.1.2.11　带蒂瓣

这类瓣或为轴型瓣（单一营养血管）或为随意瓣（多条不明确的营养血管）。这类瓣设计较常用于口腔种植手术中。这类瓣留置开放经二期愈合后会产生角化黏膜，这对种植手术来说是很有利的因素。

腭部结缔组织瓣 <C>

腭部结缔组织瓣仅用于口腔种植手术中需要增加软组织来关闭创口或需要在美学区提升软组织时，以及需要在即刻种植术或位点保存术后关闭拔牙创时。这类瓣的基底部可以在前牙区，带蒂瓣血供由蝶腭动脉提供（图 2.7a~h），基底部也可以在后牙区，带蒂瓣血供由腭降动脉提供（图 2.7i~x）。

基底部在前牙区的腭部结缔组织瓣

从磨牙区距游离龈缘根方约 3mm 开始做切口，向前延伸至唇侧黏骨膜瓣的嵴顶切口处。将全厚黏骨膜瓣从骨膜下剥离，然后沿腭侧长轴用刀片将腭黏膜分离，小心不要伤到瓣基底部的蝶腭动脉。这样瓣有足够的旋转轴可以转至前牙区牙槽嵴，深入唇侧黏骨膜瓣下方（Stajčić，2014d）（图 2.7 a~h）。在牙槽嵴保存术中，切口止于拔牙窝腭侧 1~2mm 处，然后将瓣穿过腭侧隧道，放入唇侧软组织袋中，跨拔牙窝形成软组织桥，最后与唇侧黏骨膜瓣缝合（Pikos，2013）。

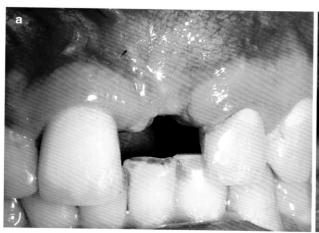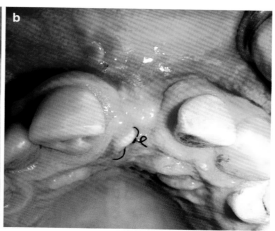

图 2.7　**腭侧结缔组织瓣**　a. 患者需要种植修复缺失的左上颌中切牙，缺牙区同时需要 GBR 但不需软组织移植。可见软组织垂直向少量缺损。b. 𬌗面观示唇𬌗向软组织缺损。c. 基底部在前牙区的腭部结缔组织瓣；切口设计。d. 取出结缔组织瓣。e. 旋转结缔组织瓣，使其末端穿过软组织隧道，使用 6-0 尼龙线先穿过前庭沟黏膜，然后穿过瓣末端，最后再回到前庭沟黏膜。f. 结缔组织瓣固定缝合到理想位置使切口闭合。g. 术后 1 个月临床检查示术区愈合良好，获得较理想的软组织增量。h. 𬌗面观示软组织增量以及增加的角化黏膜。i. 基底部在后牙区的腭部结缔组织瓣适应证；术前影像学检查示左侧上颌第二前磨牙和第二磨牙根尖低密度影。左侧上颌第二磨牙曾行根尖切除术，但术后 6 个月治疗失败。患者将在拔除左上颌第二磨牙后行即刻种植。j. 拔除左上颌第二磨牙，行上颌窦提升术，对左上颌第二前磨牙进行根尖切除和根管倒充填，植入 2 颗种植体。左上颌第二磨牙根尖处的骨缺损为曾行根尖切除术所致。使用长 12mm，直径 5mm 的种植体穿过骨缺损处。k. 获取结缔组织瓣。l. 测试旋转弧度。m. 骨缺损处填入脱蛋白牛骨基质颗粒。n. 切口闭合后情况。用基底部在后牙区的腭部结缔组织瓣重建拔牙区软组织缺损。充填于左上颌第二磨牙拔牙区的结缔组织瓣术后直接暴露。o. 术后影像学检查示种植体位置理想，可见临时金属烤瓷桥修复体。p. 软组织穿龈形态。结缔组织瓣覆盖处的软组织袖口（左侧上颌第二磨牙种植体）。q. 最终修复体。r. 患者计划拔除右侧上颌第二前磨牙和第二磨牙（部分阻生）后行即刻种植。临床照示翻瓣后拔除右侧上颌第二前磨牙。s. 植入 2 颗种植体，行上颌窦提升术，获取基底部在后牙区的腭部结缔组织瓣。t. 测试旋转弧度。u. 切口闭合，充填于右上颌第二前磨牙拔牙区的结缔组织瓣术后直接暴露。v. 术后 2 周，结缔组织瓣暴露部分愈合成熟中。w. 术后 4 个月，结缔组织瓣暴露部分完全上皮化。x. 翻瓣位点和穿龈形态，示健康的软组织愈合

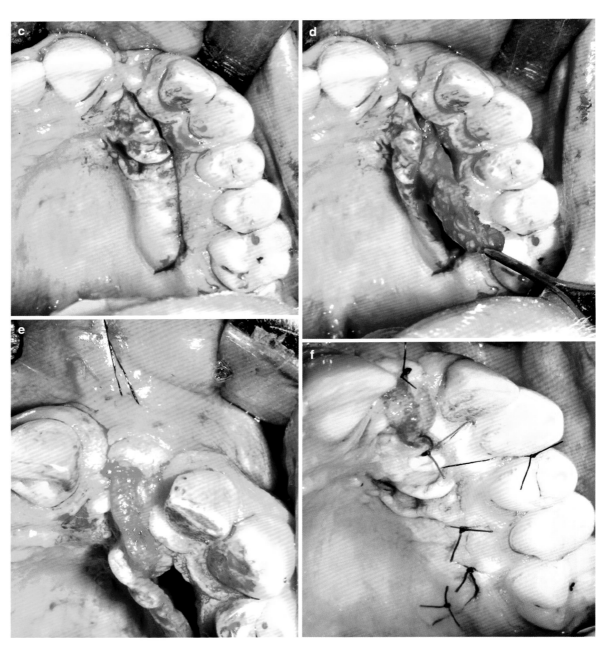

图 2.7 （续）

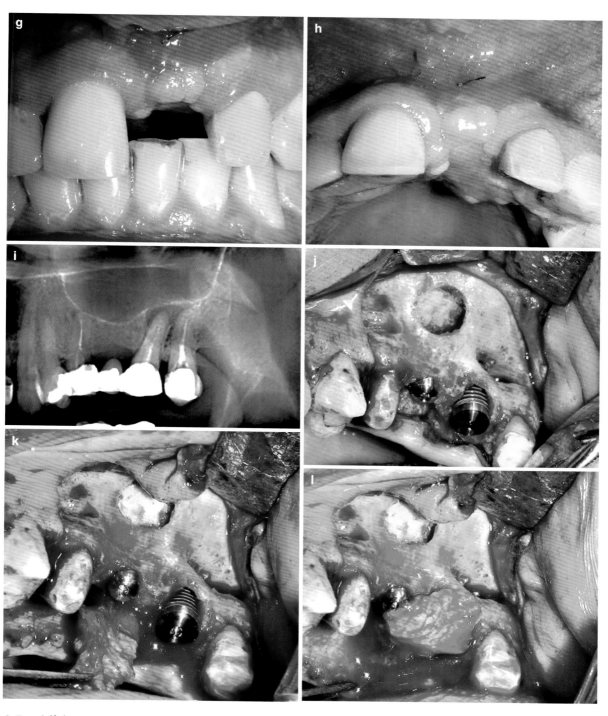

图 2.7　（续）

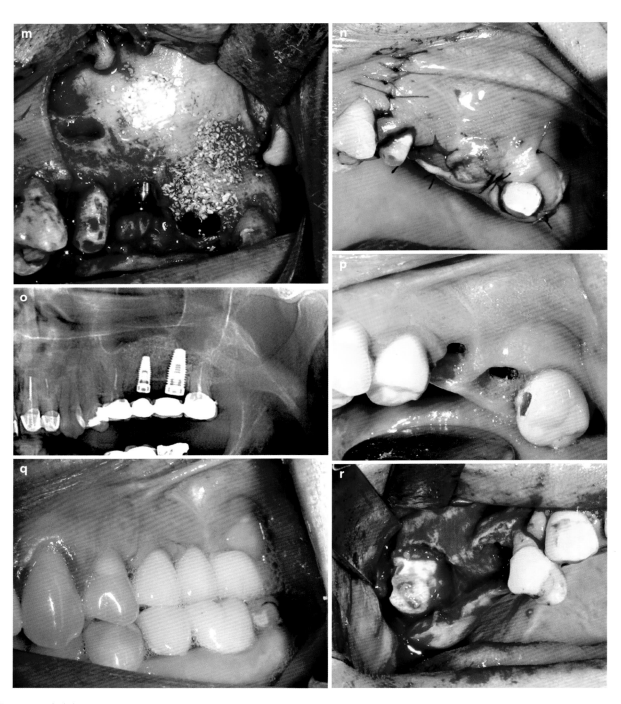

图 2.7 （续）

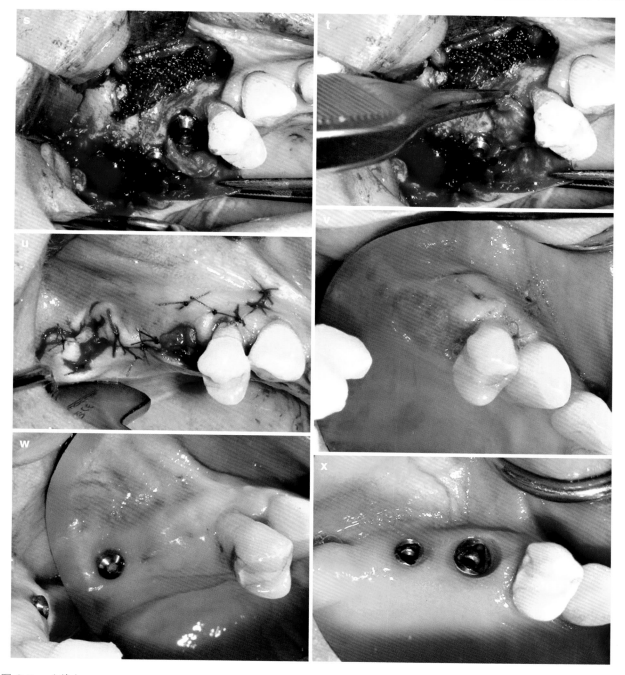

图 2.7 （续）

基底部在后牙区的腭部结缔组织瓣

这种瓣的设计和翻瓣技巧基本与基底部在前牙区的腭部结缔组织瓣一致（El Chaar，2010）。通常在完成颊侧黏骨膜瓣的嵴顶切口后再做这种结缔组织瓣。从骨膜下剥离腭部瓣，自第二磨牙处开始直至达到嵴顶切口处。当仍有前磨牙时，嵴顶切口应为弧形，偏腭侧

根方约 3mm 处与游离龈缘平行，止于尖牙区。翻起全厚瓣，如果需要可在尖牙区做一垂直减张切口，以便于分离结缔组织瓣。带蒂瓣血供由腭降动脉提供（Stajčić，2014b），瓣转向覆盖骨缺损区，与颊侧黏骨膜瓣缝合（图 2.7 i~x）。

内翻式骨膜瓣（基底部在牙槽嵴顶的骨膜结缔组织瓣）<A>

在需要进行骨增量和GBR的种植手术中，内翻式骨膜瓣（图2.8）对于保证切口严密闭合和预防切口裂开是必要的辅助（Soltanet et al, 2009；Kermani, Tabrizi, 2015）。在牙保存术中，这种瓣单独使用或与黏骨膜旋转瓣联合使用可以作为游离结缔组织瓣治疗牙龈退缩的替代方案（Stajčić et al, 2000）。翻开三边黏骨膜瓣后，在瓣仍附着于牙槽骨处做水平骨膜切口。然后在此水平切口的两侧做两条相互平行的垂直切口，止于距牙槽嵴顶切口几毫米处。用弯剪刀锐性分离抬高带蒂骨膜瓣，内翻后覆盖植骨区或暴露的牙根。骨膜瓣末端用圆针5-0可吸收Vicryl缝线水平褥式缝合固定于腭侧黏膜下方（图2.8 h、v）。此时再将黏骨膜与腭侧游离缘无张力间断缝合（Stajčić，2012，2015c）。

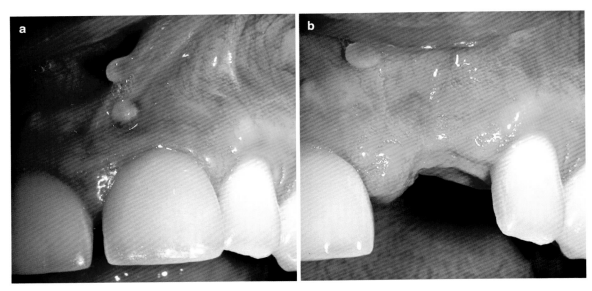

图2.8　内翻式骨膜瓣（基底部在牙槽嵴顶的骨膜结缔组织瓣）　a.左侧上颌中切牙根纵裂伴瘘管形成，造成反复慢性感染。b.拔牙区愈合后。c.殆面观示骨缺损。d.龈乳头避让切口的外形轮廓。e.植入种植体，唇侧见骨开裂。f.使用双层移植材料进行GBR：自体骨颗粒覆盖种植体，其上再覆盖脱蛋白牛骨基质移植物。将屏障膜裁剪至合适大小，导入腭侧瓣中，为冠向覆盖做好准备。g.在黏骨膜瓣内侧获取骨膜瓣，向冠方牵拉测试其长度。h.将瓣末端牵拉至腭侧黏膜下方，水平褥式缝合固定。i.切口闭合，缝合区不涉及龈乳头。j.术后愈合4个月，示用于暴露种植体的卷形带蒂瓣轮廓。k.戴入愈合基台，卷形带蒂瓣的折叠部分用高速牙科手机和球钻去上皮。l.愈合1个月后，软组织改建中。m.取下愈合基台，减轻软组织袖口内侧未成熟组织的压力。n.试戴个性化氧化锆基台，配合使用Solcoseryl®凝胶。o.使用Solcoseryl®凝胶（ICN制药）3天后的临床情况。软组织情况显著改善。p.最终全瓷修复体就位。患者因需远赴他国没有时间等待软组织完全成熟后进行修复。q.转诊患者的影像学检查，患者在左侧上颌第一前磨牙种植术、拔除左侧上颌尖牙、左侧上颌中切牙根尖切除术后需要继续进行种植治疗。r.该患者的临床情况。s.使用避让龈乳头切口，翻开三边黏骨膜瓣，暴露左侧上颌尖牙拔牙区的骨缺损。t.在左侧上颌侧切牙处植入种植体；使用每分钟50转不用生理盐水冲洗的方式预备种植床，获得自体骨颗粒，覆盖唇侧骨开窗和骨缺损处。u.脱蛋白牛骨基质移植物覆盖于自体骨颗粒上方。v.在黏骨膜瓣内侧翻起骨膜瓣，使用水平褥式缝合方式将其拉向腭侧瓣内。w.切口闭合，左侧上颌第一前磨牙种植体戴入愈合基台。x.术后影像学检查示种植体位置，因图像扭曲故与临床情况不符（图2.8 y）。y.穿龈形态：殆面观。示翻瓣位点充足的软组织袖口（左上颌侧切牙种植体位点）。z.三单位金属烤瓷固定桥修复体（左上颌侧切牙至左上颌第一前磨牙）

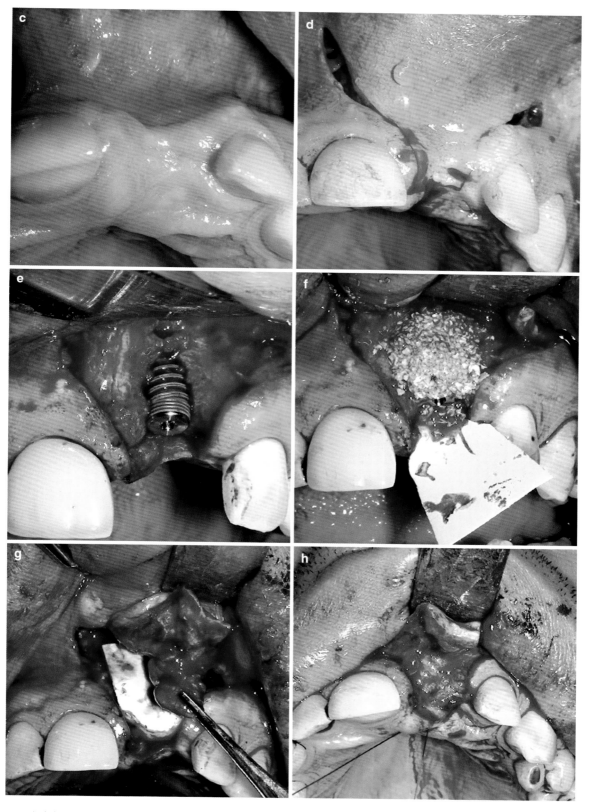

图 2.8 （续）

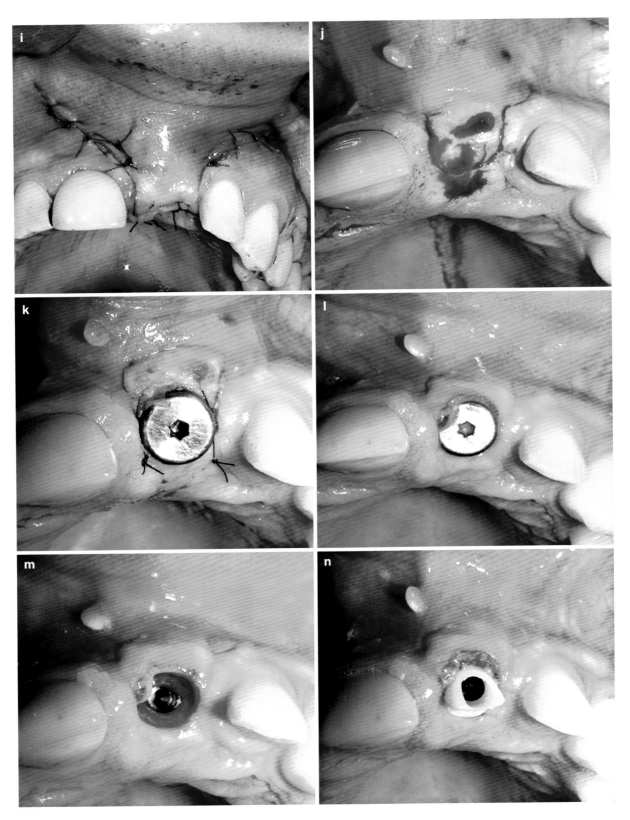

图 2.8 （续）

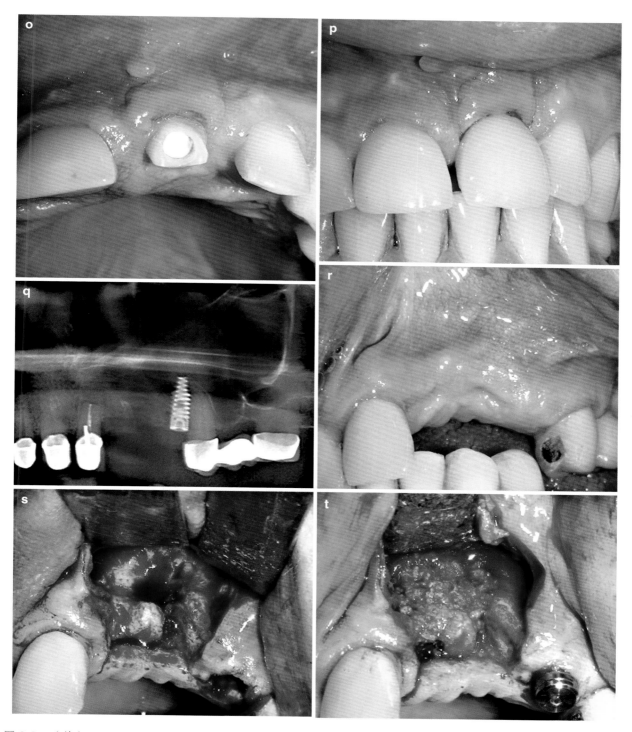

图 2.8 （续）

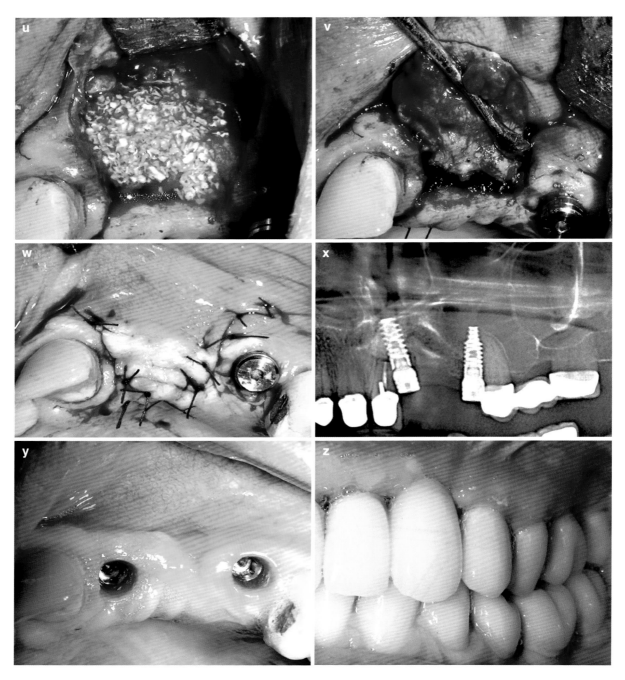

图 2.8　（续）

颊侧脂肪瓣 <C>

颊侧脂肪瓣（图 2.9）适用于关闭磨牙和前磨牙区牙槽嵴及腭部的软组织缺损。在牙保存术中，这种术式的适应证仅限于上颌磨牙 / 第二前磨牙牙龈退缩时（Agarwal et al, 2014）的颊侧根面覆盖（图 2.9 e、r）。在口腔种植术中，

颊侧脂肪瓣主要用于种植体邻近软组织缺损的关闭（Stajčić，2010c），尤其是上颌磨牙拔除后即刻种植的病例（图 2.9 a~k），也用于覆盖移植材料。颊侧脂肪瓣也可以用于修复上颌窦外提升术中造成的上颌窦黏膜缺损（Hasani et al，2008；Kim et al，2008）。

使用颊侧脂肪瓣的手术技巧如下（Stajčić，1992）：在磨牙区翻开全厚三边黏骨膜瓣，在第二/第三磨牙区域做1cm的水平骨膜内切口。将闭合弯止血钳放入骨膜切口，在颧骨突起后方伸向远中根方，在骨膜上方滑行1~2 cm然后收回止血钳，将其稍稍旋转并张开钳喙，直到脂肪疝出。将颊侧脂肪从其基底部挑起并小

心提起，无张力地放入软组织缺损处。用圆针和4-0可吸收线，水平褥式缝合将颊侧脂肪末端固定在腭侧切口边缘下方。将颊侧黏骨膜瓣原位复位后缝合，留置暴露颊侧脂肪。脂肪组织会在术后数周上皮化，表面脂肪转化为角化黏膜（图2.9 a~v）。

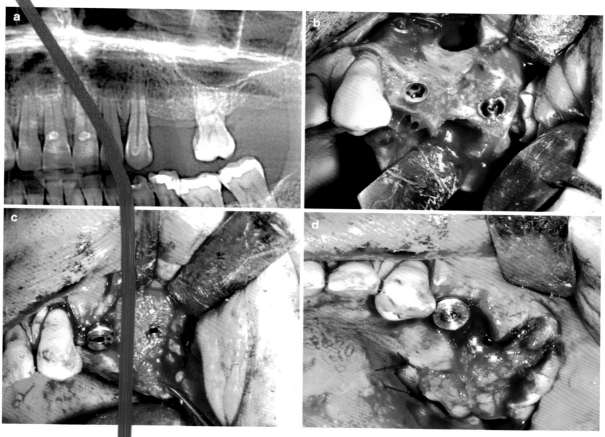

图2.9　**颊侧脂肪瓣**　a.术前影像学检查，患者因重度牙周病需进行分段种植治疗。左侧上颌第一磨牙需拔除后行即刻种植。b.拔除左上颌第一磨牙，植入2颗种植体，行上颌窦提升术。颊侧牙槽窝中植入远中种植体。c.在骨缺损处植入脱蛋白牛骨基质。d.将颊侧脂肪瓣填入左上颌第一磨牙拔除后的软组织缺损中。e.创口闭合。用水平褥式缝合固定颊侧脂肪瓣，并留置暴露。f.术后1周临床检查。g.3周后颊侧脂肪缓慢肉芽化。h.愈合3个月后软组织情况。颊侧脂肪完全上皮化为角化黏膜。i.使用局部黏骨膜瓣暴露远中种植体。j.远中种植体周围软组织情况良好。k.术后影像学检查示使用固定修复体联冠进行种植修复。固定修复体包括愈合期间在近中位点植入的另外2颗种植体。l.该患者术前影像学检查，需拔除左上颌第二前磨牙并行种植治疗。j.翻开两边黏骨膜瓣并拔除左上颌第二前磨牙后的临床情况。拔牙位点大面积骨缺损。n.使用刮匙清除肉芽组织时检查骨缺损形成的腔隙，尽可能小心保留皮质骨。o.刮除肉芽后骨的情况。近中已植入种植体。p.在两侧皮质骨之间植入远中种植体。q.种植体周围的骨缺损中填入脱蛋白牛骨基质，用OCG覆盖。拉出颊侧脂肪瓣，准备填入软组织缺损中。r.将颊侧脂肪填入拔牙创缺损中，使用褥式缝合闭合切口。部分脂肪瓣留置暴露，待形成肉芽。s.临床检查，术后3周愈合后示颊侧脂肪形成肉芽组织的情况。t.经过6周愈合后的软组织情况。颊侧脂肪完全上皮化。u.术后影像学检查示种植体周围骨的情况，2颗种植体之间的缺损用颊侧脂肪填充。v.氧化锆基台周围环绕健康角化黏膜。w.最终的三单位固定修复体。

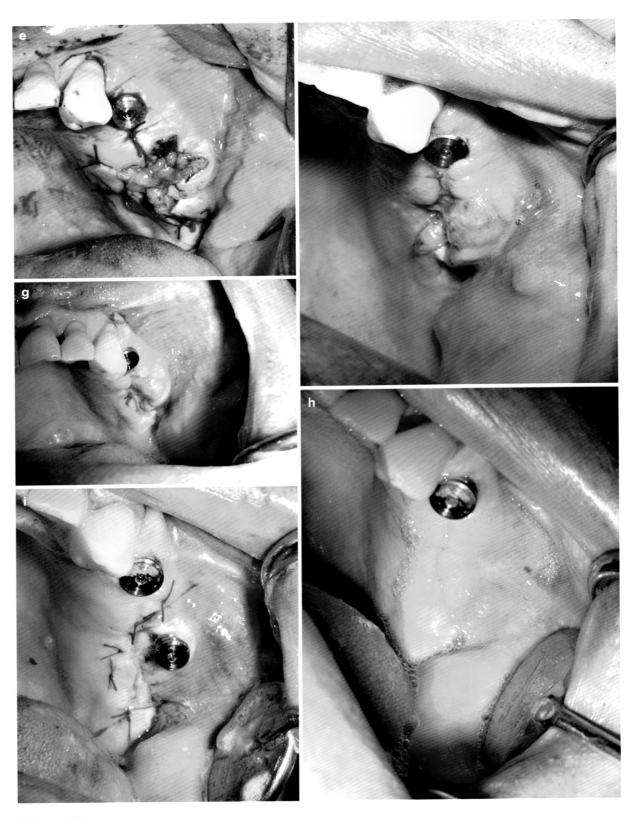

图 2.9　（续）

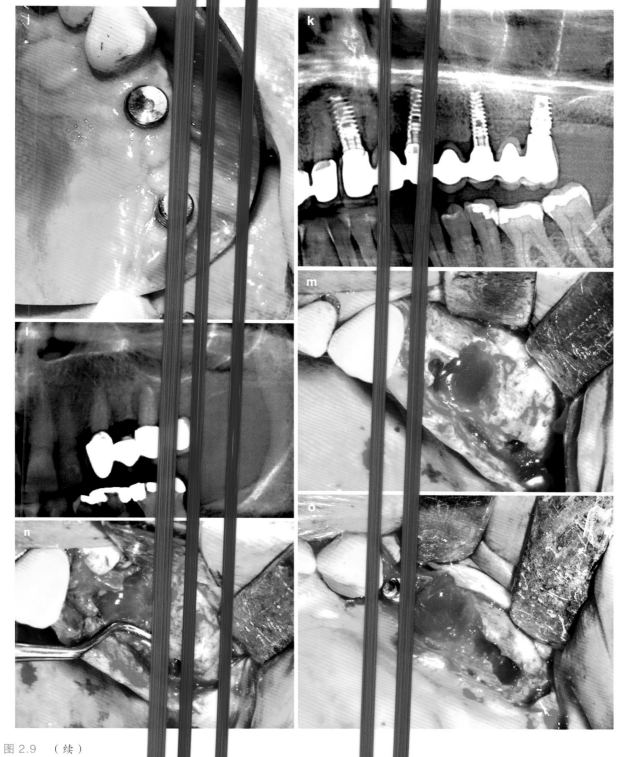

图 2.9　（续）

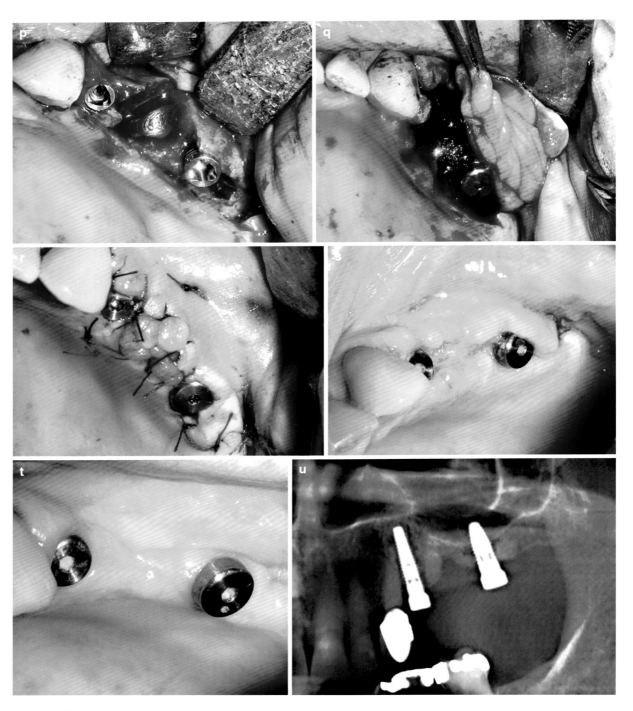

图 2.9 （续）

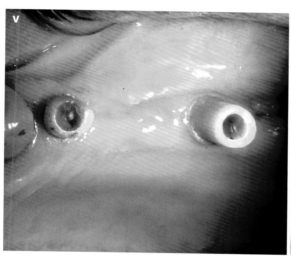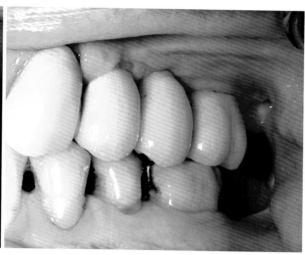

图 2.9 （续）

2.1.3 选择缝合针和缝线材料

选择合适的缝合针和缝线材料在口腔种植 / 牙保存术中很重要，尤其是在涉及美学区时。术者需要谨记切口选择和瓣设计都是为了保证尽可能减小对邻近组织的损伤，缝合材料也同样如此。术者需要考虑以下三点：缝线的材质和直径（尺寸大小），与术区局部解剖适应的缝合针形状，牙龈生物型。口腔种植术的缝线要求与一般牙周手术一致，当种植同时需要进行 GBR 或某种形式的软硬组织增量时，应优先选择可防止菌斑形成的缝线，如 GORE-TEX® 或尼龙线。缝线尺寸不应小于 6-0 或 5-0。根据不同的制造商，圆形半圈针应被视为优先选择，对于经验不足的术者尤其如此。使用这种形状的缝针，撕裂黏膜的可能性相对较小，尤其是在附着龈和边缘龈区域。当计划在缺牙区进行简单种植手术和黏膜下愈合时，

因为切口边缘无附加张力，缝线材料的选择就相对没有那么重要，即便切口开裂也不会影响最终治疗结果。在这样的病例中，可以放心使用 4-0 可吸收线。6-0 尼龙线与反向切割半圈针也是安全的选择，本书作者在使用避让龈乳头切口和患者牙龈为薄龈型时广泛应用这一组合。5-0 可吸收线和圆针则在不需进行牙周手术处理的牙保存术中比较实用，若需对牙周袋进行手术清创，则建议优先选择 6-0 尼龙线。

考虑到不同的解剖部位，在牙槽黏膜处，尤其是前庭沟较深的情况下，使用 5-0 可吸收缝线可以得到较好的效果。较大号缝线打成的线结可能会造成患者明显不适，尤其是尼龙线结。

对于薄龈型的患者，推荐在口腔种植和牙周手术时使用 6-0 尼龙线，在其他牙保存术时使用 5-0 可吸收线。

2.1.3.1　缝合技术

口腔外科学教科书（Fragiskos，2007）或网络资料（Rogan，Hall，2012）中详细介绍了缝合技术。一般来说，缝合线的最佳尺寸为能够有效获得理想无张力闭合的最小尺寸。如果切口张力大，直径过小的缝线可能会切透组织从而造成组织损伤。缝合线的抗张强度需要与其所缝合的组织对应。

在口腔种植/牙保存术中，单纯间断缝合是使用频率最高的缝合技术，水平和垂直褥式缝合及"X"形缝合次之（Simon，2015a）。在前牙区的牙保存术中，需要使用辅助缝合来对抗黏骨膜瓣的根向拉力。辅助缝合或者系于树脂邻面连接体上（图 2.3 f），或者缝线游离端穿过术区牙齿唇侧，埋入复合树脂中（图 2.3 g）（Zadeh，2011；Stajčić，2015a）。

水平褥式缝合在下列情况下使用：

1. 在需要进行 GBR 或使用骨移植物的口腔种植术中，缝合牙槽嵴顶切口。

2. 在腭侧瓣或黏骨膜瓣下方固定带蒂瓣。

3. 更好地重新缝合膜龈联合处的切口边缘（图 2.3 i~k）。

4. 缝合牙槽黏膜处的切口。

在切口边缘外翻的位点，水平褥式缝合应与单纯间断缝合联合使用以获得更好的组织对接。对于 GBR 和使用骨移植物的病例，在三边黏骨膜瓣下方做骨膜水平减张切口，尤其是使用避让龈乳头切口时，应优先选择垂直褥式缝合，以避免血供不良的瓣末端切口裂开。

"X"形缝合与简单缝合相比可以提供更多的组织支持，与水平褥式缝合相比可获得更好的切口组织对接，因而适用于牙槽嵴顶切口。

缝合及打结的顺序

缝合顺序，更确切地说是涉及沟内切口的三边和两边黏骨膜的打结顺序，也是避免术后并发症，如牙龈退缩或形成"V"形边缘龈缺损的关键因素（图 2.3 e）。这在为保证黏骨膜瓣获得无张力闭合且精确复位而进行骨膜减张切口时尤其重要。在上述情况下，第一针应位于近边缘龈处，暂不打结（图 2.3 f）。然后剪断缝线，用止血钳夹住两游离端，确保缝线有足够长度以便在稍后的步骤中打结。第二针穿过切开的龈乳头，其余处理与第一针相同。然后使用止血钳操作第一针的缝线，检查是否达到理想或轻微过度矫正边缘龈的组织对位。第三针位于根方（上颌）附着龈处，打结。之后逐个松开止血钳，打结第一和第二针的缝线。若为三边黏骨膜瓣，则在黏骨膜瓣的另一侧进行相同处理。如此操作可避免边缘龈附近的张力；否则反复操作这一脆弱组织可造成难以修复的损伤。用相同的缝线材料关闭牙槽嵴顶切口。用可吸收缝线缝合牙槽黏膜处的垂直-斜行延伸切口，使用浅针小心对合黏膜。如果患者要求在缝线吸收前（一般缝线吸收需要 3 周以上时间）拆线，这样的操作可以简化拆线步骤。相反地，尝试将缝针穿过肌肉组织会使线结深埋，在拆线时造成患者不适和疼痛，尤其是使用不可吸收缝线时。

2.1.4　药物治疗

如何为有全身疾病的患者进行口腔种植/牙保存术已有其他资料介绍，这一话题也已超出了本书的范围。总体来说，在对患者的全身情况存疑时，与其家庭医生或相关学科的专科医生紧密合作，且在术后密切观察患者情况，可以预防许多与手术操作不相关的并发症的发生。

口腔种植/牙保存术用到的主要药物包括抗生素、甾体类激素、镇痛剂和氯己定。因为不同国家患者的期望值存在差异，故对上述所列药物目前还没有统一的用药指南。在许多西方国家，即便是外科医生建议，患者也不愿使用抗生素；而在其他一些地方，抗生素和镇痛剂则是常规处方药。甾体类激素对减少口腔颌面部骨手术的术后水肿有重要作用（Nair et al, 2013）。

根据作者的经验，依手术范围的不同，术前常规在局部麻醉区黏膜下注射 4~8 mg 地塞米松的患者，与无法使用此类药物的患者（消化性溃疡、慢性胃炎患者）相比，可以显著减少水肿。

GBR 和骨增量手术，以及移除包括根尖周囊肿在内的根尖感染病变术后常规使用抗生素如阿莫西林和甲硝唑 3~7d，对青霉素过敏患者则使用克林霉素，具体抗生素使用情况视手术范围和预计风险而定。对于接受常规口腔种植 / 牙保存术而不拒绝使用抗生素的患者，可以使用以下方案：术前 30min 到 1h，单次口服阿莫西林 2.0g，若对青霉素过敏，则口服克林霉素 600mg 或阿奇霉素 500mg。无论进行何种手术，都可使用氯己定漱口。手术越复杂，则术后使用氯己定漱口的时间越长（7~21d）。应告知患者不可使用颊肌鼓漱，不然会对黏骨膜瓣和缝线施加张力，导致疼痛，并可能造成切口裂开。

2.1.5　辅助措施

手术后患者应在家休息 1~2d，具体时间取决于手术范围及患者的身体情况。强烈推荐对术区进行口外冷敷（可使用商品化冷敷袋）。如果进行了双侧手术，患者可将能在超市买到的冷冻豆粒或玉米粒装在塑料袋里用于冷敷，这种冷敷袋可以随意改变形状，能很好地适应面部解剖形态。每次冷敷的持续时间为 15~30min，每小时冷敷 1 次，对于复杂手术如骨移植、上颌窦提升、手术切除颌骨囊肿以及所有需要使用水平骨膜减张切口的手术，要冷敷 6~8h；对于单颗牙根尖切除术、下颌前牙区植入 1~4 颗种植体和膜龈手术等，则需要冷敷 4h。

患者术后当天的饮食应为凉的流食。然后应保持进软食 10~14d。临时修复体，如局部活动义齿，应在清洁后检查其是否会在整个术后愈合过程中对软组织造成压力。术后应用牙刷刷牙并使用牙线，尽量避免碰到术区。接受口腔种植手术的患者还应学会如何清洁愈合基台。

2.2　常见障碍

2.2.1　软组织方面

可能影响口腔种植 / 牙保存术实施的软组织问题包括软组织本身的炎症或软组织解剖 / 形态异常，后者又称为膜龈异常。在进行口腔种植 / 牙保存术前，都需要预先处理任何可能存在的软组织炎症如龈缘炎、种植体周围黏膜炎等。在某些罕见的病例中，仅采用术前抗生素和氯己定漱口即可达到治疗炎症的效果。而在其他病例中，除了使用上述药物外，还需采取一些治疗性措施，如洁治、刮治，拔出无法保留的牙齿等。

应当在手术前就对膜龈异常（图 2.10 a~j）进行诊断，并在术前或手术同期对其进行处理，或者通过仔细的切口和翻瓣设计来防止现有软组织方面的问题进一步恶化。对于薄龈生物型的患者，建议采用不伤及游离龈和牙龈乳头的黏骨膜瓣设计（图 2.1g，i~k 和图 2.2a~o）。

在口腔种植 / 牙保存术中常见的需要处理的膜龈异常是系带异常（图 2.10e、f）、前庭沟深度不足（图 2.10g）、牙龈退缩（图 2.10h，i，2.13r~t 和图 3.19n~v）以及角化龈 / 附着龈不足（图 2.10j）。

2.2.1.1　膜龈异常的手术纠正

唇系带切除术 <S>

当唇系带延伸至切牙牙龈乳头时（图 2.11a、b），在牙槽嵴顶略偏腭侧的地方做一小的水平切口，然后垂直于该切口，在其两端做两个平行切口，切口沿两中切牙的近中向唇侧延伸至膜龈联合处（图 2.11c、d）。用镊子

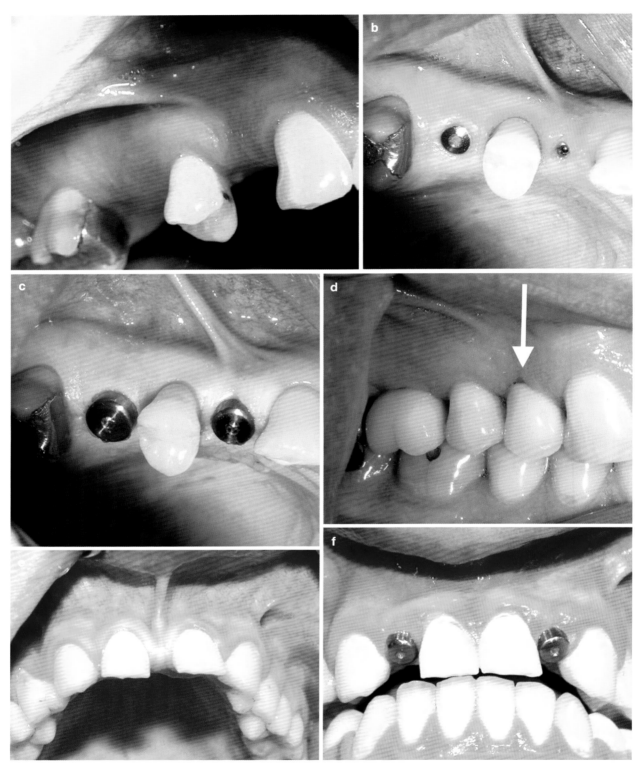

图2.10 膜龈异常。a. 示上颌明显的颊系带。b. 与上图同一患者完成种植体植入后的𬌗面观。c. 安放愈合基台。d. 14牙位的牙龈退缩可能是因为颊侧系带的不断牵拉所致。应当在种植体植入同期或愈合阶段对颊侧的系带进行切除。e. 在手术和正畸治疗前可以发现,肥大的唇系带延伸至上颌两中切牙间的牙龈乳头。f. 进行系带切除、正畸治疗和种植体植入后的情况。g. 示颊侧较浅的前庭沟和肥大的舌下腺。h、i. 示上颌尖牙区严重的牙龈退缩。j. 示下颌切牙区缺乏角化龈。

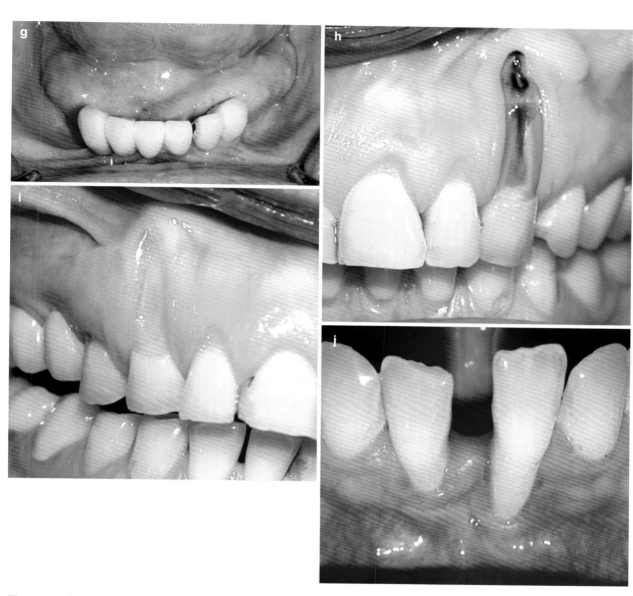

图 2.10　（续）

将系带的腭侧端牵起，然后用牙龈乳头剥离子或牙周刮匙将其剥离骨面。牙槽黏膜处的切口与系带平行，向冠方延伸直至前庭沟处。在牵起系带的同时，手持弯剪将系带的唇侧端剪断。然后将切口处的黏膜潜行分离，去除黏膜下方的结缔组织并保留完整骨膜。使用带圆针的 5-0 可吸收缝线进行创口缝合。缝线从创口一侧的黏膜穿进，穿过下方骨膜，从另外一侧黏膜穿出（图 2.11h、w）。拉拢缝合后，黏膜被稳定固定在骨膜上，此法不仅增加了前庭沟的高度，同时消除了无效腔（图 2.11x）（Stajčić，2014c）。通常，切口腭侧和冠方可分别行 1~2 针和 2~3 针的仅穿过黏膜的缝合。唇侧两平行切口间的附着龈缺损无须处理待其自行愈合（图 2.11e）。如果没有其他异常存在时，系带在附着龈靠近膜龈结合处的多余组织可以按上述方法切除（图 2.11k~m）。其他多余的系带如果也需要切除，也可以按类似的方法，切口长度可略短（Stajčić，2016a）。

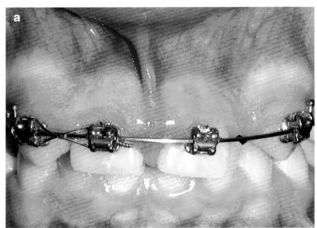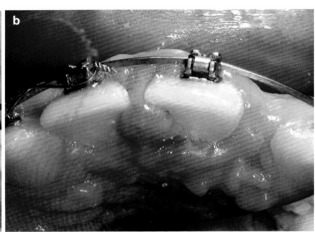

图 2.11　**系带切除术**　a. 肥大的唇系带附着于腭侧导致两中切牙间间隙的产生。b. 殆面观可以看到系带的纤维组织附着于两中切牙牙龈乳头的腭侧。c. 腭侧做一小切口（此图未显示），结合两侧的平行垂直切口向冠方延伸经过附着龈，达到膜龈联合处。d. 用小镊子或蚊式止血钳牵起系带的腭侧端，并用剥离子或牙周刮匙将其与骨剥离开。e. 将黏膜创口关闭，而嵴顶区被破坏的黏膜可填入碘仿纱布，待其自行愈合。f. 该患者患有上切牙根尖周囊肿及较肥大的唇系带，通过龈缘根方的翻瓣来解决囊肿并纠正系带（图 2.1g-l）。g. 翻开黏骨膜瓣并切断系带，暴露术区。h. 从被切除的系带处开始进行缝合。缝针从一侧被翻开的瓣穿入，然后从靠近龈缘处未翻开的黏膜下骨膜穿出，通过骨膜将瓣固定于此，最后缝针从创口另外一侧穿出，进行打结。i. 通过褥式缝合和间断缝合关闭创口，将肥大的系带切除后，将中线区创口缝合关闭。j. 术后 3 个月情况，可见较深的前庭沟深度。系带处的手术瘢痕不明显，但位于附着龈的水平切口瘢痕较明显。k. 该患者术前照显示具有肥大的系带和附着龈（可见系带延伸至附着龈）、牙龈边缘的着色。l. 术后照显示切除系带缝合创口后的情况，同时可见牙龈乳头间有四处裂隙形的切口（箭头），这四处切口可无须缝合，待其自行愈合。m. 显示系带切除术的效果良好，且牙龈着色问题有所改善。n. 该患者术前照显示其因外伤导致上前牙缺失。唇系带位置低，与附着龈相连。o. 连同系带一起，翻开黏骨膜瓣，植入种植体。p. 进行垂直及水平骨增量。q. 关闭创口，暂未对系带进行处理。r. 术后 6 个月情况显示，唇系带延伸至牙槽嵴顶。s. 在二期手术时进行系带切除术。t. 进行最终修复后 1 年的情况。u. 该患者具有明显的唇系带、根尖周囊肿和上颌其余无法保留的牙齿。v. 切除唇系带至前庭完整的骨膜处（黑色箭头），保留牙槽嵴顶处的黏膜完整（蓝色箭头）。翻开黏骨膜瓣，清除囊肿，拔除无法保留的患牙。w. 关闭牙槽嵴的创口。然后进行系带处切口的缝合，缝针从一侧切口穿入，并缝合锚定至骨膜上，然后从切口另外一侧穿出。x. 将缝线固定至新的前庭沟低处。y. 利用间断缝合关闭创口。z. 术后 2 周情况显示新的系带位置

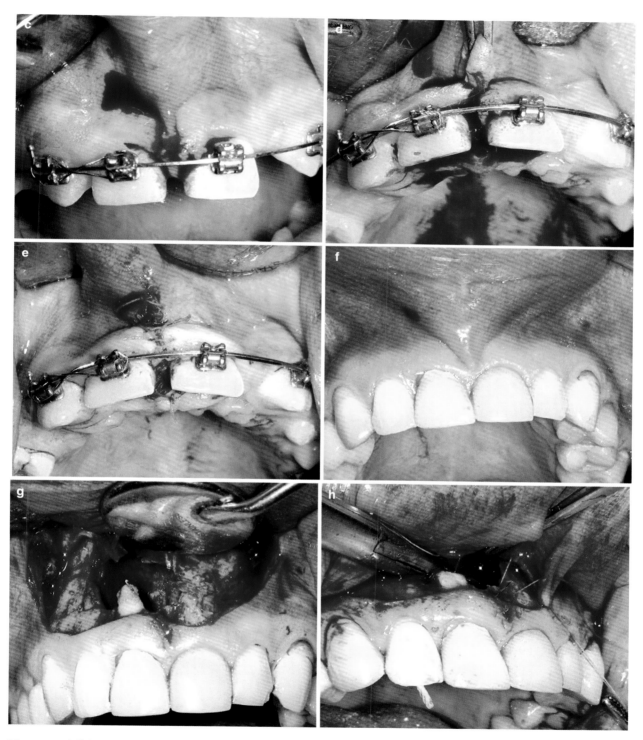

图 2.11　（续）

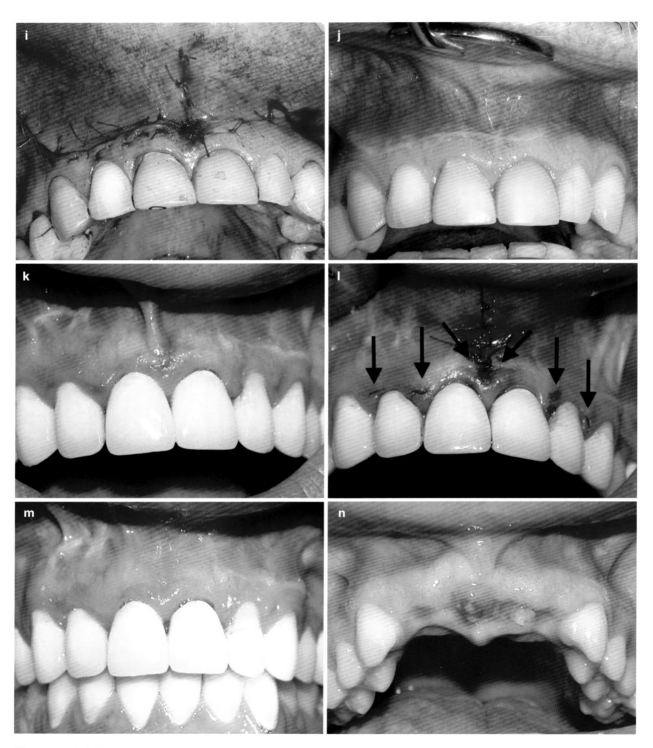

图 2.11　（续）

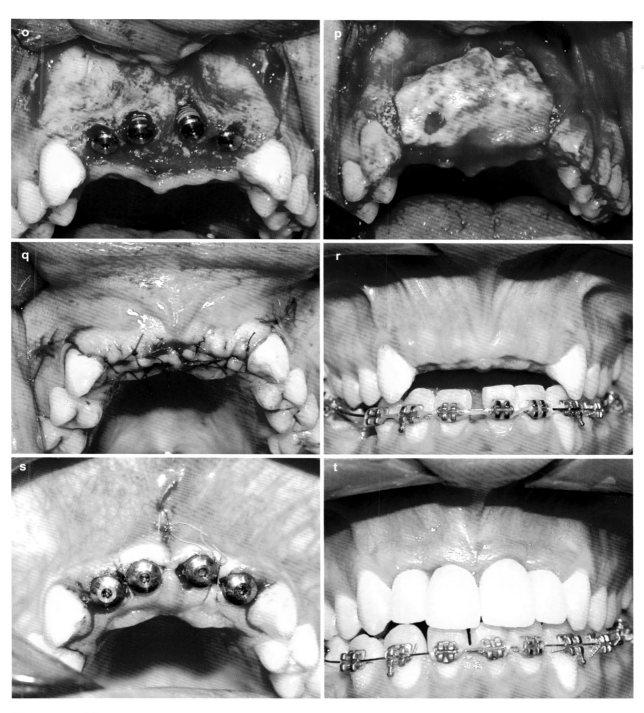

图 2.11 （续）

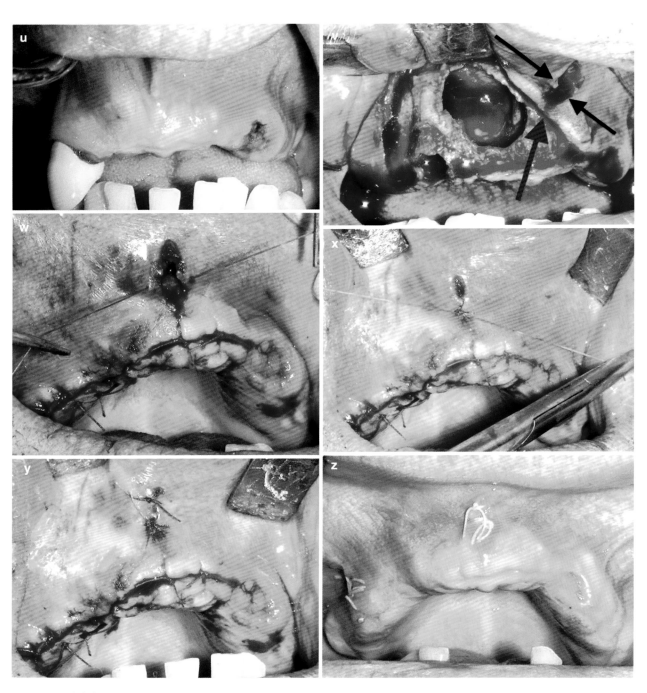

图 2.11 （续）

口腔前庭成形术 <A>

在广泛开展种植治疗前的年代，口腔前庭成形术主要用来加深前庭沟深度，以获得更好的义齿固位力。现在，口腔前庭成形术包含了一系列多种多样的术式方法，这些方法也可以结合黏膜/结缔组织移植或同种异体移植，主要为种植体周围提供充足的角化龈或是为牙龈退缩提供治疗选择。在牙保存术中，口腔前庭成形术可以提供附着龈，对薄龈生物型患者而言，还可防止牙龈退缩进一步加重。在口腔种植中，如果设计进行口腔种植支持式活动义齿，前庭沟成形术为种植体穿出区域提供附着龈，并加深前庭沟的深度来容纳义齿基托。在上颌区，有学者认为开放式的黏膜下口腔前庭成形术是一种可预期的方法（Wallenius，1963），而在下颌，采用结合嵴顶黏膜推进瓣的开放式黏膜下口腔前庭成形术则是一种更实用（Stajčić et al 2001）、更多样化的方法（图2.12s~z）（Stajčić et al，2016）。上面这两种方法的原理均是通过改变肌肉附着的位置来提供附着龈并加深前庭

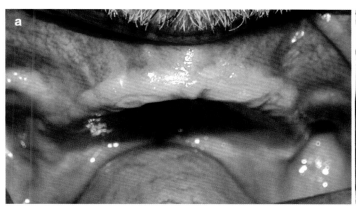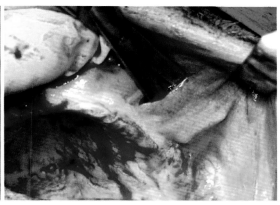

图 2.12　**口腔前庭成形术**　a.患者上颌区前庭沟较浅，选择进行种植体支持式的活动义齿修复，并决定首先进行开放式黏膜下口腔前庭成形术，图片示术前的状况。b.行垂直切口后，利用 McIndoe 剪刀进行黏膜下分离。c.在进行黏膜下和肌肉下方的分离后，行牙槽嵴顶的水平切口，翻起黏膜瓣和骨膜瓣，保留骨膜完整。d.将黏膜下层和肌肉向冠方推进，或可将多余的黏膜下层和肌肉去除，然后在未来预计的前庭沟深度处将黏膜与骨膜利用褥式缝合固定，黏膜游离端在牙槽嵴顶缝合。e.完成缝合后可以看到，已形成新的前庭沟深度。f.术后1年可见行口腔前庭术后的效果及稳定性，杆固位体连接于种植体上（视频：Stajčić，2016b）。g~k2.利用横截面示意图来演示结合嵴顶黏膜推进瓣的开放式黏膜下口腔前庭成形术的步骤。g.在唇黏膜处做切口（箭头所示）。h.将黏膜瓣与颏肌分离。i.分离肌肉纤维与骨膜后，将肌肉再定位于未来预计的前庭沟深度处。j1、j2.将黏膜瓣向根方推进，并采用水平褥式缝合将黏膜瓣与骨膜缝合，缝合后可见部分黏膜下创口暴露。k1、k2.将暴露的创口黏膜拉拢缝合。l.图示患者的下前牙无保留价值，前庭沟浅，前牙区及后方缺牙区角化龈较窄，患者决定进行口腔种植修复。m.首先进行口腔前庭成形术，1个月后拔除预留牙然后即刻种植。n.保留了右下尖牙，并植入6颗种植体。同时可以看到口腔前庭成形术后，已形成了较宽的附着龈。o.图示一名慢性牙周炎患者，下前牙均无法保留，附着龈完全丧失。首先拔除预留牙，创口恢复2个月。p.进行口腔前庭成形术。q.术后1年，可见种植体周围有较宽的附着龈。r.与上图同一患者术后10年随访时发现1颗种植体脱落。但可以看到种植体周围仍然有较宽的附着龈以及稳定的前庭沟深度，证实口腔前庭成形术效果的长期稳定性。s.这名患者已行正颌手术治疗，现处于正畸治疗阶段，发现下前牙牙根过于偏向舌侧，导致可以透过牙龈观察到牙根形态。改变患者下前牙的轴向，将牙根向唇侧旋转后发现，下前牙根尖又过于偏向唇侧，导致透过患者较薄的牙龈可以观察到根尖形态，同时可以观察到轻度的牙龈退缩。t.在牙槽嵴黏膜靠近膜龈结合的地方做半月切口。u.将黏膜瓣翻开后，可以看到牙根表面的骨开裂。v.将无机牛骨植入牙根表面及相邻牙之间。w.在骨粉表面放置胶原膜。x.采用连续水平褥式缝合关闭窗口并形成前庭沟深度，然后将唇侧黏膜创口拉拢间断缝合。y.利用横截面示意图来演示上述的手术步骤；A.唇侧黏膜切口位置（箭头所示）。B.将黏膜与颏肌分离。C.在附着龈低端切断并分离骨膜至牙根根尖。D.植入无机牛骨骨粉和胶原膜，采用水平褥式缝合将黏膜瓣固定于前庭沟低处的骨膜上。E.唇黏膜处的切口拉拢后缝合。z.14年后随访可见稳定的游离龈位置和较宽的附着龈

沟，在上颌区，可将肌肉附着的位置偏向冠方，而在下颌区，肌肉附着的位置则需更偏向根方。

开放式黏膜下口腔前庭成形术进行前，需在黏膜下层注射足量的麻药，将黏膜与下方的肌肉分离开（Stajčić et al，2016b）。根据需要进行前庭成形的区域，可在中线处做垂直切口，如若需要对整个上颌进行前庭成形，可在双侧前磨牙区分别再做2个垂直切口（图2.12b）。利用McIndoe剪将黏膜下层与肌肉分离（图2.12b）。然后将肌肉从骨膜上分离下来，利用上述相同的手法制作黏膜下层和肌肉下方2个隧道。用剪刀将肌肉附着点切断，然后向根方推移。注意保护骨膜的完整性。在牙槽嵴顶做黏膜水平切口，向冠方翻起黏膜，暴露骨膜。此时，肌肉已从骨膜上分离（图2.12c），然后在未来预计的前庭沟深度处，将黏膜和骨膜通过水平褥式缝合固定（图

2.12d）。最后，关闭牙槽嵴顶的切口，至此，在前庭沟底及牙槽嵴顶缝线间就形成了一段较宽的附着黏膜（图2.12e）。

结合嵴顶黏膜推进瓣的开放式黏膜下口腔前庭成形术（图2.12g~z和2.13a~e）也可采用相同的局麻方式。利用15号刀片，在唇侧黏膜处进行半月切口（图2.12g、t）（Stajčić et al，2016c）。冠向分离黏膜下层和肌层至附着龈处（图2.12h、u）。在骨膜处切断黏膜下层和肌层并向根方剥离至理想的前庭深度处，注意保护骨膜的完整性（图2.12i）。为防止颏部下垂，在前庭沟骨膜处保留足够的颏肌。利用4-0圆针可吸收缝线将黏膜推进瓣褥式缝合于未来预计的前庭沟处骨膜上，预留5mm宽的游离龈（图2.12j1、j2、p和2.13b）。黏膜伸展后，将其边缘与唇侧切口无张力缝合（图2.12k1、k2、m、x和2.13d、c）。

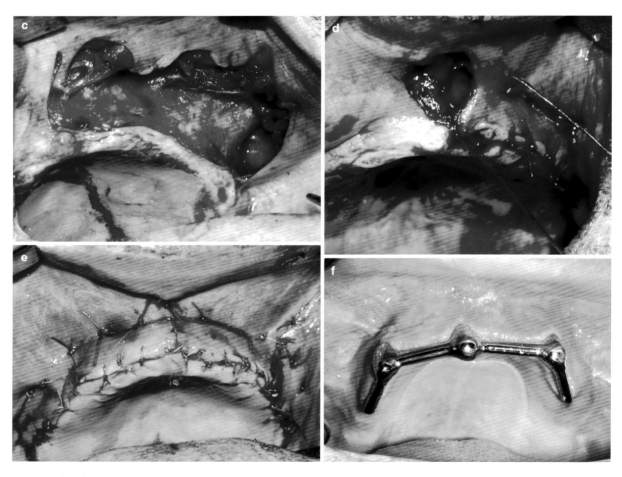

图2.12 （续）

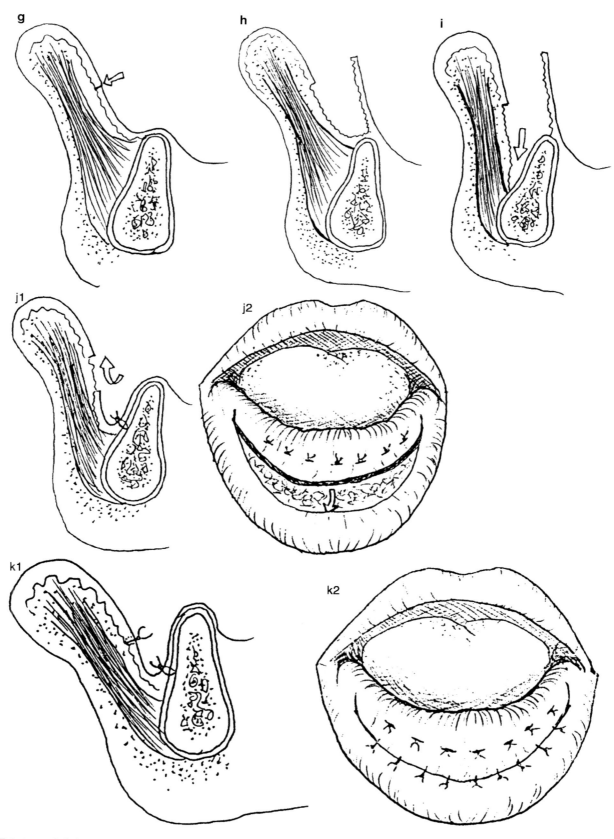

图 2.12 （续）

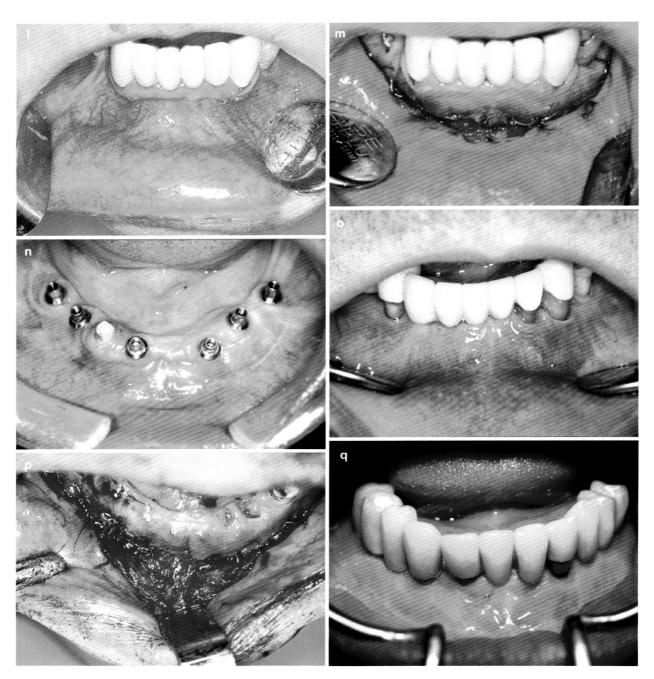

图 2.12　（续）

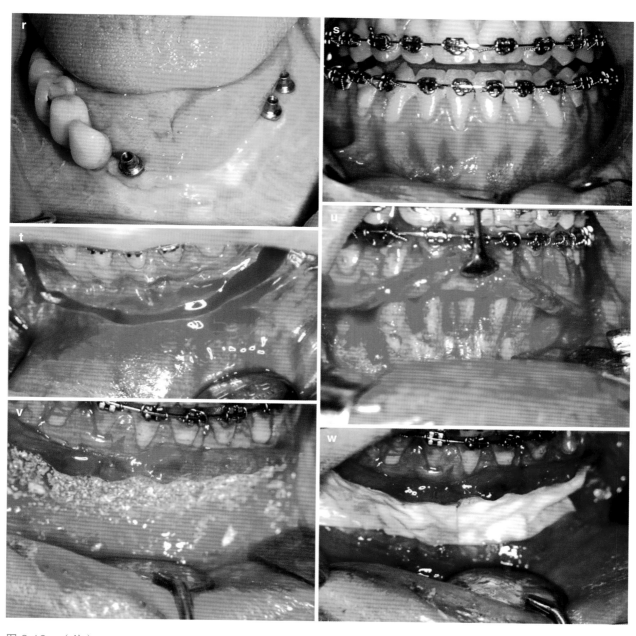

图 2.12 （续）

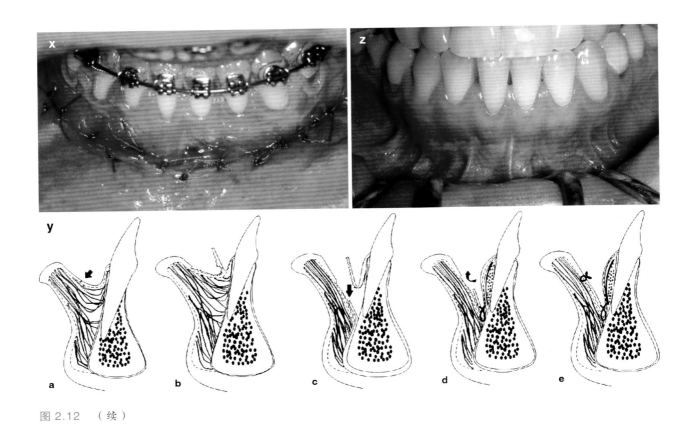

图 2.12   （续）

在某些缺乏角化龈的病例中（如牙龈退缩、种植体暴露等），切口位置可设计在膜龈联合处；从肌肉层分离并剥离黏膜至前庭沟底，同样需要注意保持骨膜完整性。获得结缔组织瓣或腭侧黏膜瓣后对其形态进行修剪，然后缝合至受植区的牙龈和骨膜，以增加前庭沟的高度并提供一定的角化龈（图 2.13f~i）。

牙龈退缩的根面覆盖 <C>

开龈退缩治疗方法的选择取决于是否累及种植牙或天然牙以及牙龈缺损的程度。在口腔种植中，多采用结缔组织瓣或黏膜瓣来解决问题（图 2.13r~z）。而针对天然牙的牙根暴露，则有多种方法可供选择。只有 Miller Ⅰ型和Ⅱ型的治疗可以获得可预期的效果。在各类方法中，前庭沟切口骨膜下隧道技术（vestibular incision subperiosteal tunnel access，VISTA）是一种针对多颗牙牙龈退缩、技术敏感性最小且效果可预期的方法（Dandu，Murphy，2016）。当然，有更多更简单的方法被提出，如针孔外科技术（Chao，2012），但其有效性仍需要后期研究进行证实。

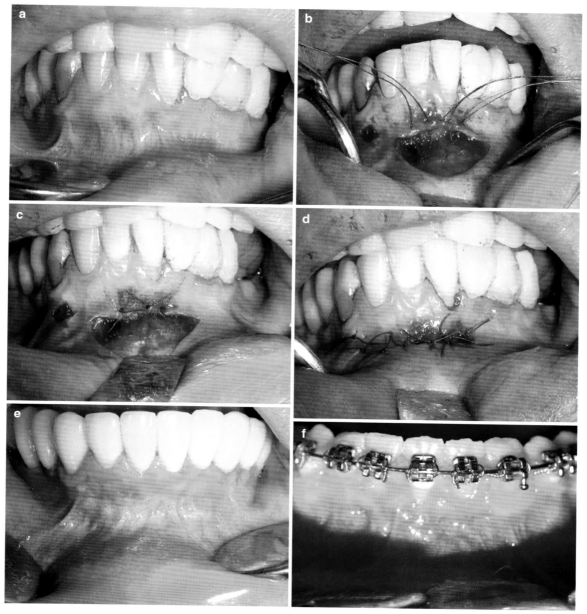

图 2.13 口腔前庭成形术及牙龈退缩后的根面覆盖 a. 下颌切牙周围角化龈不足，已开始出现牙龈退缩。b. 通过水平褥式缝合连接一侧黏膜瓣及前庭区的完整骨膜。c. 拉拢固定缝线。d. 然后通过间断缝合关闭创口。e. 术后 1年的情况显示下前牙区具备较宽的角化龈，牙龈退缩未进一步发展。f. 该患者行正畸治疗后出现牙龈退缩。g. 将肌肉与骨膜分离，加深前庭沟后，植入从上颌腭侧获取的全厚软组织瓣。h. 术后 3 个月的情况。i. 术后 1 年的情况显示软组织移植效果满意，前庭沟深度稳定，牙龈退缩有一定改善。j. 右上尖牙出现 Miller Ⅱ 型牙龈退缩，标记出切口位置。k. 翻开黏骨膜瓣，去除右上尖牙根方的黏膜（三角形）。l. 该示意图显示黏骨膜瓣的松解切口以及骨膜旋转瓣。m. 利用 6-0 尼龙线将旋转的骨膜褥式缝合于近中切口处，注意缝合时可稍远离近中切口边缘，以为后续黏骨膜瓣的关闭保留缝合位置。n. 将黏骨膜瓣拉伸覆盖右上尖牙根面暴露的区域，并使用间断缝合关闭创口。o. 术后 1 个月情况。p. 术后 6 个月情况。q. 术后 1 年情况显示满意的效果及充足的角化龈。r. 该患者 11 及 12 牙出现牙龈退缩，其中 12 牙受累情况严重，计划拔除。虚线表示切口设计。s. 翻开黏骨膜瓣，可见 12 牙近中严重的骨缺损及骨高度降低。t. 从颏部取骨，进行 12 牙位骨增量。u. 进行水平向的骨膜松解切口后关闭创口。此时可见近中龈乳头有充足的软组织。v. 术后 5 个月，可见术区骨量充足，植入种植体。w. 植入种植体后 5 个月的软组织情况。戴入临时树脂牙。箭头显示牙龈有银汞金属染色。x. 通过黏膜下进行结缔组织移植。y. 结缔组织移植后2 个月时的软组织形态有所改善。可见金属染色区已被去除（见 1.2.3.9；图 1.17d~m）。z. 术后 8 年的情况。此时 12 牙位烤瓷冠在位

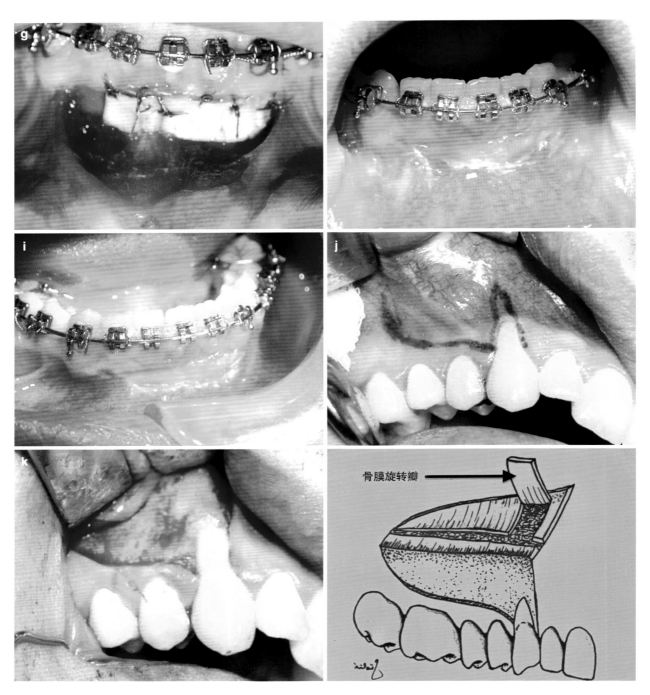

骨膜旋转瓣

图 2.13　（续）

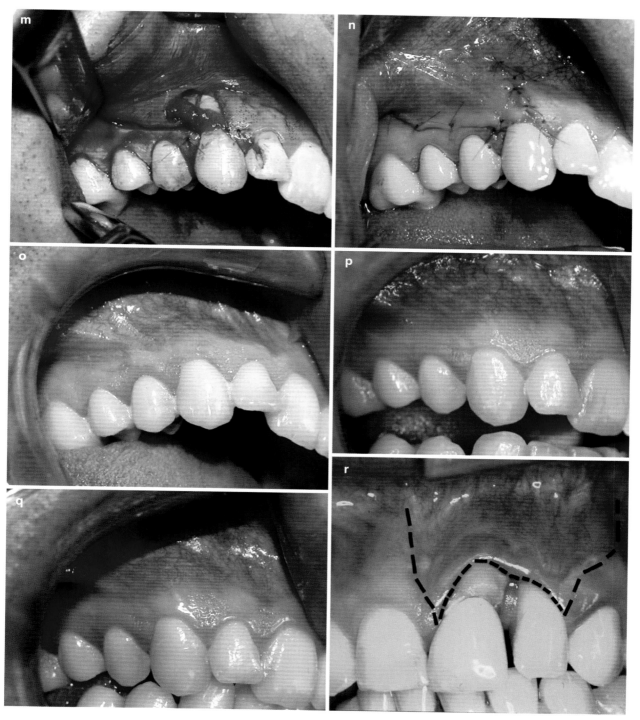

图 2.13 （续）

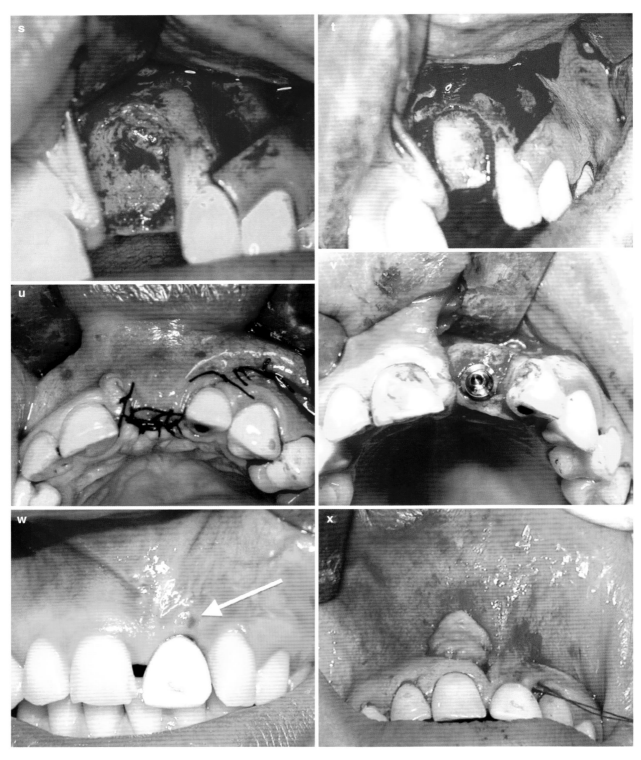

图 2.13 （续）

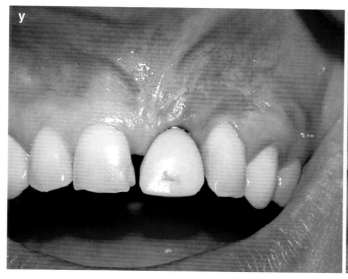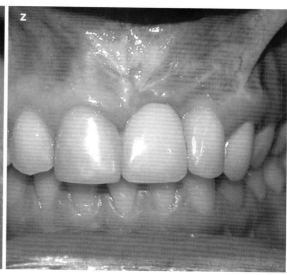

图 2.13　（续）

VISTA 技术（Zadeh，2011）是首先于上颌前牙系带处做直达骨面的切口，然后利用骨膜剥离子分离黏骨膜，制造骨膜下隧道。为了使可以使游离龈有一定活动范围并能冠向移动，需扩大骨膜下隧道延伸的范围，至少要跨过所需根面覆盖牙位远中 1~2 颗牙齿，同时，隧道范围应超过膜龈联合。在相邻牙间进行隧道扩展时应在牙龈乳头根方，注意保护牙龈乳头的完整性。此时，被分离的隧道膜龈复合体有充分的活动度，可将膜龈复合体冠向移动并利用冠向固定缝线将其固定在预计位置。利用 6-0 尼龙线在每个牙位距离牙龈缘根方 2~3mm 的地方进行间断缝合。然后利用树脂将缝线结固定在相应牙齿冠方（图 2.3g）（Zadeh 2012）。可考虑在隧道下方植入胶原纤维基质 Mucograft®（Geistlich，瑞士）、结缔组织瓣或新鲜制备的富血小板纤维蛋白膜，植入材料应位于龈缘下方。在植入前，可先将植入材料的尺寸进行修剪以匹配受植区的大小。

针孔外科技术（Chao，2012）仅需一个 2~3mm 的入路切口，但需要结合特殊器械进行骨膜下分离使膜龈复合体有一定的活动度并向冠方移动。可在牙龈乳头区塞入胶原条来维持牙龈乳头的位置。该技术无须缝合（Simon，2015a，b）。

双层滑动黏骨膜瓣适用于单颗牙颊侧牙龈退缩的治疗，该方法的有效性已被大量病例证实（Stajčić et al，2000），且在下颌采用该方法的效果更好。首先在需治疗牙位根方黏膜处做"V"形切口，然后在角化龈区域内，始于患牙釉牙骨质界处，向患牙远中 2~3 颗牙位做逐渐偏向根方的弧形切口（图 2.13j）。翻起黏骨膜瓣，然后在黏骨膜瓣基底处做水平向的骨膜松解切口。松解后的黏骨膜瓣动度较大，可移动黏骨膜瓣，检查其是否可以无张力覆盖牙龈退缩的区域。在牙龈退缩区距离垂直切口 5mm 的位置做 2 个垂直于水平松解切口的垂直切口，两切口距离 5~6mm，切口止于黏骨膜瓣游离缘内几毫米（图 2.13l）。利用弯剪将上述两垂直切口和水平松解切口组成的骨膜瓣与肌肉和黏膜下层锐性分离，然后将骨膜瓣旋转覆盖于所需覆盖牙位的釉牙骨质界并利用 6-0 尼龙线进行水平褥式缝合固定，注意保留骨膜瓣的游离缘以方便后续黏骨膜瓣的缝合（图 2.13m）。然后旋转黏骨膜瓣覆盖缺损区并进行缝合。

该方法的技术敏感性强，但也有其独特的优势。该方法无须进行结缔组织瓣的获取或使用其他移植物。通过黏骨膜瓣的滑动，可以在没有组织丧失的前提下将邻牙的角化龈量进行合理再分配（图 2.13q）。

2.2.2 不理想的骨组织条件

不理想的骨组织条件多涉及口腔种植领域，如垂直骨缺损、水平骨缺损以及骨形态不佳。这些情况需要在制定种植治疗计划时进行合理的诊断和研究。如果未对骨组织条件进行完善的分析，将种植体植入不理想的位置，就可能导致美学效果不理想的修复体（图2.14a、b）。此外，当在骨组织条件不理想的情况下进行种植体植入时，需要进行对骨组织进行复杂的处理同时需要与患者进行详细的沟通。

现代口腔种植是以修复为导向的治疗理念，即所有治疗方案是基于未来种植体的形态及位置。对于患者而言，外科手术技术或由于组织解剖外形不理想所导致的种植体植入困难不是其关注的焦点，患者最关心的是最终的修复效果，即修复体是否美观以及是否具备良好的功能。既然医生选择口腔种植治疗来作为提高患者生活质量的治疗方法之一，那么医生就必须首要关注未来修复体的美学及功能。

当面临严重牙槽骨萎缩导致的水平骨缺损时，医生有以下几种方法可供选择：

1. 种植同期GBR。
2. 骨平台技术（Stajčić，2012）（图2.14c~p）。

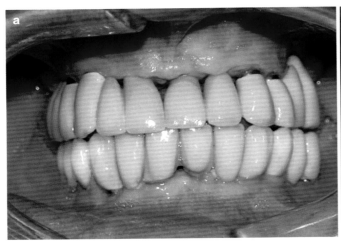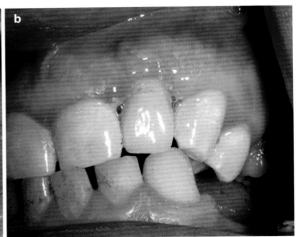

图2.14　**不理想的骨组织条件**　a.该图片显示的是一种植体支持的全口固定修复的病例，图上可以看到种植体位于不理想的位置上，这是因为该病例患者接诊于20年前，获得种植体的初期稳定性是那时种植治疗首先考虑的问题，因此，在选择种植体植入位点时优先选择骨量条件好的地方，而不是像现在以修复为导向的种植理念来指导种植体植入位点。b.该病例中22位点的种植体由于骨高度不足，导致植入位置过深，继而使最终修复体美学效果不佳。c.该病例术前X线检查发现下颌后牙区水平骨量不足，计划双侧后牙区进行种植体治疗，这里作者们只展示一侧的后牙治疗过程。d.翻开黏骨膜瓣，可见较窄的牙槽嵴。e.在预计的植入位点，首先用球钻预备出植入所需的平台直径，然后可见三壁骨缺损，舌侧有1mm的皮质骨。在平台中心进行种植骨孔的预备，并从舌侧皮质骨水平进行骨孔高度的测量，通过这种方法，可以保留牙槽嵴的高度。然后植入2颗种植体，由于锥形种植体对周围骨的压力较大，会造成较明显的骨吸收，因此建议植入平行柱状种植体。该病例的骨缺损类型也可为植入材料提供良好的支持。f.从舌侧黏骨膜内插入屏障膜，在颊侧植入骨粉后，将屏障膜盖过牙槽嵴顶覆盖骨粉。g.在屏障膜上制造2个穿孔，以便安放愈合基台，进行穿龈愈合。h.术后5个月安放最终基台，周围软组织情况良好，术后影像学检查也显示双侧种植体均有良好的骨结合。i.术后全景片示已行最终烤瓷冠修复。j.术前全景片显示36及38牙需要拔除，但患者坚持保留38牙。k.拔除36牙后，可见牙槽嵴萎缩。l.𬌗面观可见牙槽嵴宽度不足。m.术后X线显示利用骨平台技术于36位点植入1颗Branemark种植体（Stajčić，2012a）。n.术后5个月安放愈合基台。o.安放个性化氧化锆基台。p.粘接全瓷冠。q.该图片显示一上颌后牙缺失伴水平垂直骨量不足的病例，计划进行种植治疗。r.翻开黏骨膜瓣，可见14牙位骨缺损，行上颌窦提升。s.从下颌升支取块状骨。t.上颌窦内填充骨粉材料（DBBM/ABP，1∶1）。利用2颗微型钉将块状骨固定于缺损区。u.在植骨表面覆盖针织氧化纤维素纱布作为屏障膜。v.术后5个月进行嵴顶切口，再次暴露术区，可见骨量充足。w.移除微型钉，进行种植骨孔预备。x.植入2颗种植体

3. 利用钛网固定无机牛骨颗粒或混合自体骨颗粒进行水平骨增量（Stajčić，2014a；Urban et al，2013）。

4. 自体块状骨移植（图 2.14q~x）。

5. 利用超声骨刀（图 2.15a~g）（Holtzclaw et al，2010；Stajčić，2014b）或骨分离器、骨凿（图 2.15h~l）（Khairnar et al，2014）进行骨劈开。

面对无牙颌患者预计行种植支持式固定义齿修复同时存在垂直骨缺损的问题时，需要对此类严重牙槽骨萎缩的情况进行多方面的考虑。这类患者是口腔种植领域中最具有挑战性的病例。在该情况下，如果患者不接受活动义齿修复，那就必须使患者明白，医生无法为他

提供多样的治疗选择，且在严重垂直骨缺损的条件下进行种植治疗，可能需要进行从颅骨、髂骨取骨或利用其他自体骨块进行大面积的骨量重建，如果是上颌牙槽骨重建，可能还需要进行额外的上颌窦提升。需要与一名有经验的颌面外科医生共同合作并制定缜密详细的术前计划。需要对垂直骨缺损的量进行评估并为口外医生设计移植骨块的形态和量提供依据。通过这样的流程可以有效避免种植体植入和最终修复时可能发生的美学并发症。同时，使用类似 NobelClinician® Nobel Biocare（Sorrentino，Cozzolino，2011）这样的种植治疗计划软件可以提供很大的帮助。

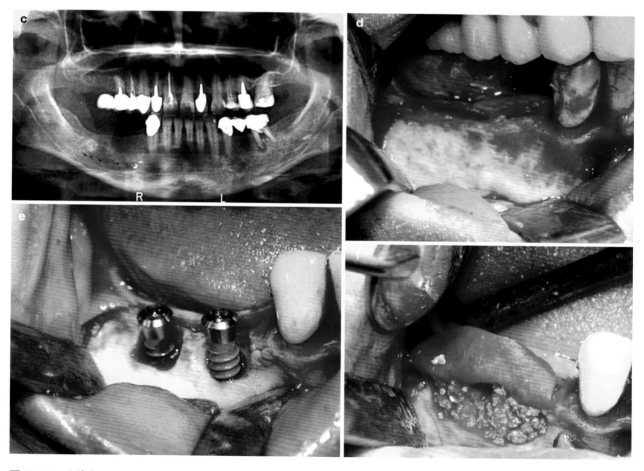

图 2.14 （续）

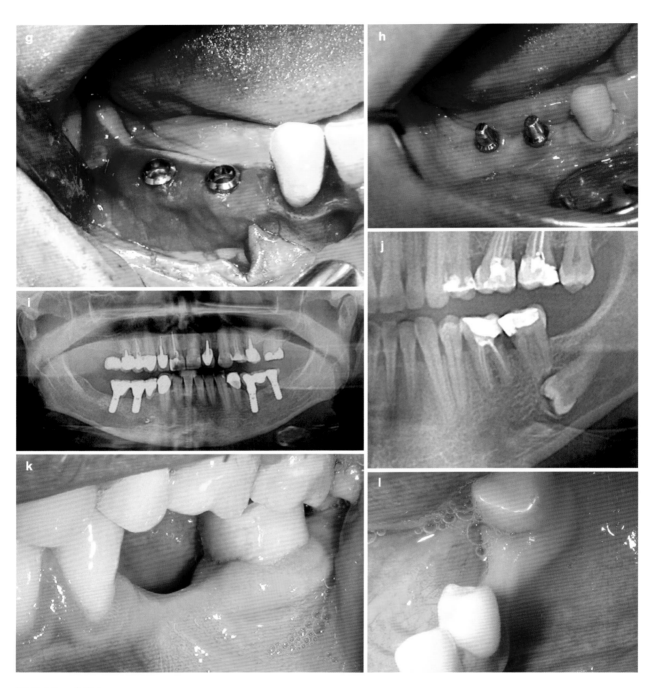

图 2.14 （续）

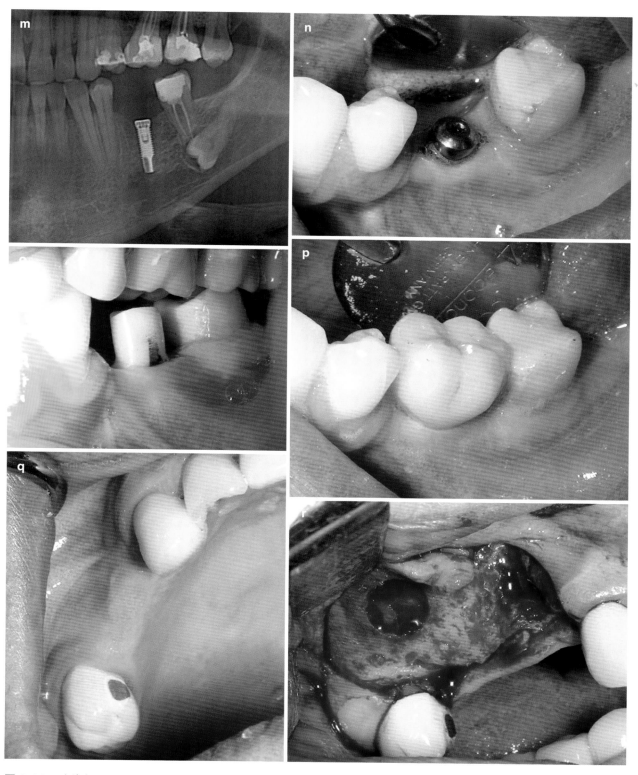

图 2.14　（续）

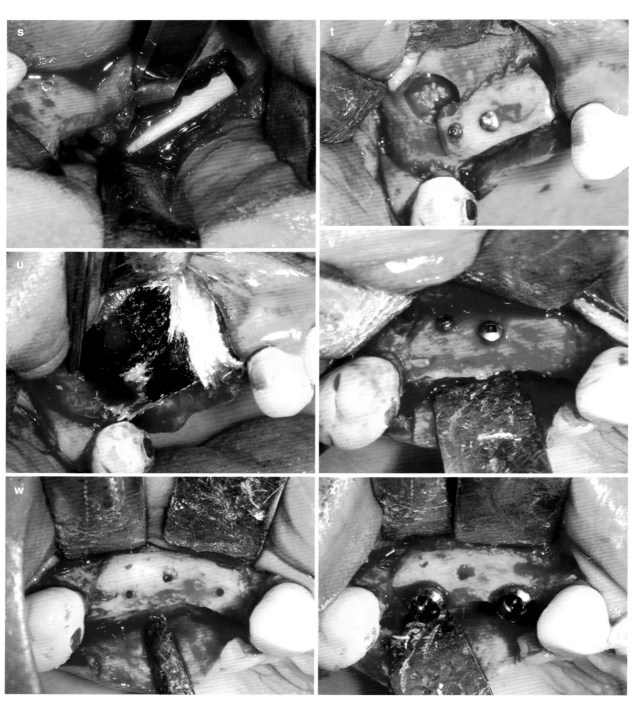

图 2.14 （续）

　　如果患者并非严格要求进行种植修复时，可以考虑现在常采用的适合于中度牙槽骨萎缩的"All-on-4"技术（Malo et al，2012）或考虑在下颌骨进行下牙槽神经移位术（图2.15q~t）。

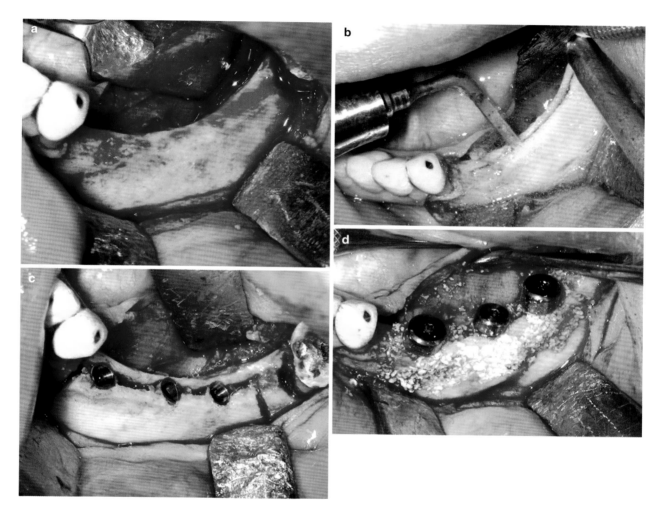

图 2.15 不理想的骨组织条件 a. 该患者下颌后牙区牙槽嵴狭窄，计划进行种植治疗。翻开黏骨膜，暴露前磨牙及磨牙区。b. 利用超声骨刀从嵴顶插入约 8mm，进行嵴顶骨的分割。c. 在嵴顶骨切口的两侧行垂直骨切口，然后植入 3 颗锥形种植体，利用种植体的锥形形态将骨撑开。d. 在骨缝及颊侧皮质骨表面植入 DBBM，尽量降低骨吸收量，安放愈合基台进行穿龈愈合。e. 覆盖屏障膜，关闭创口。f. 术后 X 线片中可见明显的垂直骨切口。g. 术后 6 个月 X 线片显示良好的骨愈合，且无明显骨吸收。h. 该病例术前 X 线片显示患者上颌后牙区牙槽嵴狭窄且骨高度不足。i. 翻开黏骨膜瓣，拔除患牙后植入种植体，后牙区狭窄的牙槽嵴同时暴露。j. 用窄的骨凿在嵴顶做骨切口，同时做双侧的垂直切口。k. 在进行上颌窦提升前，采用欠预备的方式对种植体窝洞进行预备。植入 2 颗 Nobel 锥形种植体，起到对双侧皮质骨撑开的作用。l. 最后一颗种植体植入远中骨宽度充足的位置，但骨高度仍不足，需要进行上颌窦提升。m. 术后 5 个月，安放愈合基台。n. 术后 X 线片显示种植体的位置及牙槽嵴高度。o. 戴入最终的固定修复体（正面观）。p. 侧面观。q. 该患者术前的 X 线片显示患者可在不进行骨增量的情况下进行种植体植入。r. 切断切牙神经，从下牙槽神经管内分离下牙槽神经。s. 植入的种植体可穿越没有神经的下牙槽神经管。t. 术后 X 线片显示种植体穿过无神经经过的神经管

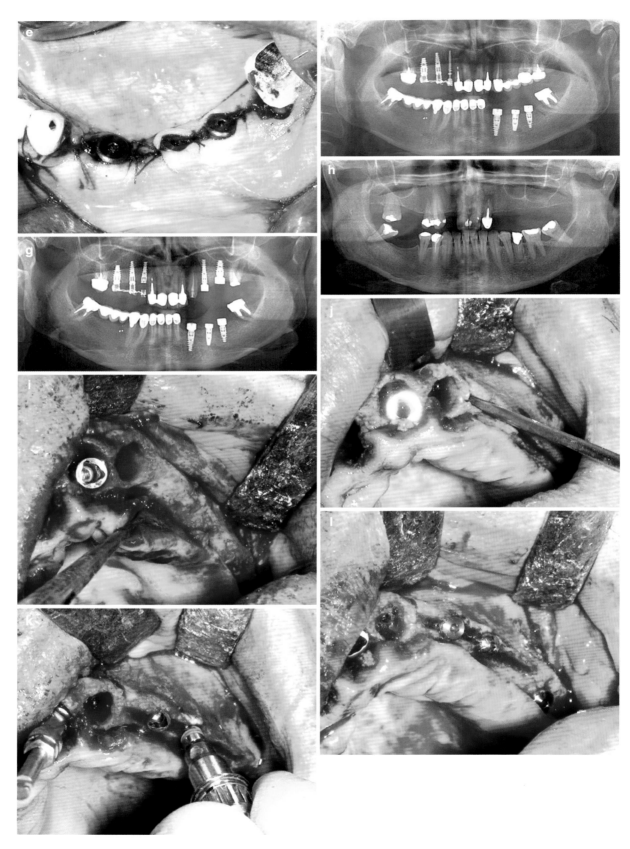

图 2.15　（续）

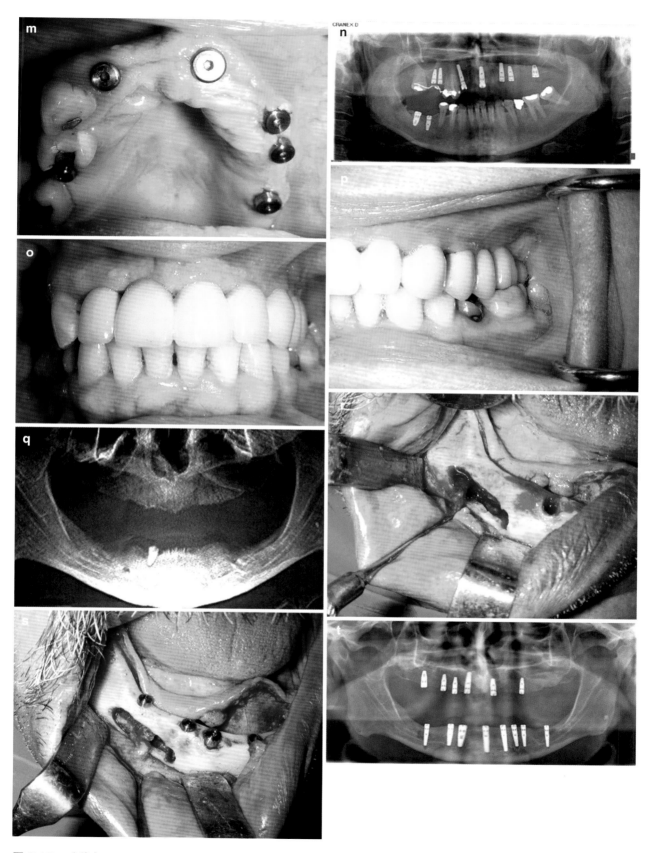

图 2.15　（续）

2.2.3　邻近的解剖结构

2.2.3.1　相邻天然牙或种植体

　　为了预防口腔种植／牙保存术中可能发生的并发症，需要对邻牙的情况进行评估（图2.16a~y）。相邻种植体周围组织的健康也十分重要。在术前及术后愈合阶段，需要对术区邻牙进行常规牙髓活力检查，同时对相邻牙齿或种植体进行牙周探诊。

　　无论任何时候发现邻牙有根尖病变时，需要在术中进行根管治疗／再治疗或根尖切除术（Stajčić，2015c）。如果存在根尖病变的邻牙是钙化牙或存在有抵抗根管治疗的菌群时，可考虑在术后对其处理。如果在拔除有根尖病变的牙齿后进行即刻种植，该种植体发生根方病变的概率为8%~13%，如果该种植体邻近天然牙也存在根尖病变，那么该概率将上升至25%（Corbella et al，2013）。

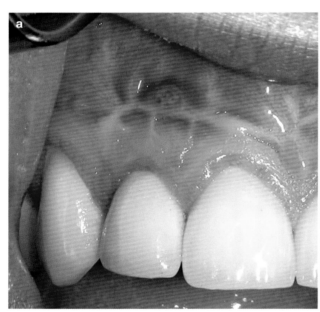
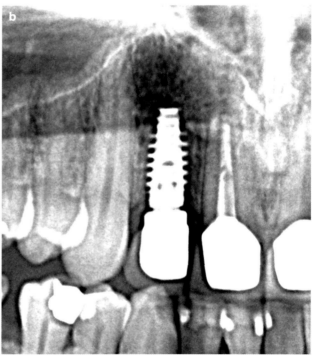

图2.16　种植体邻牙牙髓坏死　a. 图2.4c~o 中的患者原先12牙根尖切除时的切口瘢痕上方前庭区现出现肿胀，下方有一定凹陷，位置大致在现在12牙位种植体的尖端部位。b. X线片显示种植体根部有低密度影。c. 与种植体植入后1年的X线片进行对比发现，11牙根尖区也有投射影，但那时患者并没有临床症状。d. 术中口内照显示种植体周围骨完整（白色箭头），以及11根尖区有坏死骨（蓝色箭头）。e. 对11牙进行根尖切除和倒充填。f. 用5-0缝线对创口进行褥式缝合和间断缝合。请注意，切口是针对种植体及邻牙进行设计的。g. 术后1年的情况显示种植体周围软组织健康，前庭沟区有切口瘢痕。h. 该患者术前片显示患者已行正畸治疗，计划于12和22牙位植入种植体。i. 术前口内照显示缺牙间隙充足。j. 行"H"形切口，植入种植体并安放愈合基台。右侧植入1颗Straumann BL 3.3mm 直径种植体，左侧植入1颗NobelActive 3.0mm 直径种植体。接下来仅展示左侧的后续治疗过程。k. 术后全景片显示种植体植入位置，此时已安放临时基台。l. 调整临时冠形态，以获得良好的牙龈塑形效果。m. 示临时冠周围的软组织情况。n. 在牙龈塑形阶段，种植体尖端所对应的软组织有明显膨隆。o. 切开膨隆区，见脓液流出。p. 根尖片显示是因23牙牙髓坏死导致的根尖病变而影响到种植体尖端，但23牙无龋坏且牙冠完整，推测其牙髓坏死原因来源于正畸矫治力。q. 对23牙进行根管治疗后，根尖片显示种植体尖端周围恢复正常。r. 根管治疗后，种植体周围软组织情况良好。s. 就位个性化氧化锆基台。t. 戴入全瓷冠并进行粘接。u. 该图片显示42牙位种植体有严重的种植体周围炎。v. 全景片显示种植体及43牙周围有低密度影，43牙根充不完善。w. 翻开黏骨膜瓣后，发现种植体周围有大量骨破坏。x. 移除种植体后的骨缺损。从骨缺损处可以看到43的牙根。y. 图示拔除43牙并移除种植体后的全景片

当种植位点邻近天然牙存在较深的牙周袋时，有两种治疗方法可供选择。第一种方法是将邻牙拔出，在进行最终修复时，可利用种植体支持悬臂修复体以恢复该缺失的邻牙。第二种方法是在种植同期对邻牙进行刮治和 GBR，但该方法的预后不如第一种方法。效果最差的选择就是忽视病变邻牙的存在和治疗。

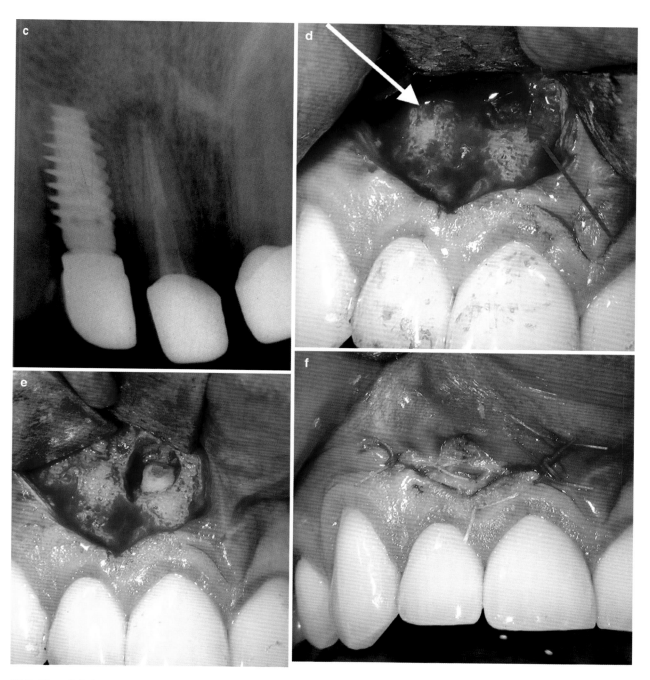

图 2.16 （续）

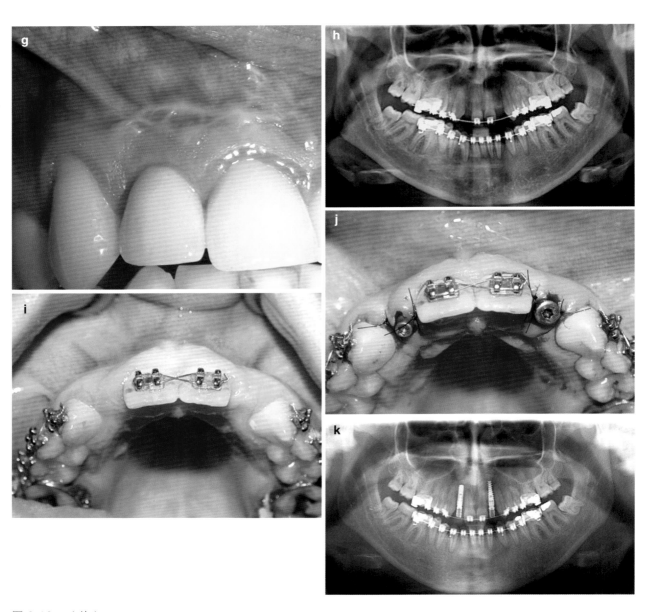

图 2.16　（续）

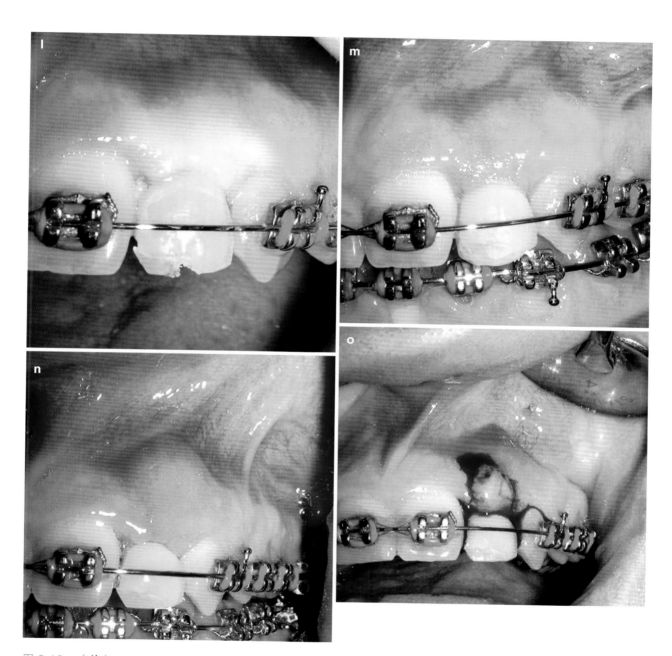

图 2.16　（续）

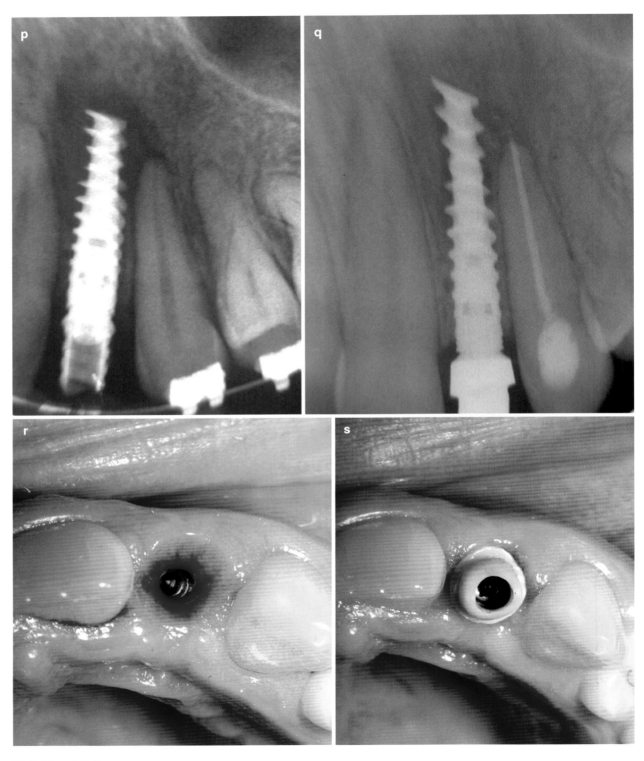

图 2.16 （续）

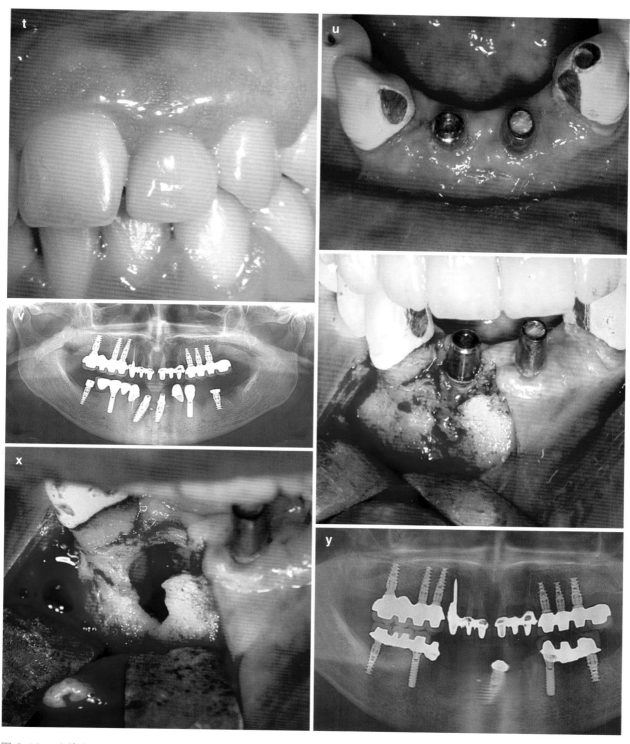

图 2.16　（续）

2.2.3.2　上颌窦

由于上颌窦解剖形态的多样性或可能发生的病理改变，常常会阻碍口腔种植 / 牙保存术的实施。急性上颌窦炎、长期的慢性上颌窦炎、进行性的恶性肿瘤、成熟的黏液囊肿和术后上颌窦囊肿（Kaneshiro et al，1981；Lee et al，2014）等病变都有其相应的临床表现，应该在患者病史收集时进行评估。根尖周囊肿、滤泡囊肿、角化囊肿以及单房成釉细胞瘤也可侵入上颌窦腔内，呈现类似上颌窦黏膜囊肿的影像学表现；应当对上述情况进行鉴别诊断（图 2.17a）。本书不再对上述提到的病理表现的诊断和治疗进行详述。

先前所进行过的手术，如牙拔除后口腔上颌窦交通的修补、上颌窦黏膜慢性炎症的手术治疗、囊肿或囊性病变的摘除以及功能性鼻内窥镜手术（functional endoscopic sinus surgery，FESS）等都可能会影响口腔种植 / 牙保存术的治疗计划。

通常来讲，即使患者存在无明显临床症状的囊性病变，但如果病变体积很大，也需要向颌面外科医生或耳鼻喉医生进行咨询，并对治疗计划进行适当的调整。如果患者曾经历过任何有关上颌窦的手术治疗，也应当与相关医生进行治疗计划的讨论。

在进行 CBCT 检查时，偶尔会发现来源于上颌窦黏膜的静止无症状的病变，如囊肿、息肉、假性囊肿以及黏膜增厚。当进行口腔种植 / 牙保存术需要涉及上颌窦底黏膜时，也需要对上述病变进行评估并制定相应的治疗计划。

由于进行口腔种植 / 牙保存术治疗的外科医生在进行上颌后牙 / 前磨牙的根尖手术或上颌窦提升时常会涉及上颌窦底黏膜的处理，因此，当遇到上颌窦内黏膜来源的良性囊肿或囊性病变时，应当牢记对它们的简要总结，同时需要明白，对此类来源于上颌窦黏膜的囊性病变的具体术语命名和分类仍然是不清晰的

（Meer，Altini，2006；Vogiatzi et al，2014）。

1. 窦腔息肉：单发或多发；因在鼻窦黏膜固有层疏松的结缔组织中有液体聚集而形成；邻近黏膜因水肿而增厚，X 线表现呈悬垂状或不规则状（图 2.17b）。

2. 假性囊肿：单发，大小可变；因在骨膜下发生液体聚集而形成，将黏膜与骨分离开，形成一穹隆状结构；邻近黏膜无增厚，可能源于类似牙源性感染的炎性反应、过敏或其他恶性疾病；在 X 线上呈现穹隆状（图 2.17c）。

3. 潴留囊肿：体积较小的囊性结构，囊壁由上皮构成，多因黏液栓、涎石导致局部导管受阻或上皮内陷而形成，在 X 线上呈现半穹隆状（图 2.17d）。

4. 带有上皮囊壁的囊肿或囊性病变：囊腔内含有可被抽取出来的囊液（Stajčić，2015g），囊肿可被一次性与周围健康黏膜整体摘除（图 2.17e~g）。

5. 黏液囊肿：由上皮包被的囊性结构，内含黏蛋白，常因窦口阻射而形成，在 X 线上可以看到受累窦腔被囊肿完全占据（图 2.17h、i）。

6. 术后上颌窦囊肿：在经历 Caldwell-Luc 手术、LeFort I 截骨术或各类创伤后 10~20 年形成的一种纤毛囊肿；在 X 线上可呈现单房或多房。

涉及上颌窦黏膜的外科操作

上颌磨牙或前磨牙的根尖切除以及上颌窦提升等术式都会涉及上颌窦黏膜的操作。由于上颌窦腔的黏膜状况可因长期的慢性感染或上颌窦黏膜相关疾病的存在而发生各种病理改变，因此，要根据窦腔黏膜的状况来决定采用何种处理方法。

健康的上颌窦黏膜

在牙保存术中进行上颌磨牙或前磨牙的根尖切除术时，上颌窦黏膜可发生破损或穿孔，如果根充完善，黏膜破裂可能不会产生任何临床症状。较大的穿孔可采用胶原膜、结缔组织

瓣甚至是将黏膜直接缝合于骨边缘上的方法来解决（图 2.17j~n）。在一些根尖切除的病例中，牙根间或牙根根尖与上颌窦十分接近，如若需要进行上颌磨牙腭根的根尖切除，应首先扩大颊侧入路，暴露颊根，并将窦底黏膜提升后，再进行腭根的切除。这与口腔种植中的上颌窦提升类似。通过这种方法，可以避免从腭侧入路以及损伤上颌窦黏膜（Altonen，1975），但采用该法必须进行术前 CBCT 检查。

在口腔种植中，上颌窦黏膜与上颌窦内、外提升相关。

上颌窦提升技术

经牙槽嵴顶提升（上颌窦内提升）

当预计植入种植体长度在 8~10mm，而剩余骨高度仅 5~7mm 时可采用上颌窦内提升，此时植入种植直径多在 3.75mm 以上（单颗牙缺失）。骨孔预备至距离剩余骨高度 1~2mm 处，将特殊的骨凿插入骨孔内与剩余骨接触，轻柔敲击骨凿，使上颌窦底骨壁发生骨折。可通过骨凿植入移植材料并将材料压实。被压实的材料可将上颌窦底黏膜抬起，然后植入预计长度的种植体。在植入移植材料和种植体前，应进

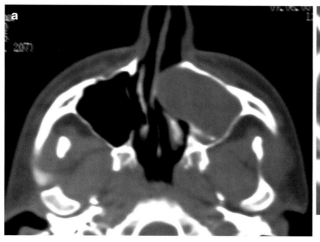
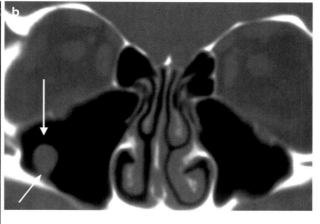

图 2.17　上颌窦　a. 根尖周囊肿突入上颌窦腔及鼻腔外侧壁，与黏液囊肿的影像表现类似，应注意鉴别诊断。b. 上颌窦息肉（箭头所指）。c. 假性囊肿（箭头所指）。d. 潴留囊肿（窄箭头所指）和囊性结构（宽箭头所指）。e. CBCT 显示一具有上皮衬里的囊性病变。f. 全景片显示囊性病变有上皮衬里（箭头所指）。g. 磁共振显示了病变上皮与上颌窦黏膜的关系。患者在拍摄 CBCT 及全景片时身体处于直立位，由于重力关系，显示出的病变上皮似乎是与上颌窦底相关。而进行磁共振检查时，患者身体处于水平位，由于重力关系，病变向上颌窦后壁翻转，脱离了与上颌窦底的接触。这一发现对于"上颌窦提升同期囊肿摘除"的安全实施是十分重要的。h. CT 检查横断面显示上颌窦黏液囊肿突入鼻腔。i. CT 检查冠状面显示囊肿占据上颌窦窦腔并突入鼻内。j. 术前影像学检查显示 15 牙根尖周病变突入上颌窦底（箭头所指）。k. 在刮除根尖周病变过程中，发生了上颌窦黏膜穿孔。l. 用球钻在骨开窗的边缘制造 2 个小的骨孔。m. 利用带圆针的 4-0 可吸收缝线将上颌窦黏膜褥式缝合固定至骨孔上。在更偏根方的地方制造 2 个骨孔（箭头所指的 2 个白色点），继而通过缝合彻底完成黏膜穿孔的修复。n. 利用水平褥式缝合关闭创口。o. 示一需要进行上颌窦内提升的患者的影像学检查。白线代表上颌窦底形态，黄线代表上颌窦黏膜。p. 显示将要植入种植体的位置（黑色平行线）及需要提升的上颌窦底部分（蓝色箭头）。q. 蓝色箭头显示将要提升的窦底部分。r. 植入种植体后，被提升的窦底骨片位于种植体尖端。窦底与种植体尖端的空隙未植入移植材料，空隙将被血块充填。s. 血块通常会被新骨代替。t. 显示未来预计植入种植体的位置，并计划同期进行上颌窦内提升（箭头所指）。u. 经内提升后，在预计位点植入种植体，此图显示术后的影像学检查。v. 显示在上颌窦内提升过程中可能出现黏膜穿孔的区域。黑色箭头指示的位点处，即使出现穿孔也可不进行处理，而出现在窦底的穿孔则需要利用胶原膜或侧壁开窗来进行修补

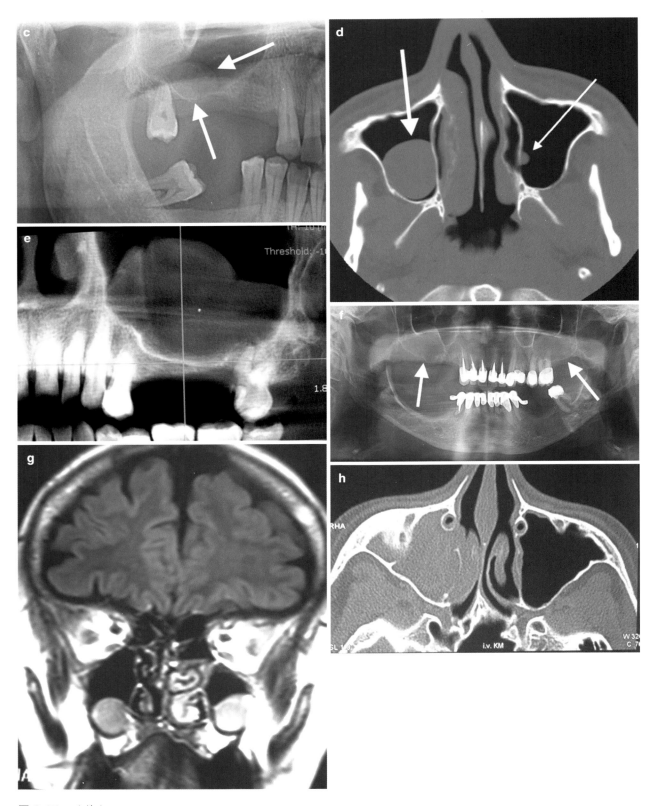

图 2.17　（续）

行鼻吹气实验检测黏膜的完整性（Katsuyama，Jensen，2011）。

笔者曾利用 Straumann 的老式彩标深度测量杆来作为骨凿，并进行了上百例无意外的操作。此法比较简单，且这种测量杆的头部是凹陷的平面，有两个尺寸可供选择，基本可以满足所有种植体直径，因此推荐作为一种常规方法使用。在很多病例中，仅通过大拇指的按压就可以导致上颌窦底的骨折，无须敲击（图 2.17o~u）。控制力的大小，推进测量杆直至预计深度。由于没有文献可以证实上颌窦提升时植入移植材料的有效性，因此可以选择不植入移植材料，且被提升的空间可以被血块充盈，在后期的愈合过程中，大部分血块可转化成骨组织（图 2.17r、s）。

如若发生上颌窦黏膜穿孔，则需要根据穿孔的位置和大小来决定采用何种处理方法（图 2.17v）。如果穿孔发生在第二前磨牙及第二磨牙区，此区域的上颌窦壁是倾斜的，上颌窦内的液体可能不会进入到穿孔内，因此可以不对穿孔进行处理，可待其自行愈合。如果穿孔发生在第一磨牙区，即上颌窦腔的底部，由于重力的作用，上颌窦的液体会通过穿孔流入骨孔，影响术区的愈合和骨结合。在这种情况下，推荐将胶原膜修剪成合适大小后，塞入骨孔内（Stajčić，2015f），使胶原膜的光滑面朝向黏膜，然后植入种植体，通过种植体的压力使胶原膜封闭黏膜穿孔。但需要强调的是，这种方法仅适用于健康的上颌窦黏膜，且未植入移植材料。如果穿孔较大，则需要进行侧壁开窗暴露穿孔

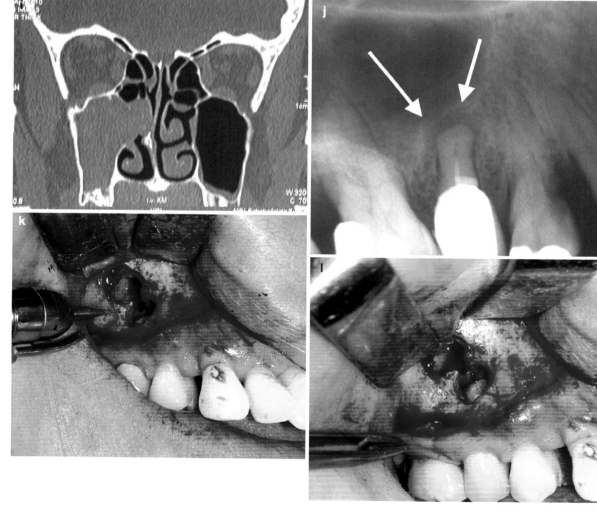

图 2.17 （续）

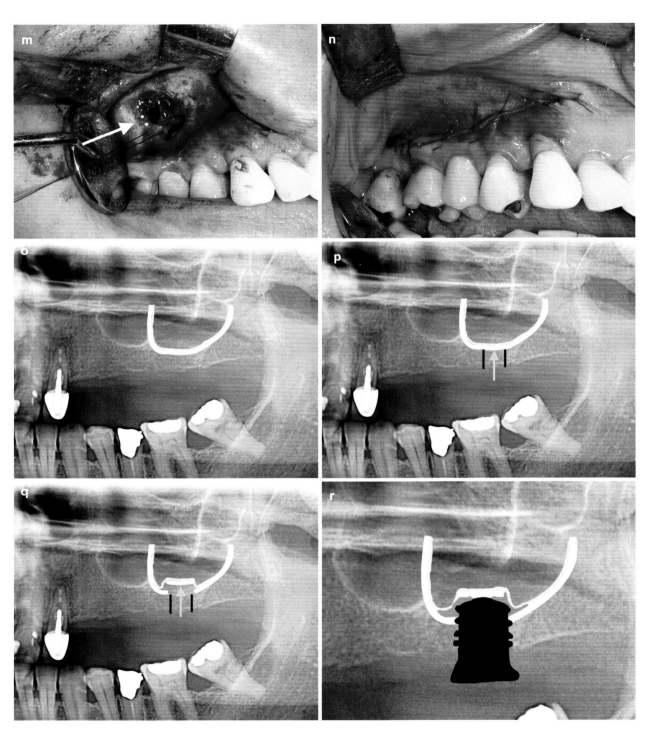

图 2.17　（续）

的位置并对其进行修补。这就要求口腔种植外科医生要同时掌握上颌窦内、外提升的方法。

可利用超声骨刀或骨凿进行骨劈开并同期进行上颌窦内提升（图 2.15k、l）。虽然剩余骨量很少，但只要获得足够的植入扭矩，植入

类似 Straumann SLActive 这类种植体愈合 6 周后即可进行负载（Marković et al, 2011）。如果存在上颌窦分隔，且不考虑采用外提升方法，则内提升的位置应距离分隔至少 4mm，否则上颌窦骨壁的骨折将十分困难。

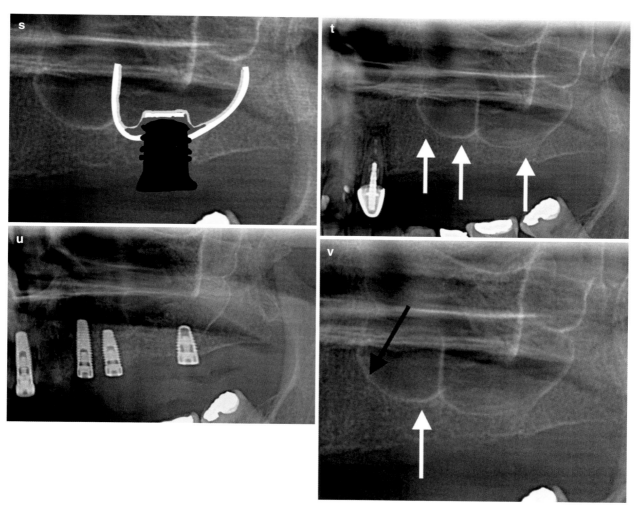

图 2.17 （续）

侧壁开窗法（上颌窦外提升）

上颌窦外提升具有较可预见的效果（Katsuyama，Jensen，2011），可同期或延期植入种植体。由于即使在较薄的骨内植入自攻型种植体也可获得较高的植入扭矩和良好的初期稳定性，因此越来越多的医生采用同期植入种植体（图2.18a~h）。可采用球钻法及超声骨刀进行上颌窦外提升，也可利用专用的器械盒，如SLA Kit® NeoBiotech Co Korea（Stajčić，2015g）。上述方法的操作效率均很高，但超声骨刀的效率相对较低。同时需要注意的是，没有哪种方法被证实可以100%不发生穿孔。

球钻法需要使用直径从小到大的球钻不断环形磨除骨壁，逐渐暴露上颌窦黏膜。首先可利用小球钻将四边形的骨窗标记出来。不断磨除骨直至蓝紫色的黏膜显现，然后反转球钻继续加深磨除骨组织，最终使骨窗开始活动（图2.18j~r）。在反转模式下，球钻可能不容易损伤黏膜。可使用金刚砂球钻代替。在进行反转加深磨除前，需要利用刮刀将骨窗的骨壁削薄，在某些区域如颧突，骨窗骨壁可以非常厚，较厚的骨壁悬挂在薄弱的黏膜上可能会导致黏膜撕裂。

若采用超声骨刀，则无须逐渐加大工作头的直径，可首先选择合适的工作头标记需要开窗的范围，然后再使用另外一种工作头进行骨壁的刮除，最终将骨窗和黏膜翻起（图2.18s~w）。在使用超声骨刀时，不可施加过大的压力，且由于超声骨刀的效率不如球钻，因此需要术者具备足够的耐心。但超声骨刀可以保护软组织不被损伤，这是因为只有骨组织中的矿物质才能激活超声骨刀的压电效应，使其仅对骨产生切削作用。由于皮质骨中的矿物质成分更多，因此在切削皮质骨时的效率要高于松质骨。若对工作头施加过大的压力，超声骨刀的工作效率会明显下降。由于超声骨刀的效率低，医生在使用时会不自觉的加大压力以期加快切削的速度，在这种情况下，过大的压力可能会使工作头机械性的穿破柔软脆弱的黏膜而造成穿孔。

利用SLA Kit（Pansuri，2012）被认为是最快最安全的外提升方法。采用该工具盒，可以在20~50s内制造侧壁开窗（Stajčić，2015g）。工具盒中的LS-铰刀可以在钻孔时保留薄的骨板，骨板与黏膜相连，起到保护黏膜的作用（图2.19a~c）。SLA Kit中的铰刀有三个直径和两个长度可供选择，基本满足多数情况的需求（图2.19a~p）。当遇到骨壁较厚的情况时，可先使用C-铰刀进行环行柱状的切削，然后再使用LS-绞刀。

在上颌窦外提升后延期种植的病例中，开窗位置尽量靠前靠下（图2.18i、l；图2.19q）。在上颌窦外提升同期种植的病例中，开窗位置应在牙槽嵴顶根方6~8mm处（图2.17a~h；2.18d~i，r；2.20a~g）以保留足够的骨量，防止在植入种植体时可能发生的颊侧骨板折裂（图2.19k）。

无论采用何种外提升方法，都必须选择专用的器械剥离黏膜。对剥离黏膜的操作要求十分严格，需要经验和耐心。器械的锐边要始终面对骨组织。在操作时，应多方向推进进行剥离直至黏膜与骨之间的空间可以承受足量的移植材料，植入材料的量应高于预计植入种植体长度2mm。在剥离时常会遇到一些区域的黏膜非常难被翻起，在这种情况下，应停止操作，换另外一个方向绕过难剥离的区域继续进行剥离。也可以将湿润的纱布剪裁成合适大小后，放至难以剥离的区域，以缓解黏膜与骨的黏连。如果这些方法都不行，可利用SLA Kit制造另外一个开窗（图2.19c、e）或增加骨窗的面积来扩大视野，方便操作黏连的黏膜（图2.21b）。在选择移植材料时，DBBM和ABP（1∶1）的混合物更加实用和具有可预期性。移植材料应轻轻压入，可以促进更快的血管化和骨结合。最终，应在骨窗上覆盖屏障膜。

无论选择何种外提升工具，都应注意距离牙槽嵴顶16~19mm有上牙槽后动脉走行，在计划进行上颌窦外提升时需要考虑与其相关的风险（图 2.27a、b），特别是无牙颌患者，其牙槽骨已大面积萎缩，上牙槽后动脉与牙槽嵴顶间的距离会显著缩小。

上颌窦分隔及上颌窦气化后的处理

CBCT 可以直观地显示上颌窦分隔的存在（图 2.20a、m）以及上颌窦气化的程度（图

2.20 o）。有分隔存在时，最安全的处理方法是在分隔两侧进行侧壁开窗（图 2.20b，n）。短小的分隔可直接被骨折后与上颌窦黏膜一起提起。在上颌窦过度气化时，进行侧壁开窗后，需要将骨窗的下缘延伸至窦底（图 2.20 o~x），这样才能在直视下使用工作头较小的器械在狭窄的空间内进行黏膜剥离。

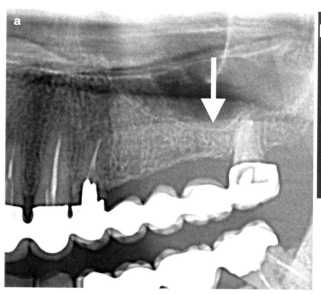
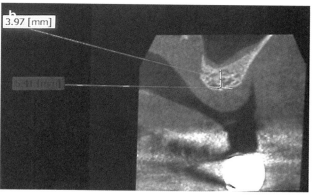

图 2.18　**上颌窦外提升技术**　a. 患者计划拔除 24、28 牙，并行上颌窦提升同期植入 2 颗种植体（箭头所示上颌窦提升的位置），图示术前 X 线检查。b. CBCT 显示剩余骨高度 4mm。c. 行上颌窦提升，并植入种植体。利用棘轮扳手旋入远中种植体并测量扭矩。d. NobelActive 系统的棘轮扳手最高可测 70Ncm 的扭矩。该植体在 4mm 厚的骨内获得了 70Ncm 的扭矩。e. 安放愈合基台，缝合创口。f. 术后第 2 天，行临时修复。g. 移除临时修复体后的软组织形态。h. 行最终修复，安放烤瓷固定桥。i. 当计划进行延期种植时，侧壁开窗下缘的位置可尽量靠近窦底。图示用球钻标记一典型的外提升侧壁开窗位置。j. 示一患者预计植入位点的上颌窦有明显的过度气化。k. 该患者术前口内照。l. 利用球钻标记侧壁靠窗的位置，并进行提升。m. 完全提升后，显示出可以提升的量以及与牙槽嵴顶的关系。n. 植入 DBBM。o. 针织氧化纤维素纱布作为屏障膜。p. 上颌窦提升 9 个月后的情况。q. 术后 X 线片显示种植体在位，且移植材料充满先前气化的上颌窦底。r. 粘接最终的烤瓷修复体。s. 另外一位患者上颌窦侧壁骨较厚，将侧壁开窗的轮廓标记出来后，利用超声骨刀将骨壁刮除。t. 用超声骨刀将骨创骨壁刮薄，这对黏膜有一定保护作用。u. 收集刮除的骨屑。v. 选择合适的工作头，剥离上颌窦黏膜。w. 完全提升后可见有充足的空间进行骨增量

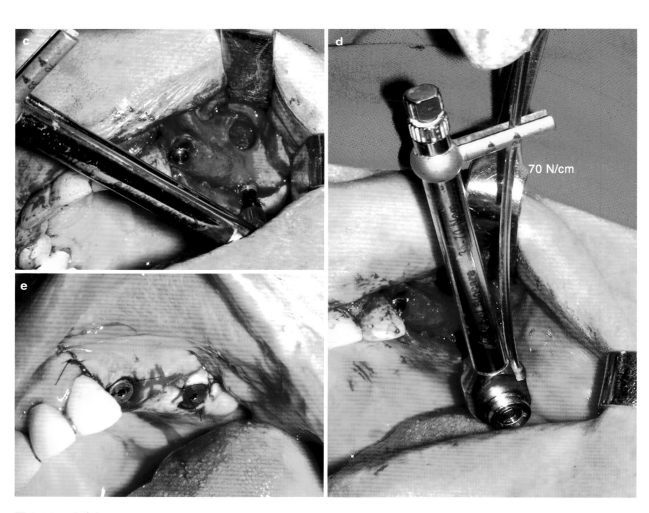

图 2.18 （续）

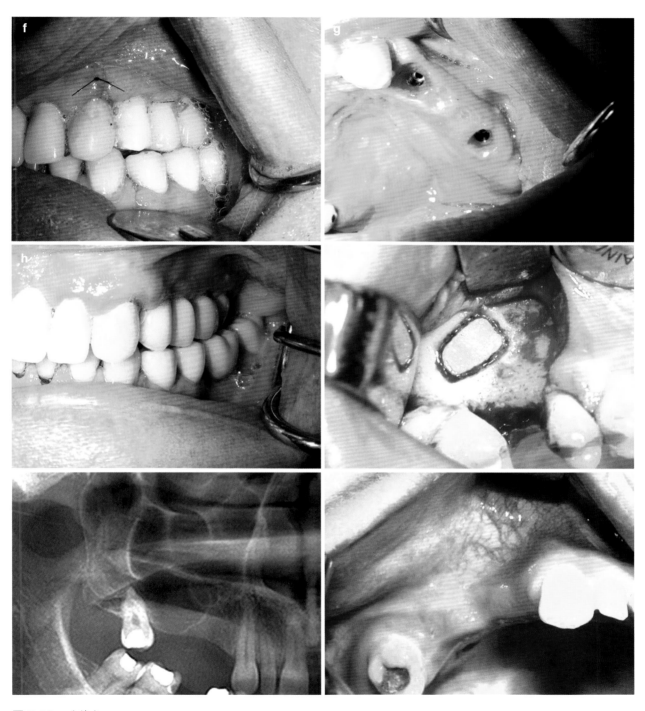

图 2.18 （续）

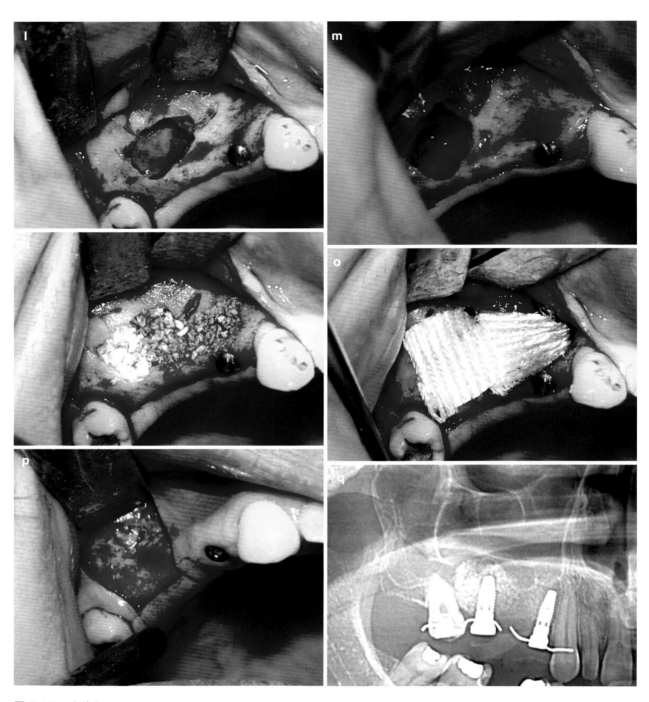

图 2.18 （续）

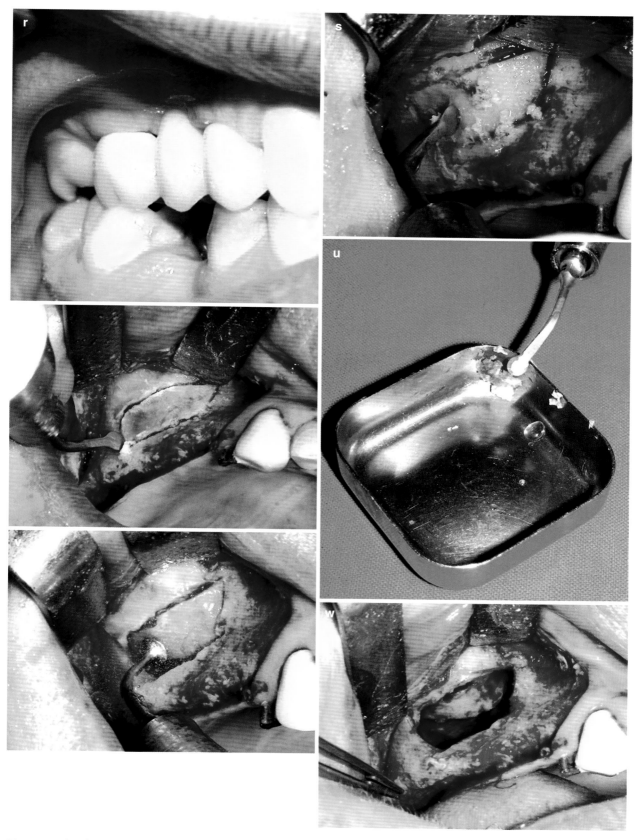

图 2.18　（续）

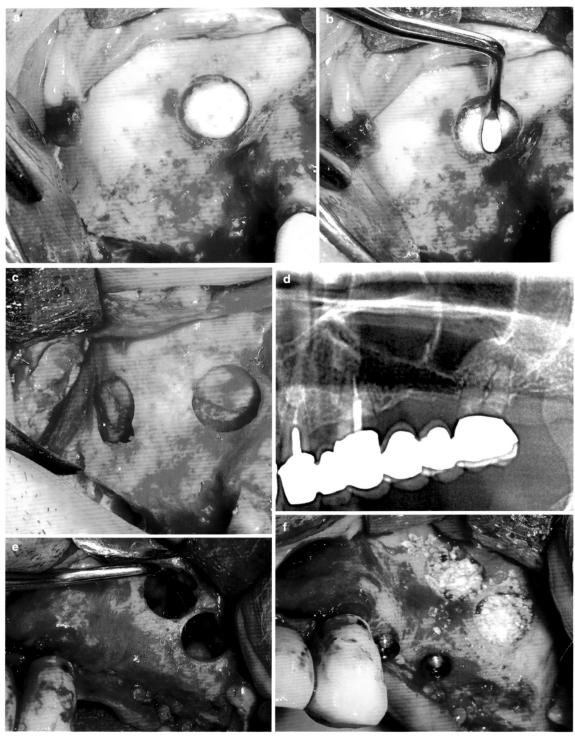

图 2.19　**上颌窦外提升技术**　a. 利用 SLA Kit® 中 LS- 铰刀进行侧壁的开窗，黏膜上保留薄层的骨板。b. 利用专用器械提升黏膜。c. 远中制备第二骨窗。提起黏膜后，准备植入移植材料。d. 患者术前 X 线检查显示 26 计划拔除，并行上颌窦提升同期植入 2 颗种植体。e. 在上颌窦分隔两侧分别制造一个开窗并进行黏膜提升。f. 植入 DBBM，植入 2 颗种植体，远中不植入种植体，待患者后期自行决定是否行种植治疗。g. 覆盖氧化纤维素纱布。h. 术后 X 线片显示种植体及移植材料的位置。i. 粘接烤瓷冠修复体。j. 另外一名患者的术前 X 线检查，计划行种植体植入和上颌窦提升（箭头所指）。k. 植入 3 颗种植体。远中种植体植入后引起了侧壁开窗下缘颊侧骨壁的骨折。l. 植入 DBBM，折裂骨板处及近中 2 颗种植体颊侧也植入 DBBM。m. 覆盖氧化纤维素纱布。n. 关闭创口。o. 种植体周围软组织修袖口形态良好。p. 安放最终修复体。q. 若进行延期种植，侧壁开窗的大致位置，开窗的下缘基本与窦底平齐。r. 若进行同期种植，侧壁开窗的位置更偏根方一些，距离牙槽嵴顶 6~8mm，保留足够的骨量以防止在植入种植体时发生颊侧骨壁骨折

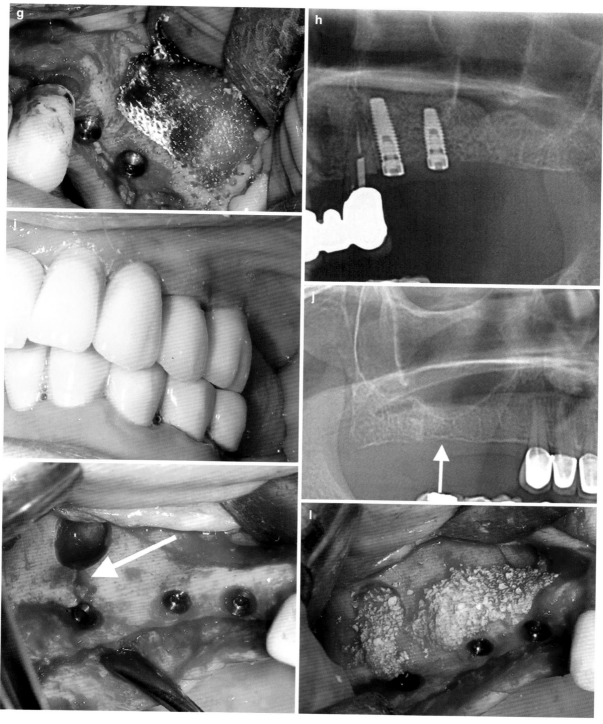

图 2.19 （续）

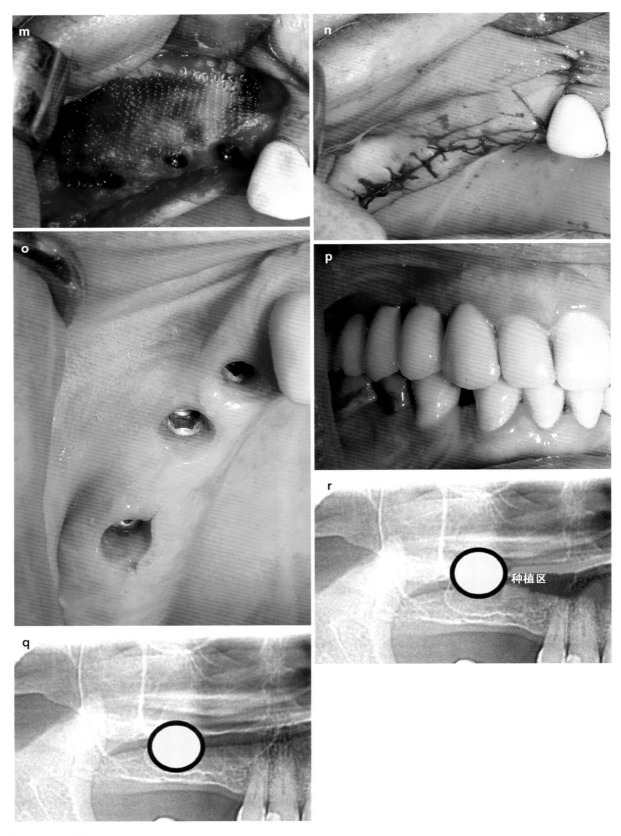

图 2.19 （续）

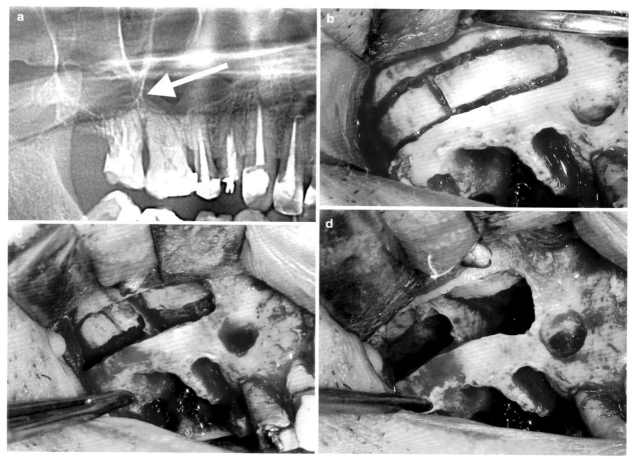

图 2.20　**对上颌窦分隔及上颌窦过度气化的处理**　a. 术前影像学检查发现 16、17 牙因深牙周袋而计划拔除，同时进行上颌窦提升和 15 牙的根尖切除。上颌窦分隔（箭头所指）将上颌窦腔分为两个腔。b. 拔牙后，在上颌窦分隔两侧分别制造两个开窗。c. 通过不同的开窗进行仔细的提升。d. 提升完毕。e. 植入 DBBM。f. 覆盖 OCG，待拔牙创自行愈合。g. 术后 9 个月情况。h. 再次暴露术区，显示良好的骨愈合。i. 植入 2 颗种植体。j. 安放愈合基台，关闭创口。k. 术后 X 线片显示种植体位置良好。l. 最终修复体为烤瓷冠。14、15 牙也同时进行全冠修复。m. CBCT 显示上颌窦分隔。n. 在上颌窦分隔两侧制造侧壁开窗。o. 另外一位患者的术前 X 线检查发现，上颌窦过度气化，23 牙根尖区病变。p. 根据气化的上颌窦腔形态制造侧壁开窗。从上颌窦底的最底部进行剥离。q. 完成上颌窦提升以及 13 牙的根尖切除。r. 植入 DBBM。s. 覆盖 OCG。t. 采用 5-0 可吸收缝线缝合创口。u. 术后第 2 天进行 X 线检查发现，窦底与移植材料间有间隙（箭头所指）。v. 上颌窦提升 9 个月后植入 2 颗种植体。远中种植体的近中有骨间隙，但种植体的初期稳定性良好。w. 安放愈合基台 4 个月后软组织情况。x. 术后 3 年 X 线检查显示近中种植体周围骨量充足，而远中种植体牙槽嵴顶骨有吸收，骨吸收的位置大致位于窦提升术后窦底与移植材料间存在间隙的地方，但无其他异常的临床症状或表现

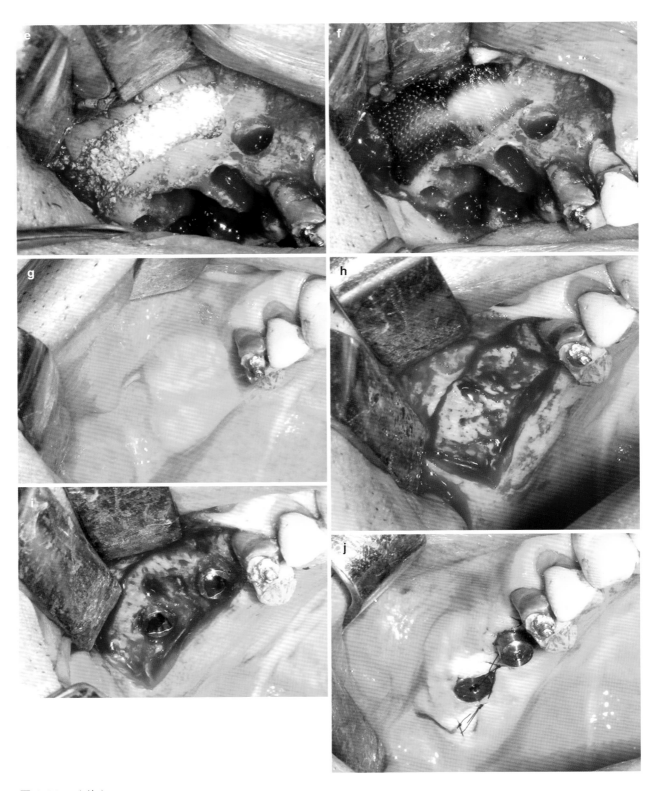

图 2.20 （续）

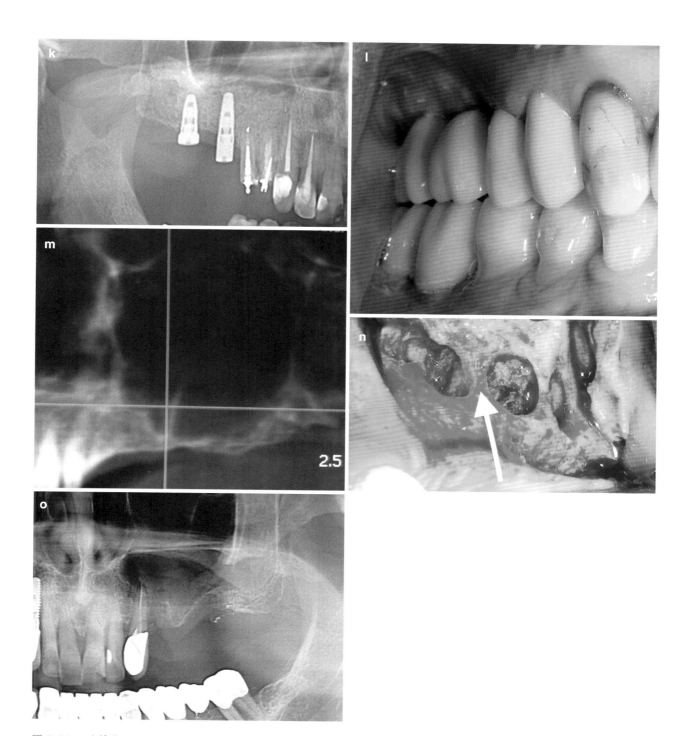

图 2.20　（续）

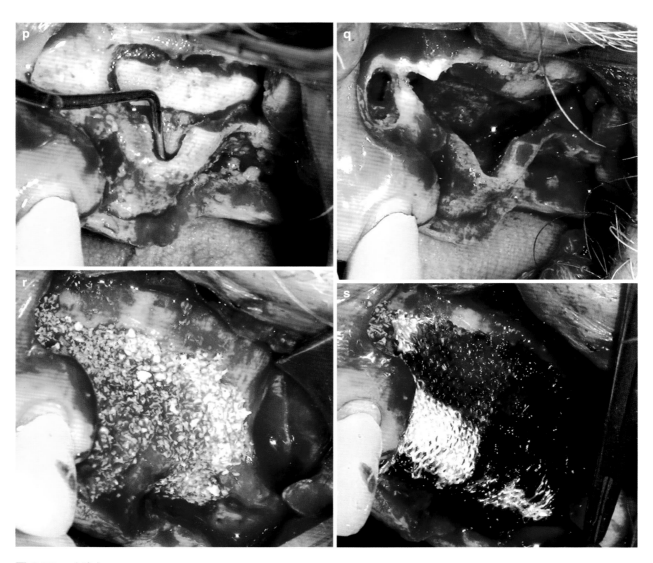

图 2.20　（续）

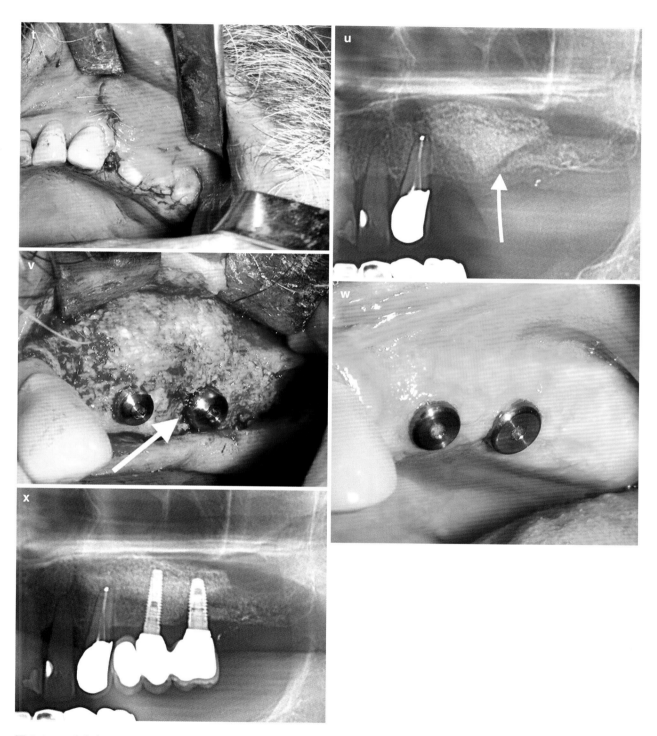

图 2.20 （续）

上颌窦黏膜穿孔的处理

在开辟骨窗和剥离黏膜时可能会损伤黏膜。若在开辟骨窗时发生黏膜穿孔，可在骨窗侧壁钻 1~2 个小孔，然后将黏膜或者骨窗骨壁缝合至侧壁上（图 2.21i、j）。若在剥离黏膜时发生穿孔，穿孔位置多与开窗部位有一定距离。较小或中等大小的穿孔可用双层 OCG 或胶原膜进行封闭（图 2.21b、c）。较大的穿孔则可按文献中提到的方法，利用较大的胶原膜和固位钉进行修补（Pikos，2008）；也可利用颊侧脂肪瓣封闭穿孔，瓣则缝合固位于腭部（Hassani et al，2008）。无论使用哪种方法，都需要丰富的临床经验和外科操作技巧。因此，如果术中遇到较大的穿孔且无法进行成功修补时，首先应做的是停止操作，关闭创口待其自行愈合。3 个月后，可在经验丰富的医生的陪同下再次进行操作。愈合后甚至是有瘢痕的上颌窦黏膜依然可以被剥离和提升，这将在后面的章节进行叙述。

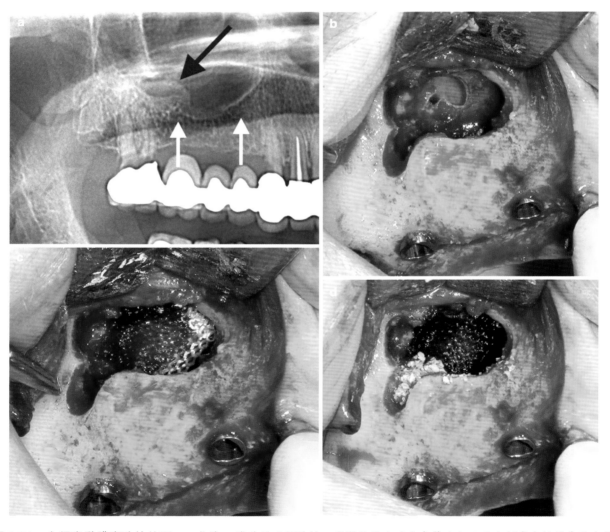

图 2.21　上颌窦黏膜穿孔的处理　a. 术前 X 线片显示预计植入种植体位点（白色箭头）以及上颌窦内假性囊肿占位（黑色箭头）。b. 在假性囊肿占位区域进行上颌窦提升有一定难度。因此，将侧壁开窗向冠方延伸，以方便黏膜剥离。但是在黏膜剥离时，仍然造成了中等大小的黏膜穿孔。c. 利用 OCG 将穿孔覆盖。d. 利用 DBBM 进行上颌窦提升。e. 骨窗表面覆盖 OCG。f. 示术后 1 年 X 线片。g. 最终修复。h. 另外一个病例中，患者的 15 及 17 牙无法保留，计划行上颌窦提升同期即刻种植。i. 在 14 及 16 牙位植入种植体，后方骨窗可见明显的黏膜撕裂。j. 在骨窗骨壁上钻两个小孔，利用 5-0 可吸收圆针缝线将黏膜缝合固定于骨窗骨壁上。k. 植入 DBBM。l. 在骨窗表面覆盖针织 OCG。m. 远中种植体上安放愈合基台，缝合创口。n. 术后 X 线检查示种植体和移植材料在位。o. 最终修复

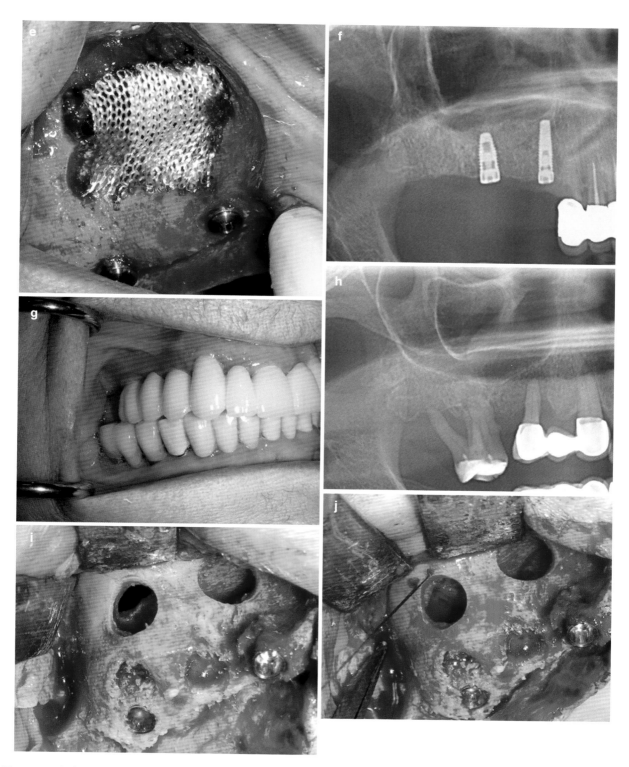

图 2.21 （续）

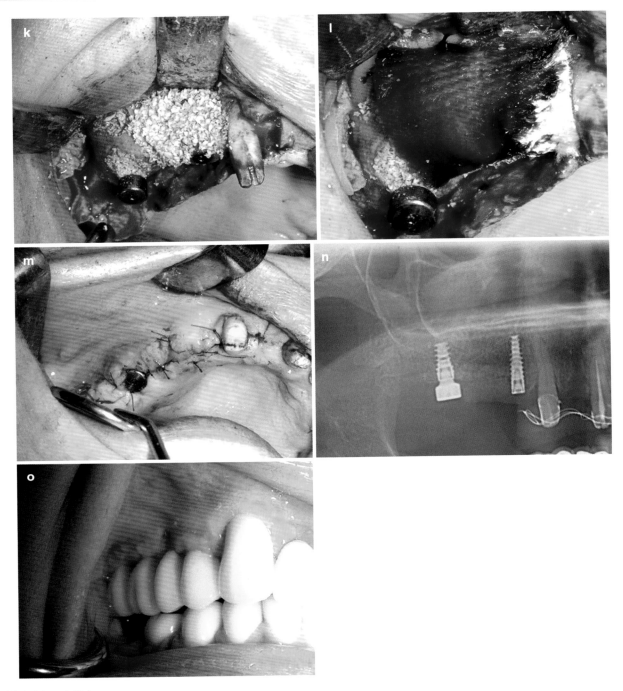

图 2.21 （续）

上颌窦相关的良性囊肿或囊性病变

实施口腔种植/牙保存术的医生常会遇到至少以下一种疾病：鼻窦息肉、假性囊肿、潴留囊肿、囊性改变以及不成熟的黏液囊肿。当上颌窦内存在上述病损的体积较小，且计划实施上颌窦提升时，可不对病损进行任何处理（Guo et al, 2016）。中等体积的病损，即病损占据窦腔二分之一以内，甚至病损占据整个窦腔时，则需要进行手术干预。可在上颌窦提升同期对中等体积的病损进行处理。而遇到较大的病损时，则需要向颌面外科医生或耳鼻喉科医生进行咨询探讨。

如果计划在口腔种植/牙保存术前对上颌窦相关疾病进行处理，则需通过鼻腔进行

FESS，并保留上颌窦腔壁的完整性。FESS 术后 3 个月才可进行上颌磨牙或前磨牙区的上颌窦提升及根尖切除。

上颌窦提升同期囊肿摘除

这是一种新型技术，它需要进行两个侧壁开窗，其中一个开窗位于正常需要上颌窦外提升的区域，另外一个开窗则更偏向根方，位于囊性病变的略上方（图 2.22a~l）。通过根方的骨窗破坏上颌窦黏膜，暴露囊性病变并进行探查，然后将吸引管插入病变中吸取囊液，最终摘除剩余的囊壁组织（Stajčić，2015g）。再次检查囊性病变是否完全摘除。通过另外一个开窗进行黏膜剥离、植入移植材料，为获得良好的种植体初期稳定性，进行不完全的种植骨孔预备。该方法的成功关键就是保证两开窗间的黏膜与骨不被剥离。通过这种技术，可以保证术者在两个分开的区域进行操作，其中一个

区域位于窦腔内，另外一个则在黏膜下。这样才能保证植入的材料仅存于黏膜下而不会进入窦腔内。SLA Kit 则适用于这种技术，C- 铰刀可以用来开辟进入窦腔的骨窗，而 LS- 铰刀则适用于上颌窦外提升。该技术层成功应用于 20 余例患者，它可以缩短整个治疗流程，并避免进行其他的上颌窦手术。

Caldwell-Luc 术后行上颌窦提升

过去，Caldwell-Luc 手术一直是上颌窦手术的金标准，后来逐渐被 FESS 代替，在进行 Caldwell-Luc 手术后，也可进行种植治疗。

从本质上讲，Caldwell-Luc 手术就是在上颌窦前壁（尖牙窝）开窗，清除病变并清洗窦腔。Caldwell-Luc 手术主要适用于治疗慢性上颌窦炎、息肉摘除、囊肿及外来异物、还原面部骨折以及关闭口鼻瘘管，它同样也适用于筛窦和蝶窦疾病的治疗。同时，Caldwell-Luc 手术也

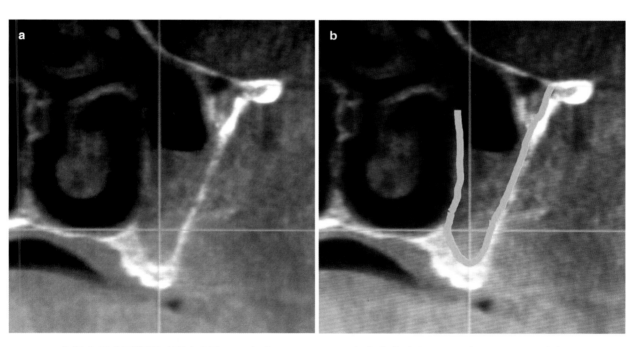

图 2.22 上颌窦提升同期囊肿囊液吸取 a. 术前 CBCT 显示上颌窦内囊肿占据 2/3 窦腔体积。b. 蓝色线显示上颌窦黏膜。c. 通过位于囊肿病变根方的侧壁开窗（箭头所示）进行囊肿处理。d. 吸取囊肿内容物。e. 制造第二个侧壁开窗，行上颌窦提升。f. 提升上颌窦黏膜。两开窗间的黏膜附着可以将窦腔与上颌窦提升后形成的黏膜下空间分离开来，防止移植材料进入窦腔内。g. 植入移植材料和种植体。h. 根方的骨窗用来进入上颌窦腔内进行囊肿的处理，冠方的四个骨窗用于上颌窦提升，上颌窦分隔两侧各两个骨窗。i. 植入 DBBM。j. 在骨窗和移植材料表面覆盖 OCG。k. 关闭创口。l. 术后影像学检查显示窦底填入移植材料

可用于暴露眶底以进行骨折的固定和减压、肿瘤治疗以及作为进入翼上颌窝的通路。现在，Caldwell-Luc 手术依然应用于临床，来解决起源于上颌窦的良性肿瘤以及一些侵入上颌窦的牙源性肿瘤和囊肿的摘除。手术后，全部或大部分上颌窦黏膜被移除。术后伴有瘢痕的产生、窦壁衬里结缔组织以及窦腔的塌陷（图 2.23p）。影像学检查的结果并不是很明确，由于衬里的

增厚和骨壁的硬化，导致 X 线片呈现云雾状。

尽管窦壁衬里增厚，但在正确的上颌窦提升的操作下，仍可将衬里从骨壁表面提起。根据情况，上颌窦内、外提升均可使用。

采用上颌窦外提升的技术操作如下。翻起黏骨膜瓣后，标记曾进行前壁开窗的部位，然后常规进行外提升操作。利用大的球钻或 SLA Kit 进行侧壁开窗。由于瘢痕组织的血供

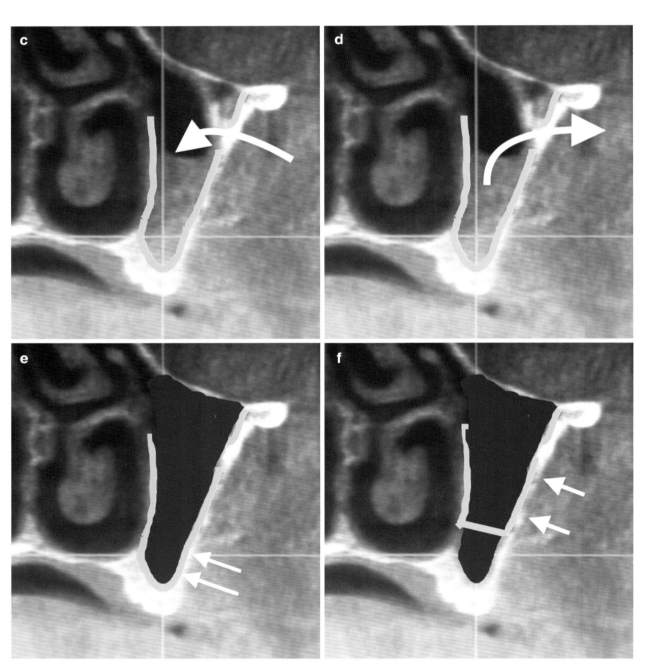

图 2.22　（续）

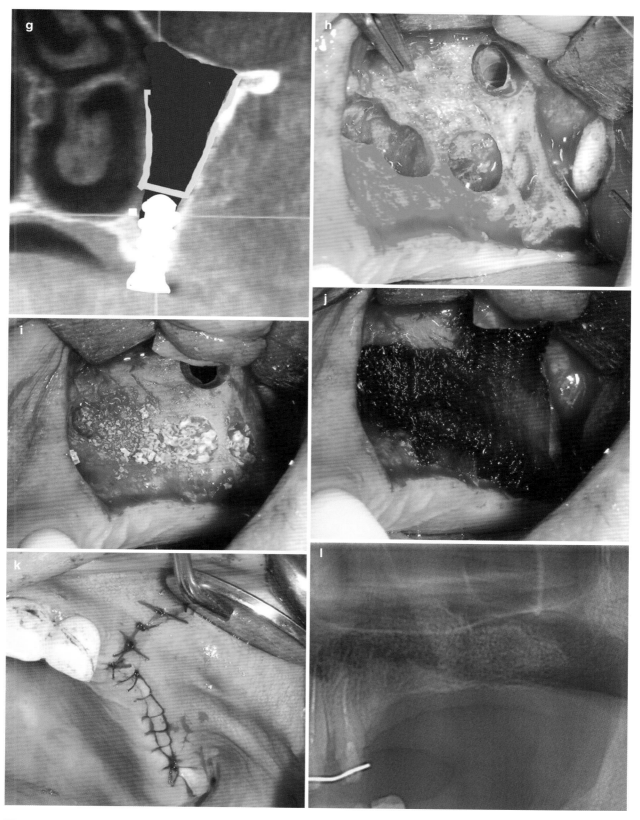

图 2.22 （续）

不足，可能导致骨窗不明显。按照常规操作进行上颌窦衬里的剥离。如果剥离困难，则立刻停止操作，然后从尖牙窝黏骨膜瓣的基底处将前壁开窗锐性松解，将堵塞开窗处的增厚衬里切除，并暴露窦腔内部。通常，因为呼吸作用，会涌出少量淡黄色的液体，然后对窦腔进行轻搔刮，并用3%过氧化氢溶液或其他抗菌溶液进行窦腔冲洗。至此，从Caldwell-Luc前壁开窗下方边缘直至侧壁开窗附近的衬里即可被剥离（Stajčić，2014e）。这种方法可以将整个窦底黏膜提起，为植入移植材料创造空间（图2.23a～o）。可放置屏障膜提供保护，并植入移植材料。根据情况可考虑进行同期种植。

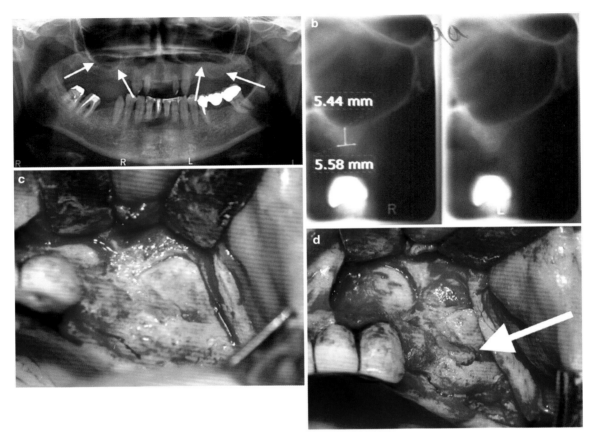

图 2.23 Caldwell-Luc 手术后行上颌窦提升；鼻以及下牙槽神经 a.患者因慢性上颌窦炎及右侧口鼻瘘，于6个月前行双侧上颌窦 Caldwell-Luc 手术，患者牙列缺损，仅剩切牙与尖牙，图示计划行种植治疗前的曲面断层片，白色箭头指示上颌窦底。b.术前 CBCT 显示上颌窦腔内云雾状改变，伴有垂直和水平向骨缺损。c.用球钻将侧壁开窗的范围标记出来。d.移除骨窗的皮质骨，可见 Caldwell-Luc 手术后的上颌窦衬里厚而坚韧（箭头所指），将衬里从骨面上剥离提起。e.虽然未见衬里穿孔，但以防万一，仍在衬里面放置一层胶原膜。f.植入 DBBM（视频：Stajčić，2010a）。g.术后8个月，再次暴露术区，发现骨愈合良好。h.术后曲面断层片显示移植材料位于上颌窦底（箭头所指）。i.于24、25牙位植入2颗种植体。j.于14、15、17牙位植入3颗种植体。k.种植手术当天拍摄曲面断层片，即上颌窦提升4个月后。l.上颌窦提升后4年，拍摄曲面断层片，显示种植周围良好的骨形成。m.右侧行粘接固位最终修复。n.左侧行粘接固位最终修复。o. Caldwell-Luc 手术后长时间变化（右侧，箭头所指）。CBCT 显示右侧上颌窦腔的减小（箭头所指），左侧（未行 Caldwell-Luc 手术）因慢性炎症导致黏膜增厚（视频：Stajčić，2014e）。p.患者主诉是右侧鼻孔内有异物感，曲面断层片显示上颌已植入十颗未知品牌的种植体，其中一颗显示已侵入鼻内（箭头所指）。q.口内检查正常（箭头指的是侵入鼻内的种植体）。r.鼻内检查发现有5mm的植体穿过鼻黏膜（箭头所指）。s.此患者主诉为种植手术后左侧下唇及颏部的持续麻木。曲面断层片显示下颌植入4颗种植体，其中右侧远中种植体与下牙槽神经管重叠，患者的麻木症状可能是因为种植体侵入神经管所致，需要将该种植体移除才有可能使麻木症状缓解

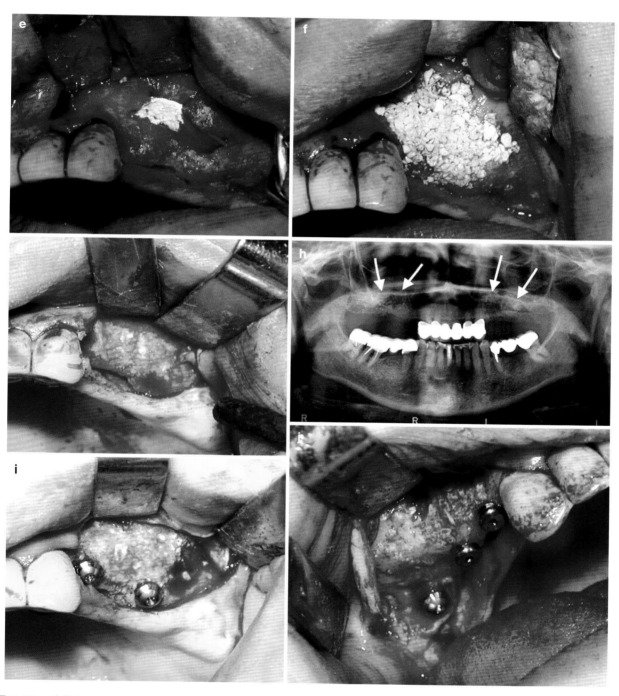

图 2.23 （续）

通过 Caldwell-Luc 手术切除的牙源性囊肿或肿瘤会导致一部分骨壁丧失，影响上颌窦提升的进行。建议等待 6 个月待骨缺损重建后再考虑行上颌窦提升。翻起黏骨膜后，对计划进行侧壁开窗的部位进行检查，利用手术刀和刮匙去除骨壁上多余的软组织，但由于骨壁凹凸不平，很难区分软硬组织的具体分界平面，这就意味着手术操作时间会更长。到达上颌窦衬里后，将骨窗边缘修整光滑以利于后面的黏膜剥离，不断提起黏膜衬里直至获得足够的植入空间（Stajčić，2010a）。

2.2.3.3　鼻

由于上颌切牙、尖牙的牙根靠近鼻底黏膜，在行根尖切除术以及种植骨孔预备时，可能会损伤鼻黏膜（图 2.23p~r）。因此，应将黏骨

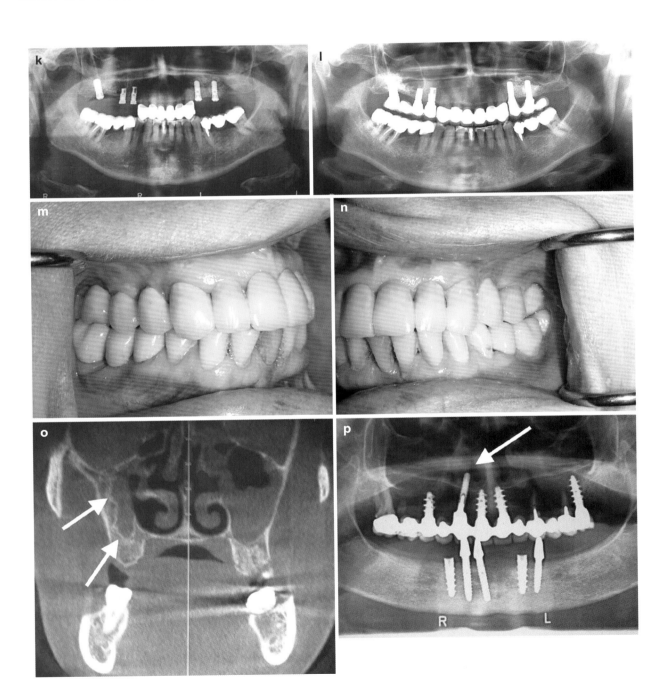

图 2.23　（续）

膜瓣翻开至梨状孔边缘直达鼻底。可利用上颌窦外提升类似的方法将鼻底黏膜翻起（Stajčić，2010b），剥离黏膜时要注意鼻黏膜与上颌窦黏膜质地不同，且梨状窝的解剖形态也与上颌窦有区别。

由于鼻黏膜是由复层鳞状上皮构成，因此鼻黏膜的质地要比由呼吸系统上皮构成的上颌窦黏膜硬一些。另外与上颌窦底不同的是，鼻底还包含骨膜，使得鼻黏膜更加强韧。但是，鼻黏膜中富含血运，若在外科操作中误伤黏膜，可能会造成较多的出血。

梨状窝的解剖结构也是鼻底黏膜较难剥离的原因之一。在梨状孔后缘，鼻底会突然下降倾斜。而且，在鼻中隔和鼻前棘也有黏膜附着，也增加了黏膜剥离的难度。可使用

上颌窦提升中的角度器械抵住骨面向后、侧方、中分剥离黏膜，由于梨状孔边缘的弧形结构的阻碍，导致无法在直视下剥离（Stajčić，2010b）。

若在术中发生鼻黏膜的穿孔，应采用结缔组织瓣或胶原膜将术区和鼻腔分隔开来。

2.2.3.4 外周三叉神经

在进行口腔种植 / 牙保存术时，应注意外周三叉神经：下牙槽神经、颏神经、切牙神经、舌神经、眶下神经、鼻腭神经、腭大神经。

神经损伤可发生在多种操作过程中，如损伤性的阻滞麻醉（Alhassani，AlGhamdi，2010）、种植骨孔预备过程中、植入种植体过程中（图 2.23w）、在行磨牙或前磨牙根尖

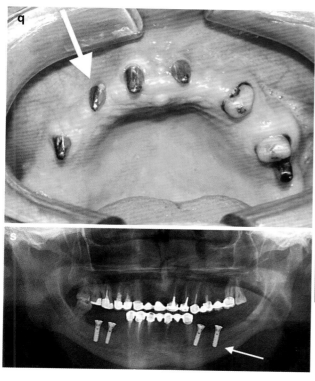

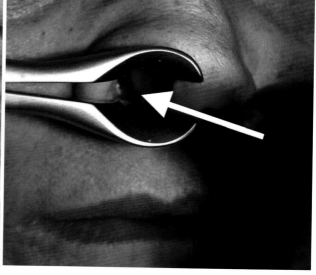

图 2.23 （续）

切除术时进行术区预备时、翻瓣时以及在颏部或下颌升支获取自体骨过程中（Arx et al，2005）。在进行下牙槽神经位移术时，尤其可能会损伤下牙槽神经（图2.15q~t），这种术式多用于下颌后牙区骨高度不足时行种植治疗的情况（Nishimaki et al，2016）。

种植骨孔预备以及植入种植体都可能压迫下牙槽神经和切牙神经，引起严重的神经损伤。为了提高钻孔效率，许多种植骨孔预备钻针会比对应种植体长度略长一点，因此，如果对种植系统了解不彻底，可能会导致严重的并发症。由于下颌骨松质骨密度低，钻孔时可能发生钻针的下滑导致过度预备而损伤神经。在行即刻种植时，医生为了获得良好的初期稳定性，可能会将种植体植入拔牙窝深处而损伤下牙槽神经。在这种情况中，由于要在拔牙前进行骨高度的测量，天然牙的存在可能会影响测量的准确性，如果确实距离神经较近，建议对骨高度进行仔细地再测量。同时，在拔牙后，可能会有几毫米的骨高度丧失。如果确实在手术时或手术后发现神经的损伤，应立刻进行CBCT来排除是否有种植体尖端对神经产生压迫的可能性。应立刻移除对神经产生压迫的种植体。

在牙保存术中，在使用球钻进行下颌磨牙和前磨牙根尖区入路的磨除时可能会发生打滑，且钻针有可能会卷入颏神经附近的软组织袖口从而引起严重的神经损伤。同样的，在进行上颌第一磨牙和第二磨牙的腭根的根尖切除时，钻针也有可能会损伤腭大神经。因此，采用新的钻针以及在磨除时施加较轻的压力可以有效防止出现上述情况。

为了防止在注射麻药时针头尖端损伤神经，比起下牙槽神经或眶下神经阻滞麻醉，更推荐使用终端麻醉（terminal anaesthesia）。通过终端麻醉，钻针在接近下牙槽神经管时，患者就会感知到疼痛，以提醒术者勿继续深入钻孔。

牵拉器长时间压迫眶下神经、颏神经以及舌神经，可能会引起神经反应迟钝甚至麻木。在尖牙或前磨牙前庭沟处进行水平向的黏骨膜切口也有损伤颏神经或眶下神经的可能性。为了防止这种情况的发生，建议使用新刀片做一次性深达骨膜的切口，然后利用闭合的弯血管钳的喙进一步进行冠根方向的分离。

术中常有意识地将鼻腭神经切断，以进行切牙孔附近的区域的植入操作，这会引起鼻腭神经所支配区域的麻木，但实际的临床症状并不明显。

当发生钻针尖端损伤神经的情况时，应正确标记患者感觉缺陷的部位，然后进行客观的感觉神经测试，如机械刺激、两点辨别觉试验和针刺反应。将感觉受损的区域标记出来后拍照记录，以作为后期对照。如果种植医生对这些感觉神经测试不熟悉，可转诊颌面外科医生进行评估，外科医生可根据情况考虑进行外周神经吻合术。

在口腔种植中，如果在麻药失效后出现神经病变超过24~48h，应考虑将种植体移除。不建议在移除后更换更短的种植体（Renton，2010）。

无论是何种原因导致的神经损伤，进行神经吻合的时机建议如下：

1. 在手术时发生神经的切断并伴有早期的感觉障碍，应即刻进行神经修复。

2. 完全的感觉丧失：1~2个月后。

3. 明显的感知减退但无进一步发展：3个月后（Schlieve et al，2012）。

2.2.4 常见术中及术后并发症

2.2.4.1 创口裂开

创口裂开是口腔种植 / 牙保存术中常见的并发症。创口开裂的原因可与术者外科技术及缝线材料有关，也可与患者的全身情况、用药及口腔卫生习惯有关。与前者原因有关的因素如下：

1. 不正确的黏骨膜瓣设计、骨膜松解不足或严重的术后肿胀可能导致的创口张力过大。
2. 创口边缘的稳定性差。
3. 由于黏骨膜瓣的设计不理想或瓣内存在瘢痕组织导致瓣（尤其是瓣的尖端）的血供不足（图 2.26q）。
4. 在同一术区拔牙后，未将拔牙创的边缘去上皮化。
5. 缝合技术不当。
6. 缝线材料选择不当。
7. 细菌引起的感染。

患者在术后频繁舔舐创口和缝线、术后即刻频繁的漱口以及咀嚼硬物都可能增加创口开裂的风险。

多数选择口腔种植 / 牙保存术患者的全身情况较好，但也有部分有全身疾病的患者选择进行口腔种植 / 牙保存术治疗，如糖尿病患者、使用类固醇药物的患者以及吸烟患者，此类患者术后创口开裂（图 2.26a~z）的概率要远高于健康的非吸烟患者。

为了避免创口开裂，应根据治疗计划采用适合的外科技术。在需要进行 GBR 的病例中，建议采用双层瓣进行关闭，如利用旋转骨膜瓣（图 2.8a~y）、上颌腭侧结缔组织瓣（图 2.7c~x）、上颌磨牙区的颊侧脂肪瓣（图 2.9a~w）或不可吸收膜（图 1.16a~h）

早期创口开裂

术后 1~2d 发生创口开裂时，可选择加大针距、利用水平褥式缝合重新缝合创口，褥式缝合之间可用间断缝合加以稳固(图 2.24a，b)。

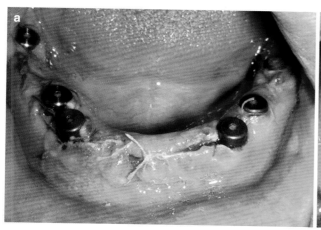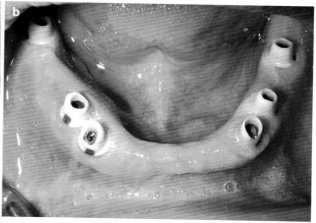

图 2.24 **创口开裂** a. 术后 2d，创口不明原因开裂，重新缝合创口后愈合良好 b. 术后 4 个月情况。c. 缺牙区牙槽嵴宽度不足，术前观。d. 植入 2 颗种植体。e. 行 GBR，创口行双层缝合。f. 褥式缝合结合间断缝合关闭创口。g. 术后 10 天，右侧黏骨膜瓣开裂。h. 待创口自行愈合，图示术后 6 个月情况。i. 二期手术后 1 个月，可见曾发生创口开裂一侧的种植体周围有牙龈退缩。j. 制作金属支架修复体，但因其清洁困难，会增加进一步牙龈退缩的风险。k. 进行种植体表面成形术（implantoplasty），并建议更换新的修复体。l. 行上颌骨增量术后发生创口开裂。m. 行二期愈合后 1 个月的情况。n. 利用钛网行水平、垂直骨增量后 2 个月，发生钛网暴露。o. 移除钛网，待创口自行愈合，图示移除钛网后 3 个月情况。p. 骨增量 3 个月后发生移植骨暴露（视频：Stajčić，2010c）。q. 移除坏死的移植骨，植入种植体，图示二期手术后。r. 显示缺牙区牙槽嵴较窄。s. 利用 DBBM 和胶原膜行水平骨增量。t. 关闭创口。u. 术后 10d，发生创口开裂。v. 移除缝线，待创口自行愈合。图示术后 3 周情况。w. 术后 6 个月情况。x. 植入 6 颗种植体。y. 安放愈合帽，原先创口开裂的区域软组织愈合良好（箭头所指）

后期创口开裂

后期发生创口开裂时，由于边缘软组织的肿胀和黏骨膜瓣的收缩，不宜进行创口的再缝合。应首先用3%的过氧化氢溶液清洗创口，并结合使用 Solcoseryl® 糊剂。然后嘱患者每天使用氯己定漱口和使用 Solcoseryl®，并定期复诊检查直至开裂部位形成新的肉芽组织（图2.24c~y）。令人惊喜的是，多数情况下，创口可以重新关闭，但前提是保持良好的口腔卫生和坚持使用 Solcoseryl®。

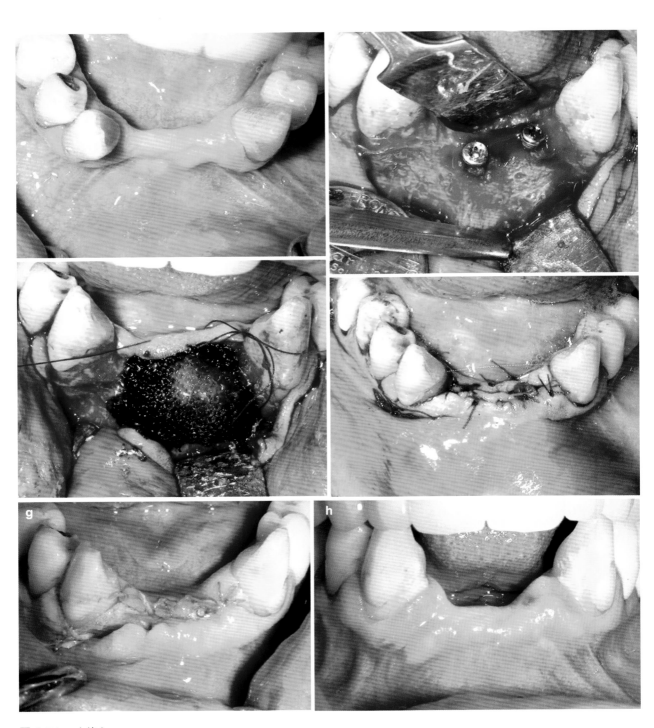

图 2.24 （续）

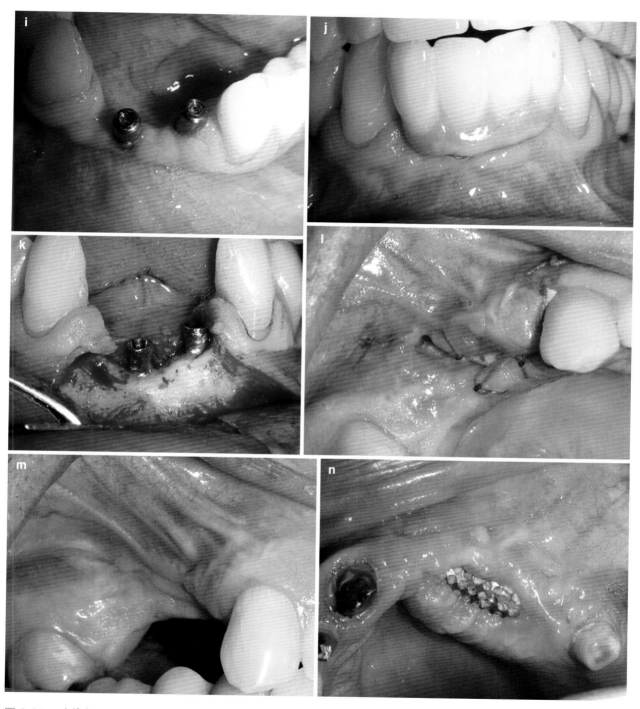

图 2.24 （续）

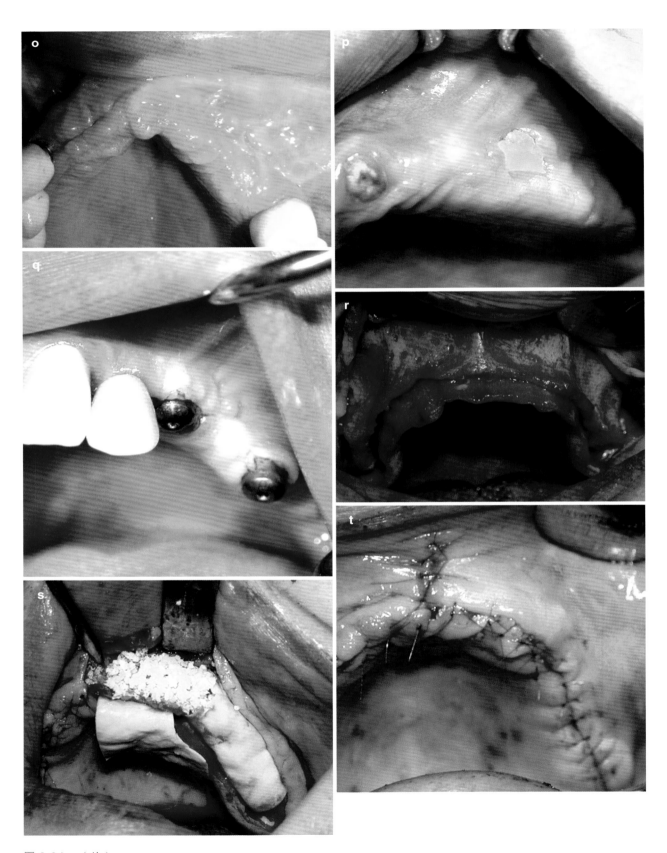

图 2.24 （续）

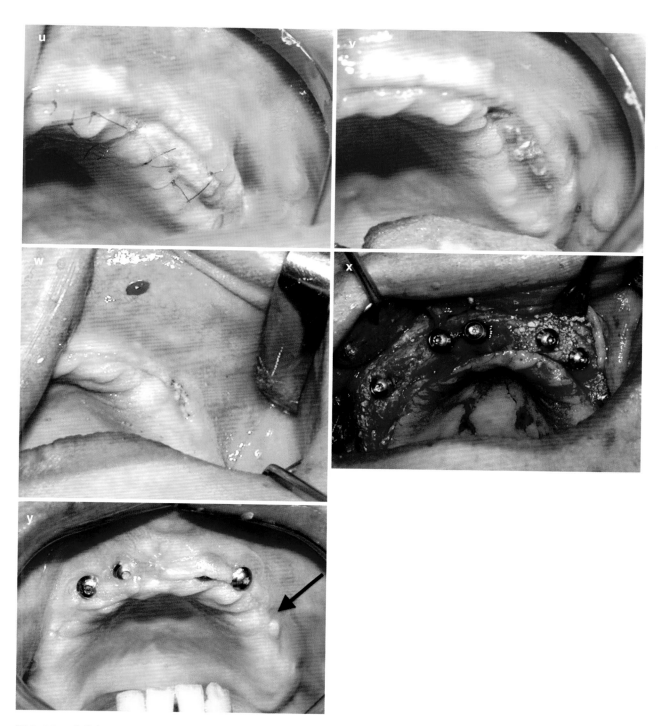

图 2.24 　（续）

2.2.4.2　瓣的坏死

黏骨膜瓣的坏死并不常见，其发生的主要原因是外科技术的欠缺、瓣的设计不合理、解剖结构异常以及患者有吸烟习惯等。当发生黏骨膜瓣坏死时，瓣的坏死多是局部的，且多发于瓣的尖端部位（图2.25d，t；图2.26d）。若发生于带蒂瓣，则多是整个瓣的坏死。在类似腭侧瓣、颊侧脂肪瓣这样的轴型瓣中，也常发生瓣的坏死（图2.25n）。

应尽量避免采用那些可能造成瓣坏死的操作手法，如用有齿镊或血管钳钳夹瓣、过度伸展瓣以及助手在牵拉时压迫瓣的基底部等。针对有重度吸烟习惯的患者，设计的黏骨膜瓣的基底部应宽大，且嵴顶切口不跨越中线（图2.26a~l）。

瓣坏死的处理

当发生瓣的坏死时，可用弯剪和镊子对坏死组织进行修剪。由于坏死组织是没有感觉的，所以无须进行麻醉。然后用3%的双氧水溶液冲洗创口，嘱患者每天用氯己定漱口3次。安排患者每天进行清创，并去除薄薄的一层坏死组织，直至创口重现粉红色，并有少量的出血和知觉（图2.25a~z和图2.26a~l），也可根据情况，将整个瓣去除。在每天去除一层坏死组织时，可以结合使用Solcoseryl®来促进肉芽组

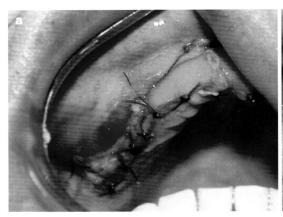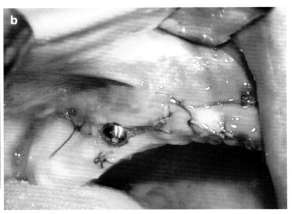

图2.25　瓣的坏死　a. 一名吸烟患者行种植治疗10d后，出现黏骨膜瓣的坏死。b. 术后3周，黏骨膜瓣自行愈合。由于黏膜坍塌，种植体穿出黏膜表面。c. 发生坏死后4个月，种植体周围黏膜（箭头所指）愈合良好。d. 一名非吸烟患者行颊侧瓣翻开后，植入NobelActive种植体并计划进行即刻负载。此时腭侧的软组织已逐渐被破坏。手术后第2天戴入临时冠时发现，远中两临时冠腭侧的黏膜发白坏死。e.10d后，坏死组织自行愈合。组织呈现粉红色，仅黏膜表面有部分坏死组织。指导患者每两天使用一次Solcoseryl®。f. 3周后的情况。g.3个月后，移除临时修复体，可见正常的软组织（箭头所指）。h. 术后1年，最终修复体周围的软组织健康。i. 该患者计划行右上颌第一磨牙的根尖切除术，但在手术中发现该牙根分叉病变严重，因此决定拔除患牙。患者希望在拔除的同时行即刻种植。j. 拔牙后即刻植入种植体。k. 在种植体表面与颊侧骨壁间的间隙内植入DBBM，然后覆盖OCG。l. 术后X线检查。m. 利用颊侧脂肪瓣进行软组织创口关闭，术后情况良好。n. 术后10d，颊侧脂肪瓣几乎消失，剩余软组织有坏死的迹象并发生塌陷。o. 去除所有非健康组织直至发现出血点。重复进行两次上述操作至暴露健康组织，然后待其二期愈合。指导患者每两天使用一次Solcoseryl®，使用10d。p. 术后3个月，软组织质地健康。q. 术后6个月，软组织愈合良好。r. 安放愈合基台，基台周围有足够的角化龈。s. 安放最终的螺丝固位氧化锆修复体，修复效果满意。t. 显示术后2周发生部分瓣的坏死。进行部分清创，待创口自行愈合。u. 清创后3个月，近中种植体周围有明显的软组织缺损。计划移除种植体，并植入新的种植体。v. 再次暴露术区，移除近中种植体，由于远中种植体发生了明显的垂直骨吸收，也同时将其移除。w. 2颗种植体均被移除。x. 在原先骨孔的位置植入2颗新的种植体。近中位点同时进行GBR。y. 利用6-0尼龙线缝合创口。z. 术后6个月，可见种植体颈部周围有充足的软组织

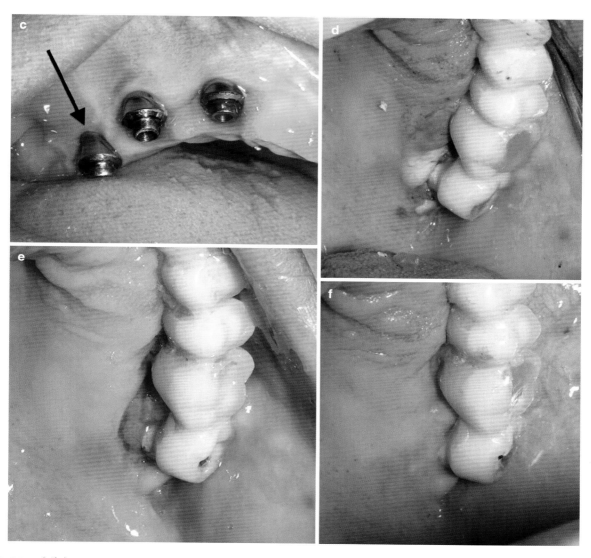

图 2.25　（续）

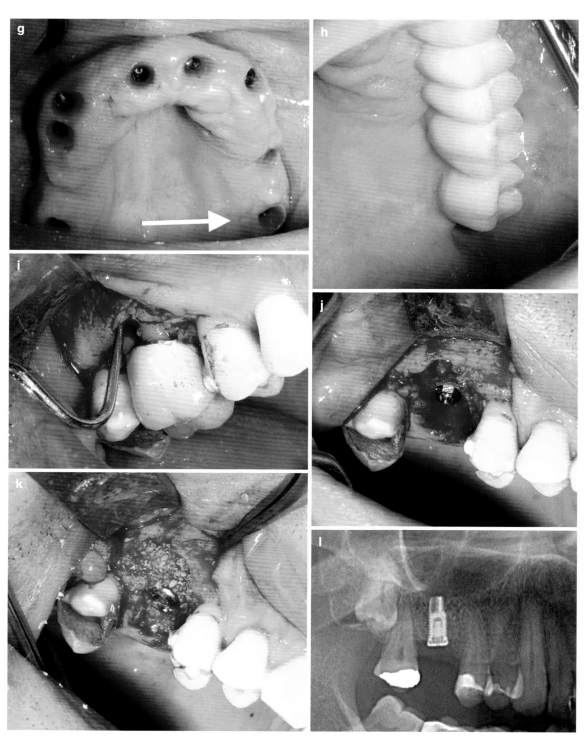

图 2.25　（续）

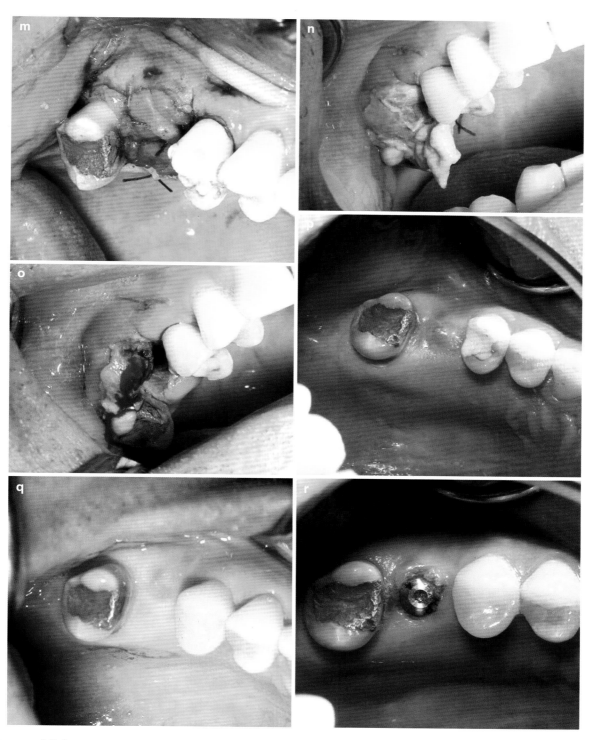

图 2.25　（续）

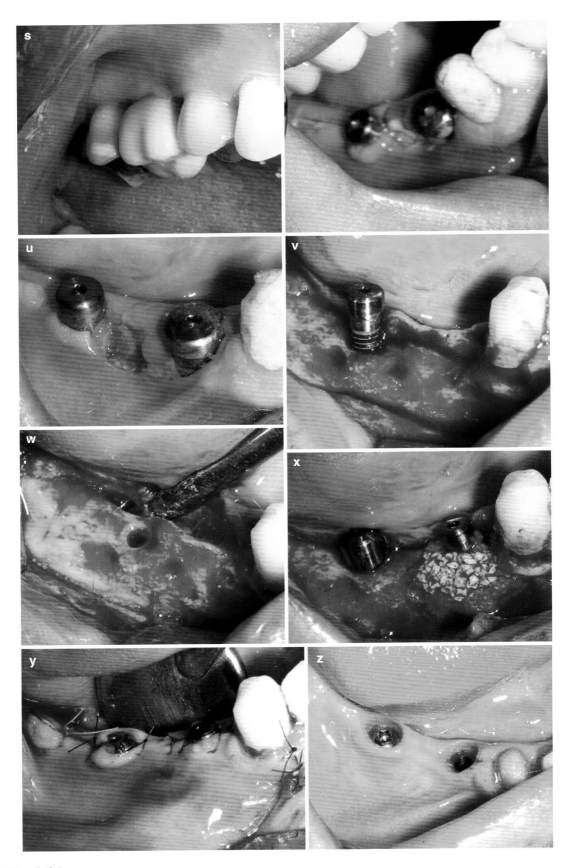

图 2.25 （续）

织的形成和上皮再生。去除整个瓣的情况多发生在骨面暴露的病例中，遇到这种病例需要多加谨慎。用球钻磨除暴露的皮质骨，可一次性磨除一薄层，同时，轻搔刮周围的软组织边缘，促进出血。通过这样的操作促进创口中心和外周的共同愈合。根据组织缺损的程度，可能需要重复上述操作直至表面形成粉红色的肉芽组织，然后使用Solcoseryl®糊剂直至形成新的

上皮。但是，最终的治疗效果不确定。即使获得了良好的上皮再生，也可能已形成了一定程度的骨缺损。因此，在一些病例中，可能不需要再进行额外的治疗（图2.25a~s）；而有些病例则可能需要进行GBR（图2.26a~i）；甚至在某些情况下需要移除已植入的种植体并植入新的种植体（图2.25t~z，图2.26m~z）。

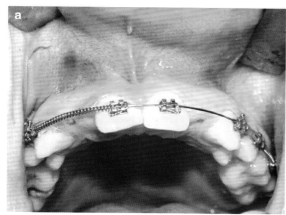
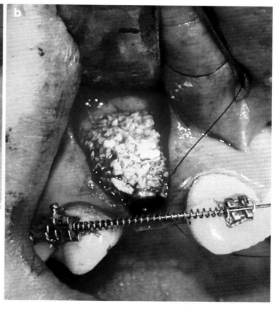

图2.26　**瓣的坏死**　a.患者18岁，吸烟，双侧侧切牙缺失，已行正畸治疗，现计划进行种植修复。b.在右侧侧切牙区域，行保护牙龈乳头的切口设计，植入种植体后利用DBBM进行水平骨增量。c.在DBBM表面覆盖屏障膜。d.在关闭创口时，可以看到黏骨膜瓣的边缘明显发白。为了防止左侧也发生相同的问题，左侧行"H"形切口，其中水平切口略偏腭侧。关闭创口后发现跨越牙槽嵴中线的瓣的腭侧端（箭头所指）依然可见组织发白。e.术后1周术区可见组织发白现象消失。f.左侧术区产生的组织缺损较少（仅有跨越中线的部分组织缺失）。g.术后2周，拆除缝线，待组织继续愈合。h.术后3个月，软组织愈合良好；但可见美学区种植体牙颈部暴露。i.再次暴露术区，发现有部分螺纹暴露于骨面之上。j.实施GBR。k.行GBR后2个月，进行结缔组织瓣移植。殆面观。l.软组织增量后2个月，可见满意的软组织外形，殆面观。m.一重度吸烟患者，行黏骨膜瓣翻开及上颌窦外提升后，植入2颗种植体。其中，近中的种植体植入区的骨量情况不佳（箭头所指）。n.在侧壁开窗内植入DBBM，同时利用DBBM行水平增量。o.在DBBM表面放置屏障膜。p.关闭创口，发现黏骨膜边缘有组织发白，边角区域的组织张力最大。q.部分区域发生组织坏死（白色虚线）。蓝色箭头显示组织血供。箭头弯曲的区域显示的是由于切口设计不佳而导致的组织供血不足。r.术后10d，部分瓣发生了坏死。s.进行清创，移除坏死组织，同时可见下方骨被侵蚀裸露。t.指导患者每两天使用1次Solcoseryl®。u.使用Solcoseryl®后1周的情况。坏死消失，且有新鲜的肉芽组织形成。将种植体移除。v.移除种植体和使用Solcoseryl®1周后，创口处有大量健康肉芽组织形成。w.2周后，创口继续愈合。x.发生坏死后1个月，创口基本完全愈合，邻牙行截根后行根管治疗，然后戴带有单端桥的暂冠进行临时修复

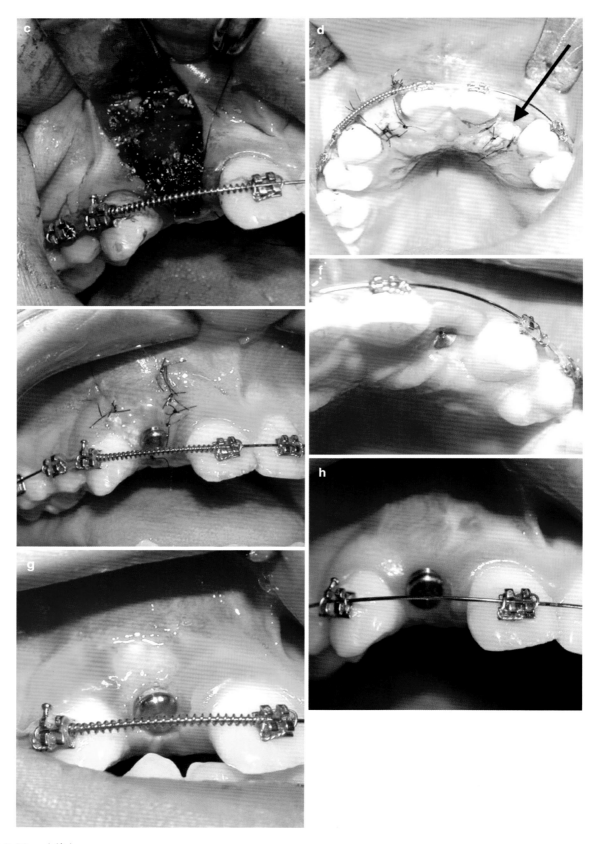

图 2.26 （续）

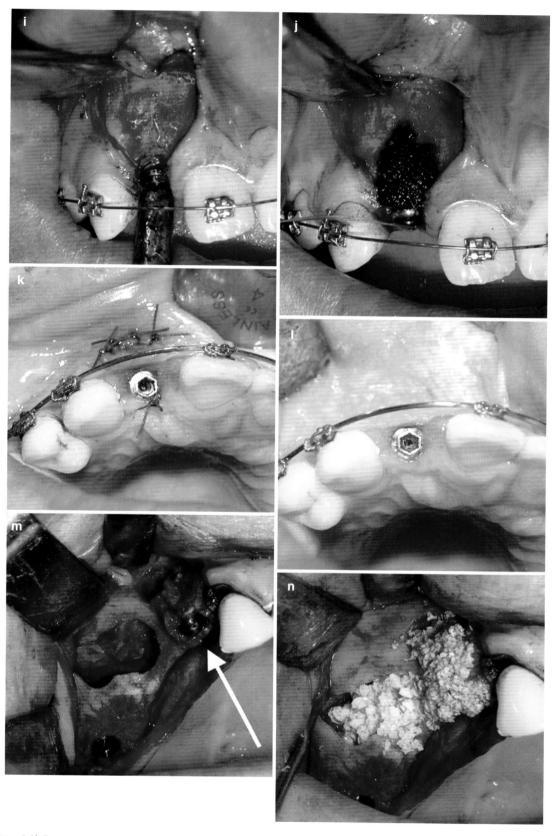

图 2.26　（续）

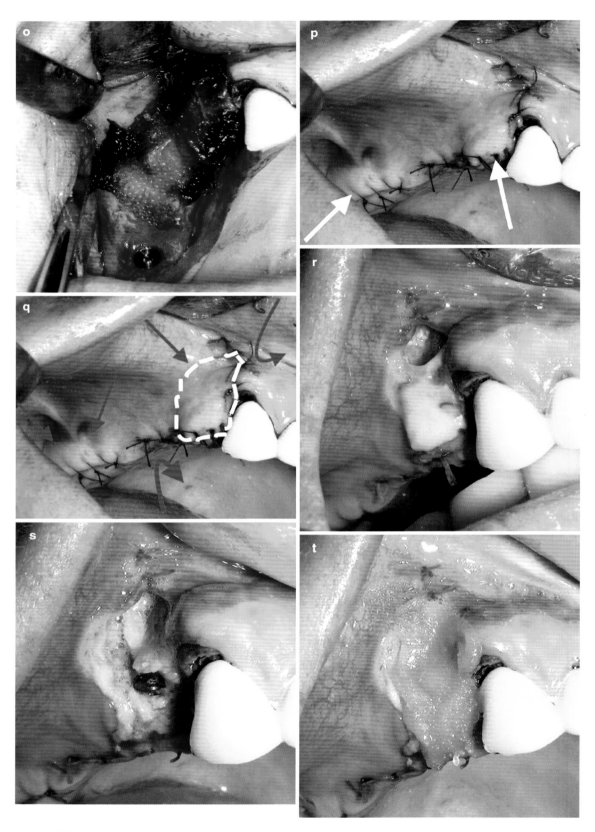

图 2.26 （续）

2.2.4.3 出　血

口腔种植／牙保存术中任何操作步骤都有出现出血的可能，出血的原因可以是操作过程中损伤血管，也可与止血方面相关的问题有关。在翻开黏骨膜瓣时可发生毛细血管的出血，可在 1~2min 后止血。当发生骨的出血时，可通过压迫骨周围的血管使其血液流动受阻来达到止血效果，这可以通过利用小的敲锤和钝头器械来实现，如骨挤压器械、口镜的柄等。将灭菌的骨蜡压力填入出血的骨腔或骨表面也可达到有效止血的作用；也可利用剥离子将 OCG 轻轻压在出血的骨表面直到止血。如果未达到有效的止血效果，可再取一片 OCG，铺展后轻

轻覆盖在第一层上，并用湿润的纱布压迫其上约几分钟。用温生理盐水反复冲洗出血的骨区域，尤其是在采用根尖切除需要进行根管倒充填的病例中，止血尤为重要，逐渐止血可为倒充填提供干燥环境。需要强调的是，骨内血管出现明显出血时，电凝法止血的效果并不理想。

当下列血管被严重损伤或切断时可能会出现严重的出血，如下牙槽动、静脉，腭大动、静脉，切牙动、静脉，舌动、静脉以及在行上颌窦外提升时可能伤及的上牙槽后动脉（图 2.27a、b）。为防止可能出现的严重出血，应在现有可行性、操作经验和器械的基础上，准确识别各类血管，对血管进行钳夹或结扎等。

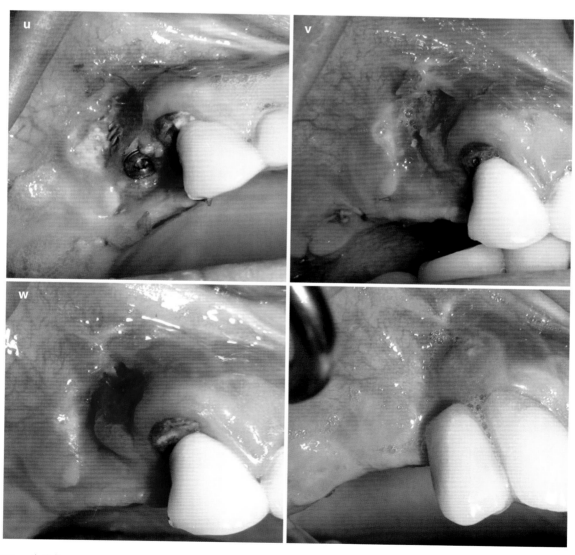

图 2.26　（续）

若在种植手术时发生骨内的下牙槽血管以及切牙血管的损伤出血时，可通过植入种植体形成挤压来止血，若在牙保存术中出现类似的出血，可在骨缺损区域塞入氧化纤维素纱布来达到止血效果。在预备骨孔时可能会损伤骨内的小动脉，形成一定的出血而妨碍手术视野，此时使用牙科放大镜，通过细针头将几滴局麻药物注入骨孔内可达到止血效果。

若患者本身有出血相关的全身疾病，如血友病、血管性血友病或血小板减少症，应在治疗前记录详细的全身病史，并与治疗血栓和出血的专科医师合作制定治疗方案（Gornitsky et al，2005；Diz et al，2013）。术前应用单剂量的凝血因子和抗纤维蛋白溶解药物，结合术后局部和全身应用抗纤维蛋白溶解药物可以有效预防此类患者的术后出血（Stajčić，1985）。

2.2.4.4 感染

正常人体口腔黏膜存在多种菌群。人为的外科创口可以为这些菌群侵入组织提供途径，并发生感染。接受口腔种植的患者中有4%~10% 会发生术后感染。与感染相关的并发症应当引起作者的高度重视，因为发生感染时，许多相关治疗效果不佳，且 2/3 的感染种植体会在负载前失败（CampsFont et al，2015）。在采用 GBR 的病例中，发生感染的概率更高，因为微生物可附着在外来介质上形成细菌生物膜并不断生长繁殖。在 2.1.4 小节中介绍了抗生素的预防性用药。针对已发生的成熟感染灶，可进行切开引流和冲洗，然后做拭子采集。在药敏试验结果出来前，可先为患者开具口服阿莫西林和甲硝唑的处方，如果患者对青霉素过敏，可选择克林霉素。根据病情及试验结果，适当调整用药方案。

在牙保存术中，预防性和治疗性用药的原则基本与上述一致。有文献认为，针对防止牙体牙髓外科手术术后感染的效果，预防性使用克林霉素和使用安慰剂间没有统计学差异（Lindeboom et al，2005a）。

术前使用单剂量克林霉素与术后24h内（每6h 服用一次单剂量克林霉素）使用克林霉素对进行局部骨增量患者术后感染预防的效果间没有统计学差异（Lindeboom et al，2005b）。

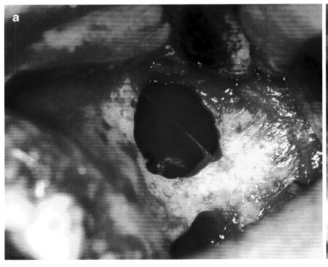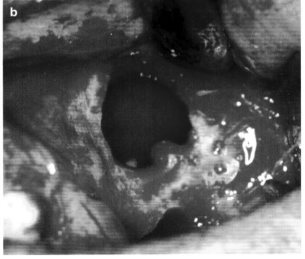

图 2.27　在进行上颌窦 Caldwell-Luc 手术时发生的上牙槽后动脉出血　a. 在收缩压阶段，可以看到明显泵出的动脉血，在萎缩的上颌窦行侧壁开窗时也可能会发生类似的情况。b. 在舒张压阶段，可见上颌窦腔内被新鲜的动脉血充满。如何阻止类似的出血取决于血管的位置。如果血管周围都是骨组织，应将骨蜡填入窦腔内，用剥离子将骨蜡压实，等待几分钟。如果血管部分位于窦黏膜内，部分位于骨内时，应在反转的前提下利用球钻将骨磨除，使用牙科放大镜暴露和识别血管后将其钳紧止血

总体而言，只有一小部分患者在进行口腔种植 / 牙保存术后会发生感染。目前尚无预防感染标准准则，但术前使用单剂量的抗生素并结合术后进行氯己定漱口可以有效降低发生术后感染的概率。在没有提出更明确的预防感染的措施前，上述方法应该是比较合理的。

参考文献

Abou-Rass M, Bogen G, 1998.Microorganisms in closed periapical lesions. Int Endod J, 31:39–47.

Agarwal C, Gayathri GV, Mehta DS, 2014.An innovative technique for root coverage using pedicled buccal fat pad. Contemp Clin Dent, 5:386–388.

Alhassani AA, AlGhamdi AS. 2010.Inferior alveolar nerve injury in implant dentistry: diagnosis, causes, prevention, and management. J Oral Implantol, 36:401–407. doi:10.1563/AAID-JOI-D-09-00059.

Altonen M, 1975.Transantral, subperiosteal resection of the palatal root of maxillary molars. Int J Oral Surg, 4:277–283.

Arx von T, Haliger J, Chappuis V, 2005.Neurosensory disturbances following bone harvesting in the symphysis: a prospective clinical study. Clin Oral Implants Res, 16:432–439.

Camps-Font O, Figueiredo R, Valmaseda-Castellón E, et al, 2015.Postoperative infections after dental implant placement: preva-lence, clinical features, and treatment. Implant Dent, 24:713–719. doi:10.1097/ID.0000000000000325.

Chao JC, 2012.A novel approach to root coverage: the pinhole surgical technique. Int J Periodontics Restorative Dent, 32:521–531.

Corbella S, Taschieri S, Tsesis I, et al, 2013. Postextraction implant in sites with endodontic infection as an alternative to endodontic retreatment: a review of literature. J Oral Implantol, 39:399–405.

Dandu SR, Murthy KR, 2016. Multiple gingival recession defects treated with coronally advanced lap and either the VISTA technique enhanced with GEM 21S or periosteal pedicle graft: a 9-month clinical study. Int J Periodontics Restorative Dent, 36:231–237. doi:10.11607/prd.2533.

Diz P, Scully C, Sanz M, 2013. Dental implants in the medically compromised patient. J Dent, 41:195–206. doi:10.1016/j.jdent.2012.15.008. Epub 2013 Jan 11.

El Chaar ES, 2010.Soft tissue closure of grafted extraction sockets in the posterior maxilla: the rotated pedicle palatal connective tissue lap technique. Implant Dent, 19:370–377.

Eskici A, 1971.A new incision method in apicoectomy. Dtsch Zahnarztl Z, 26(3):331–342.

Fragiskos FD, 2007. Principles of surgery//Fragiskos FD. Oral surgery. Springer: Berlin/Heidelberg:31–41.

Gornitsky M, Hammouda W, Rosen H, 2005. Rehabilitation of a hemophiliac with implants: a medical perspective and case report. J Oral Maxillofac Surg, 63:592–597.

Grandi C, Paciici L, 2009.The ratio in choosing access lap for surgical endodontics: a review. Oral Implantol, 2:37–52.

Guo ZZ, Liu Y, Qin L, et al, 2016.Longitudinal response of membrane thickness and ostium patency following sinus loor elevation: a prospective cohort study. Clin Oral Implants Res, 27:724–729. doi:10.1111/clr.12655.

Hassani A, Khojasteh A, Marzieh AM, 2008. Repair of the perforated sinus membrane with buccal fat pad during sinus augmentation. J Oral Implantol, 34:330–333.

Holtzclaw DJ, Toscano NJ, Rosen PS, 2010.Reconstruction of posterior mandibular alveolar ridge deiciencies with the piezoelectric hingeassisted ridge split technique: a retrospective observational report. J Periodontol, 81:1580–1586. doi:10.1902/jop.2010.100093.

Kaneshiro S, Nakajima T, Yoshikawa Y, et al, 1981.The post-operative maxillary cyst: report of 71 cases. J Oral Surg, 39:191–198.

Katsuyama H, Jensen SS, 2011. Treatment options for sinus loor elevation//Chen S, Buser D, Wismeijer D, editors. ITI treatment guide, vol 5: sinus loor elevation procedures. Berlin: Quintessence Publishing Co, Ltd:33–58.

Kermani H, Tabrizi R, 2015.Periosteal transposition lap for graft coverage and ridge preservation in the aesthetic zone. J Craniofac Surg, 26:1967–1968.

Khairnar MS, Khairnar D, Bakshi K, 2014. Modiied ridge splitting and bone expansion osteotomy for placement of dental implant in esthetic zone. Contemp Clin Dent, 5:110–114. doi:10.4103/0976-237X.128684.

Kim YK, Hwang JW, Yun PY, 2008.Closure of large perforation of sinus membrane using pedicled buccal fat pad graft: a case report. Int J Oral Maxillofac Implants, 23:1139–1142.

Lee JH, Huh KH, Yi WJ, et al, 2014. Bilateral postoperative maxillary cysts after orthognathic surgery: a case report. Imaging Sci Dent, 44:321–324. doi:10.5624/isd.2014.44.4.321.

Lindeboom JA, Frenken JW, Valkenburg P, et al, 2005a. The role of preoperative prophylactic antibiotic administration in periapical endodontic surgery: a randomized, prospective double-blind placebo-controlled study. Int Endod J, 38:877–381.

Lindeboom JA, Tuk JG, Kroon FH, et al, 2005b. A

randomized prospective controlled trial of antibiotic prophylaxis in intraoral bone grafting procedures: single-dose clindamycin versus 24-hour clindamycin prophylaxis. Mund Kiefer Gesichtschir, 9:384–388.

Mahajan A, Bharadwaj A, Mahajan P, 2012.Comparison of periosteal pedicle graft and subepithelial connective tissue graft for the treatment of gingival recession defects. Aust Dent J, 57:51–57.

Maló P, de Araújo NM, Lopes A, et al, 2012. "All-on-4" immediate-function concept for completely edentulous maxillae: a clinical report on the medium (3 years) and long-term (5 years) outcomes. Clin Implant Dent Relat Res, 14(Suppl 1):e139–50. doi:10.1111/j.1708-8208.2011.00395.x.

Meer S, Altini M., 2006.Cysts and pseudocysts of the maxillary antrum revisited. SADJ, 61:10–13.

Marković A, Čolić S, Drazić R, et al, 2011. Resonance frequency analysis as a reliable criterion for early loading of sandblasted/acid-etched active surface implants placed by the osteotome sinus loor elevation technique. Int J Oral Maxillofac Implants, 26:718–724.

Nair RB, Rahman NM, Ummar M, et al, 2013. Effect of submucosal injection of dexamethasone on postoperative discomfort after third molar surgery: a prospective study. J Contemp Dent Pract, 14:401–404.

Nishimaki F, Kurita H, Tozawa S, et al, 2016. Subjective and qualitative assessment of neural disturbance after inferior alveolar nerve transposition for dental implant placement. Int J Implant Dent, 2:14. doi:10.1186/s40729-016-0047-1.

Pansuri, 2012. SLA kit-LS reamer. [2014-9-23].https://youtu.be/txpsJv7AaYk.

Pikos MA, 2008.Maxillary sinus membrane repair: update on technique for large and complete perforations. Implant Dent, 17:24–31. doi:10.1097/ID.0b013e318166d934.

Pikos M, 2013. Pedicle tunnel connective tissue graft. [2015-9-6].https://www.vumedi.com/video/the-integration-of-science-and-art/.

Renton T, 2010.Prevention of iatrogenic inferior alveolar nerve injuries in relation to dental procedures. Dent Update, 37:350–363.

Rogan K, Hall A, 2012.3 interrupted sutures:simple, vertical mattress & hori-zontal mattress. mov. [2015-9].https://youtu.be/qGU4Pn4UnME.

Schlieve T, Kolokythas A, Miloro M, 2012. Third molar surgery//Miloro M, Kolokythas A, editors. Management of complications in oral and maxillofacial surgery. Oxford: Wiley-Blackwell:25–40.

Sclar AG, 2003. Surgical techniques for management of peri-implant soft tis-sues.//Soft tissue esthetic considerations in implant therapy. Chicago: Quintessence Books: 47–51.

Simon Z, 2015a. The X suture: a simple and effective technique.[2015-7].http://www.ddsgadget.com/ddsgadgetwp/educational-video/x-suture-simple-effective-technique.

Simon Z, 2015b. What is the pinhole surgical technique®. [2016-10].https://www.youtube.com/watch?v=rLEH1r_hMVk.

Soltan M, Smiler D, Soltan C, 2009. The inverted periosteal lap: a source of stem cells enhancing bone regeneration. Implant Dent, 18:373–379. doi:10.1097/ID.0b013e3181b9d7df.

Sorrentino R, Cozzolino F, 2011. Guided implantology nobel guide & nobel clinician. [2015-9].https://www.youtube.com/watch?v=jLG8aZTYxSo.

Stajčić Z, 1985.The combined local/systemic use of antiibrinolytics in hemophiliacs undergoing dental extractions. Int J Oral Surg, 14:339–345.

Stajčić Z, 1992.The buccal fat pad in closure of oro-antral communications. A study on 56 cases. J Craniomaxillofac Surg, 20:193–197.

Stajčić Z, Čakić S, Stojčev L, 2000.Two-layer sliding mucoperiosteal lap for the treatment of buccal gingival recession. Balk J Stom, 4:117–119.

Stajčić Z, Radulović M, Stojčev L, 2001. Open-view submucous vestibuloplasty using the crestally based mucosal advancement lap: a versatile modiication of Kazanjian's technique. Balk J Stom, 5:134–137.

Stajčić Z, 2010a.Sinus loor elevation with bone grafting following radical caldwel-luc maxillary surgery.[2015-11-30]. https://www.youtube.com/watch?v=CJE-lOrpR6M.

Stajčić Z, 2010b.Lateral root perforation, nasal loor elevation, implant placement. [2015-11-18].https://www.youtube.com/watch?v=nruqBAKbJUM.

Stajčić Z, 2010c.Bone graft partial failure, soft tissue defect, placement of Branemark implants, buccal fat flap. [2015-11-19]. https://www.youtube.com/watch?v=ExE3Jj3JEaY.

Stajčić Z, 2012. Horizontal bone loss, bone platform technique, ACM bone collector, inverted periosteal flap. [2015-11-10].https://www.youtube.com/watch?v=R8PaTLkX7zs.

Stajčić Z, 2013.Flapless implant placement, soft tissue augmentation, vertical accessory incision, immediate loading, permanent screw retained ZR-ceramic crown. [2015-11-14].https://www.youtube.com/watch?v=3ztGcTr0mPQ.

Stajčić Z, 2014a.Lateral and vertical alveolar ridge augmentation, titanium mesh, PRP. [2015-11-10]. https://www.youtube.com/watch?v=VibNtm-b6xQ.

Stajčić Z, 2014b. Crestal split, crestal sinus-floor elevation, piezosurgery, pedicled connective tissue palatal flap. [2015-9-30].https://www.youtube.com/

watch?v=oQtnCZUcwno.

Stajčić Z, 2014c.Frenum incision, removal of mesiodens, apicoectomy.[2015-9-30].https://www.youtube.com/watch?v=PIVtcmnDyRU.

Stajčić Z, 2014d.Pedicle connective tissue palate flap anteriorly based, insertion of replace groovy implant GBR.[2015-11-13].https://www.youtube.com/watch?v=Cy8cO-di-AA.

Stajčić Z, 2014e.Sinus floor elevation following caldwel-luc approach for the treatment of chronic maxillary sinusitis. [2015-9-30].https://www.you-tube.com/watch?v=jMnZwuNYw2A.

Stajčić Z, 2015a. Surgical closure of cervical root perforation. [2015-11-15].https://www.youtube.com/watch?v=_SDH6sdVakA.

Stajčić Z, 2015b.Papilla sparing incision, sinus-lift, apicoectomy, inverted periosteal lap.[2015-11-18]. https://www.youtube.com/watch?v=h1ybVMXt5-o.

Stajčić Z, 2015c. Papilla preserving incision, additional oblique incision, con-nective tissue graft, immediate NobelActive implant placement.[2015-11-17]. https://www.youtube.com/watch?v=UMtJ4lrGiso.

Stajčić Z, 2015d."H" incision, single tooth implant placement, two vertical additional incisions. [2015-11-14].https://www.youtube.com/watch?v=XJ13RkRyMSI.

Stajčić Z, 2015e. Implantation in explantation socket – management of sinus per-foration. [2015-11-14].https://www.youtube.com/watch?v=be1OzT5nOWw.

Stajčić Z, 2015f. Surgical removal of maxillary sinus mucous cyst, sinus foor elevation, insertion of implants. [2015-9]. https://www.youtube.com/watch?v=rz2yVLCT8RY.

Stajčić Z, 2015g. SLA KIT lateral window technique, sinus loor augmentation, simultaneous placement of nobel replace implants. [2015-9].https://www.youtube.com/watch?v=46k7sEU0lCQ.

Stajčić Z, 2016a.Frenectomy of grossly hypertrophic frenum and adventitious fraena. [2016-11].https://www.youtube.com/watch?v=6tozb0jjjXA.

Stajčić Z, 2016b.Open-view submucous vestibuloplasty. [2016-11]. https://www.youtube.com/watch?v=lF-f0o_SKpg.

Stajčić Z, 2016c. Open-view submucous vestibuloplasty using crestally (inter-dental papilla) based mucosal advancement lap. [2016-11]. https://www.youtube.com/watch?v=TvEGm54QyUg&t=2s.

Stajčić Z, Stojčev Stajčić L, Aditya P, et al, 2016. The combined augmentation/vestibuloplasty procedure preventing gingival recession in orthodontically/surgically treated progna-thic patient: a 14-year follow-up. Oral Surg, 9:47–51. doi:10.1111/ors.12159.

Urban I, Lozada JL, Jovanovic SA, et al, 2013.Horizontal guided bone regeneration in the posterior maxilla using recombinant human platelet-derived growth factor: a case report. Int J Periodontics Restorative Dent, 33:421–425. doi:10.11607/prd.1408.

Vogiatzi T, Kloukos D, Scarfe WC, 2014.Incidence of ana-tomical variations and disease of the maxillary sinuses as identified by cone beam computed tomography: a systematic review. Int J Oral Maxillofac Implants, 29:1301–1314. doi:10.11607/jomi.3644.

Wallenius K, 1963.Ridge extension: a modified operative technique. J Oral Surg Anesth Hosp Serv, 21:54–59.

Zadeh HH, 2011.Minimally invasive treatment of maxillary anterior gingival recession defects by vestibular incision subperiosteal tunnel access and platelet-derived growth factor BB. Int J Periodontics Restorative Dent, 31:653–660.

Zadeh H, 2012. [2016-10-26].https://www.youtube.com/watch?v= GALNMr3SRiY.

第3章　口腔种植相关的并发症或失败

口腔种植学的并发症可分为与种植体周围组织（如黏膜和牙槽骨）相关的生物并发症，以及与种植体本身以及修复体相关的机械并发症（Braegger，Heitz-Mayfield，2015）。与种植体相关的并发症可导致种植失败并导致其脱落。种植体失败可分为两类。第一类是早期失败，在植入后6个月以内或种植体负载之前发生。第二类是后期失败，在植入6个月之后发生（Shemtov-Yona，Rittel，2015）。在本文中，与口腔种植学相关的并发症被归类为种植体相关并发症和非种植体相关并发症。

3.1　种植体相关并发症

种植体相关并发症是指由炎症创伤所引起的影响种植体周围和（或）附近的软硬组织的变化（生物并发症），以及对种植体本身和种植体负载结构的机械损伤（机械并发症）。修复体并发症也属于机械并发症，因为它们与种植体的上部结构相关。

3.1.1　种植相关生物并发症

3.1.1.1　种植体周围感染

炎症反应可影响种植体周围组织，如黏膜或牙槽骨。如果种植体周围的黏膜炎症并未累及骨组织，则诊断为种植体周围黏膜炎。种植体周围炎（图3.1a~i）是指种植体周围黏膜炎症累及牙槽骨造成嵴顶骨丧失。极少情况下，种植体植入时种植体表面污染导致的骨髓炎（Rokadiya，Malden，2008）或种植体植入

到感染根尖周病变的拔牙窝（Kesting et al，2008）会影响种植体周围骨。

研究显示，种植体周围炎是一种常见情况（45%），一些患者及种植体相关的因素会影响中度/重度种植体周围炎的风险（Derkset al，2016）。

风险因素可总结如下：

1. 口腔卫生不佳：菌斑控制不足（图3.2a~c）。

2. 膜龈缺损（图2.10a~j）。

角化黏膜宽度不足（图3.2d）

种植体周围非可动黏膜宽度不足

3. 种植体定位不当。

种植体之间距离过近（图3.2e，f）

种植体与相邻牙齿之间距离过近（图3.2g）

种植体未完全埋于骨内（图3.2h）

4. 植入位点的骨量和软组织量不足（图3.2i）。

5. 修复体缺陷。

修复体设计不当

未完全就位

基台或修复体匹配度不佳（图3.2j~n）

种植体支撑的修复体外形过大（图3.2o）

粘接剂残留（图3.2p~s）

一旦检查到上述所列举的风险因素，应当及时和恰当的处理。

措施1. 患者应充分了解种植体周围感染所造成的风险和其演变过程，并且在关于如何改善口腔卫生方面得到医生的指导。医生应安排更频繁的随访复诊，直至患者达到并保持良好的牙齿清洁程度。

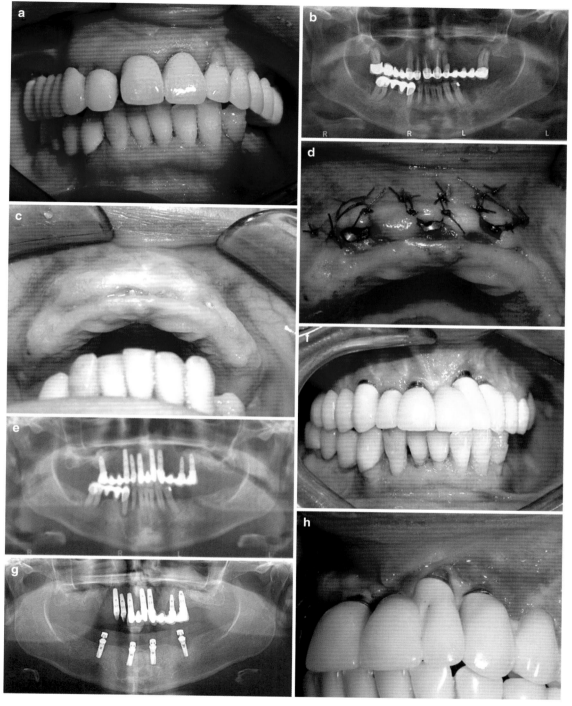

图 3.1　**种植体周围感染**　a. 图示为因牙周炎而保留无望的上颌前牙，拟行上颌半口种植修复。b. 曲面断层片示该患者大部分患牙都有严重的骨吸收。c. 上颌所有患牙均被拔除并同时行种植体植入术和 GBR，图示 I 期手术后2 个月，可透过黏膜隐约看到覆盖螺丝。d. 术后两个月便更换覆盖螺丝为愈合基台有些过早，翻起一个小的三角形黏骨膜瓣来转移一部分角化龈至种植体颈部。e. 术后两年的全景片显示上颌植入了 8 颗种植体，可见两边都行了上颌窦提升术，下颌余留牙的牙周炎愈发严重。f. 图示种植体周围非可动性黏膜明显不足，口腔卫生糟糕，特别是在下颌。g. 5 年后的全景片可见上颌种植体周围有大量的骨吸收现象，并且右侧最后一颗种植体已被拔除。下颌的所有天然牙已被拔除并由另一名医生植入了 4 颗种植体。h. 严重的种植体周围炎，可见脓液形成，其临床表现与图 g 全景片所示一致。i. 移除牙冠和基台后的情况，可以看到由于种植体周围感染导致了大量软组织的破坏。j. 只需用牙钳便可轻松地拔除种植体。k. 种植体移除后可见大量的骨和软组织缺损。l. 关闭软组织创口，该患者已经不想再承受一次种植牙过程，她的医生将会给她进行活动义齿修复

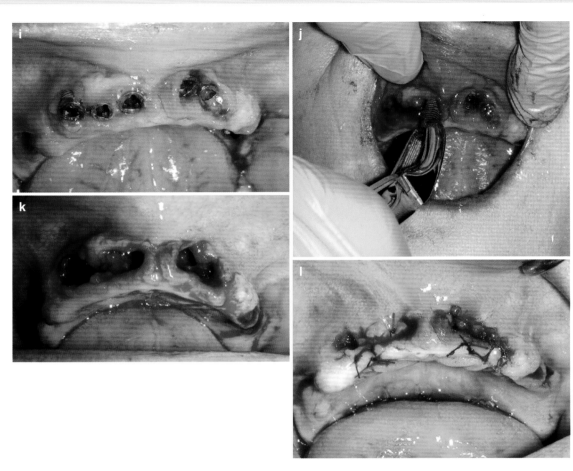

图 3.1　（续）

措施 2. 膜龈畸形包括在未来种植体植入部位缺乏足够角化龈，应当在种植体植入前或在手术时采用 CTG 移植或前庭沟成形术加以矫正。当采用潜入式愈合时此类矫正措施可延后一段时期或是在暴露种植体时实施。

措施 3. 种植体的正确三维位置植入是口腔种植医学中必不可少的环节，应当全程遵循植入位置位于安全区（comfort zones）（Buser et al, 2004）。应当始终遵守 2 颗种植体之间的最小距离大于 3mm、以及种植体与邻牙之间的最小距离大于 1.5mm 的原则。当牙间距不足以容纳 2 颗种植体（遵守种植体之间的最小距离）时，应仅植入 1 颗种植体，并构建 1 个悬臂梁。任何原因造成的种植体未完全埋于骨内，则应在手术时考虑使用 DBBM 进行垂直骨增量，或者去除种植体，植入新的较短种

植体并完全埋入（图 3.11m~r）。

措施 4. 当计划进行骨增量时，始终建议略微过度增量以抵消骨的再吸收。应提醒患者注意，种植体植入时通常需要进行额外的骨移植和（或）进行某种类型的软组织移植，包括但不限于 CTG 移植。

措施 5. 修复体的零件和工具应当在确认其完全合适后再进行固定。必须通过牙科放射照相检查位于龈下的连接是否就位。防止黏膜下存在过量的粘接剂是很困难的。使用 CAD/CAM 制作的个性化氧化锆基台会减少部分粘接问题，但无法完全避免。因此，螺丝固位的固定修复体似乎是更好的选择。随着采用 Omnigrip 螺丝刀的角度螺丝通道的出现（Nobel Biocare, 2014），上颌前牙区的单冠可以在不影响美观的情况下由螺丝固位。

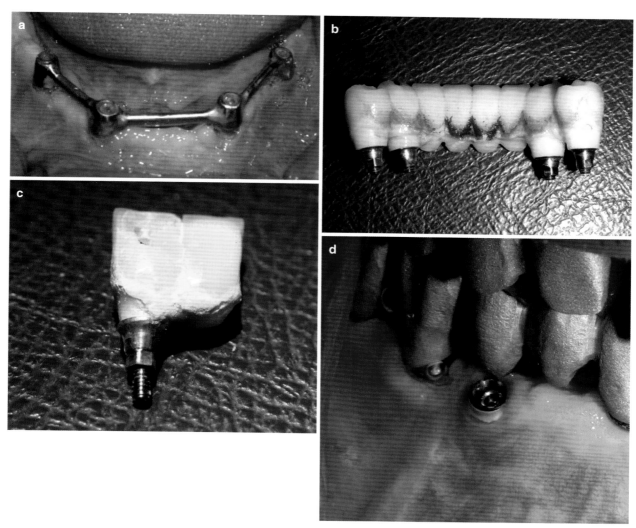

图 3.2　种植体周围感染与风险因素　a. 一位采用 Straumann 种植体杆卡修复半口无牙颌的患者，可见口腔卫生非常差，已经引起了种植体周围黏膜炎。b. 口腔卫生很差，可在修复体的舌侧面看到大量的烟渍和牙结石。c. 取下螺丝固位的单端桥临时牙，由于刷牙不当，可见大量的牙结石附着。d. 缺乏角化龈环绕的种植体仅仅用来过渡临时义齿，将在永久修复时拔除。e. 2 颗种植体靠得太近，在植入后 1 个月出现软组织缺损。f. 翻开黏骨膜瓣可见骨缺损存在于种植体颊侧以及 2 颗种植体之间。g. 近中的那颗种植体（箭头）过于靠近邻牙以致不得不对邻牙行根管治疗和根尖手术。h. X 线片展示种植体的植入深度不当以及牙冠的不正确就位可能会导致种植体周围的感染。i. 杆卡支持式的种植修复体由于骨宽度以及角化龈的不足导致了严重的种植体周围炎。j. 全景片示未完全就位的上颌修复体（箭头处）。k. 该病例在行使功能 10 年后出现种植体周围黏膜炎，有趣的是该病例几乎没有骨吸收（图 j）。l. 2 颗种植体之间不合理的龈瓷设计使得种植体颈部以及桥体下的不能清洁。m. 取出近中的种植体和桥体。n. 可见拔除的近中种植体周围牙龈存在炎症。远中种植体残留的粘接剂显示了修复体与周围牙龈的关系。o. 过大的牙冠轮廓。p. 12 牙位 5 年前行种植修复，现在种植体周围感染已加重，可见肿胀和溢脓。q. 翻起黏骨膜瓣，可见残留的粘接剂（箭头）。r. 去除全部粘接剂后关闭创口，由于没有骨缺损因此不必行 GBR。s. 由于种植体周围黏膜炎反复发作并且抗生素治疗无效，因此取下桥体。可以看到大量玻璃离子粘接剂黏附在牙冠以及全瓷基台上。这可能是感染反复发作的最主要原因

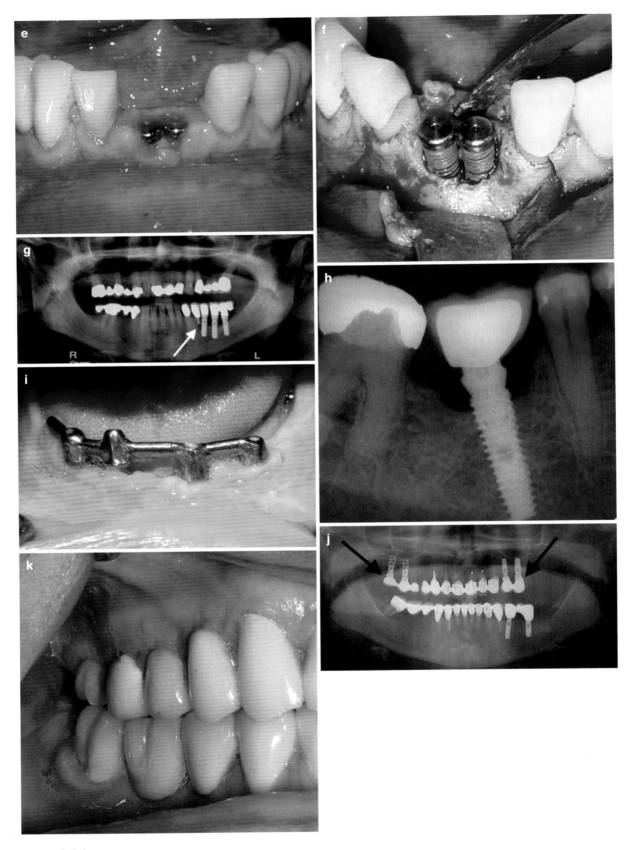

图 3.2 （续）

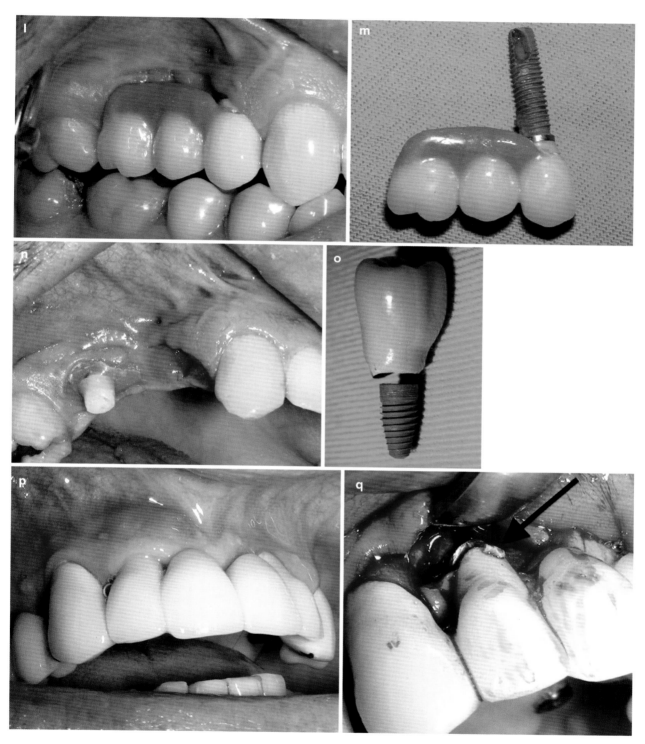

图 3.2　（续）

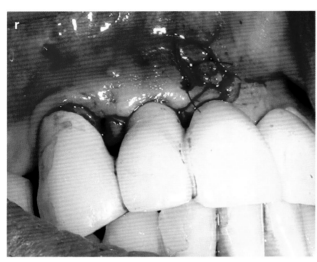
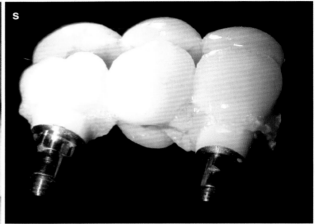

图 3.2　（续）

3.1.1.2　非炎性反应引起的种植体周围骨吸收

　　不是来源于炎症反应或者系统疾病引起的种植体周围骨吸收极其少见，其形成机制目前仍不明并且相关文献数据很少。可能是由于医源性因素和或联合患者自身因素引起。

　　医源性因素在种植外科手术种植窝预备时可能会导致骨组织过热（坏死），其原因包括使用的钻头较钝或是手对机头施加的压力过大。当使用锥形具有自攻性的种植体（如NobelActive. Alpha Biotech），特别是在下颌骨时，高扭力可造成种植体"过紧"，对周围骨产生过量的挤压力，进而导致血供减少，从而引起骨吸收（图 3.3d~u）。这种情况可以出现在所有锥形带有切割刃的种植体上（Branemark、Nobelspeedy、Straumann Bone Level Tapered 等）。将种植体植入在周围不足1mm厚度密质骨的薄型牙槽骨时，可以确定一定会发生骨吸收（Araujo, Lindhe, 2005）。切牙拔除后行即刻种植，由于束状骨的吸收，会导致唇侧骨壁的缺损。

　　患者因素包括咬合力过大，骨质太差，或是骨遭受机械损伤导致骨结合完全失败。有理由怀疑过大的咬合力将超过骨的可承受范围进而导致非炎性种植体周围骨吸收以及随后的骨结合失败。

3.1.1.3　生物并发症的处理

　　非手术处理

　　种植体周围的早期感染（如种植体周围黏膜炎）如果诊断及时并及时采取以下措施，其炎症是完全可逆的：

　　1. 如果有牙结石需去除。

　　2. 去除种植体周围的生物膜。

　　3. 氯己定漱口。

　　4. 提高患者口腔清洁能力。

　　5. 改良与机械性能以及修复方面相关的不利因素。

　　6. 尽管全身使用抗生素是有用但并不合时宜（Hallström et al, 2012）；然而当以上措施都不可行时须考虑服用抗生素。

　　对于种植体周围炎，非手术治疗方案与种植体周围黏膜炎相同，然而，笔者必须强调种植体周围炎是不可逆并且复发的可能性很高。因此，早期（1~2月）的评估对于决定是否进行进一步的积极治疗是非常必要的。

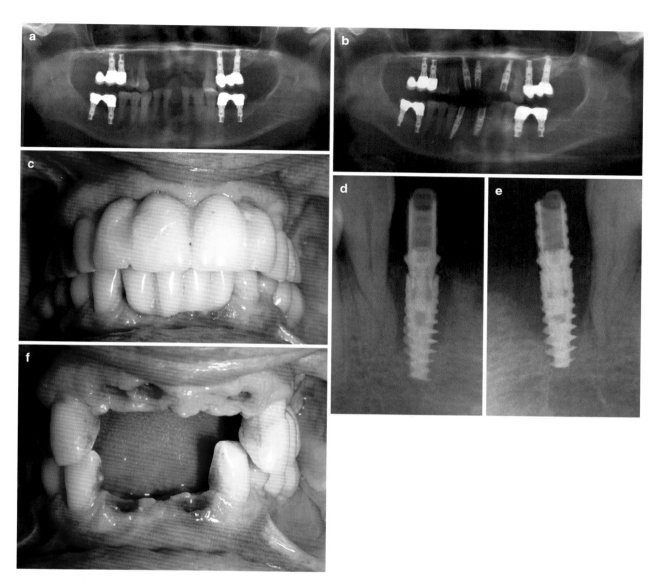

图 3.3　**种植体周围炎治疗**　a. 一位即将接受上下前牙种植修复患者的全景片。b. 曲面断层片示上颌植入 3 颗种植体，下颌植入 2 颗种植体，均已安好临时基台以便即刻修复。c. 图示同一患者植入后 3 个月，可见下前牙的临时冠周围有明显的感染迹象。d. 右侧的种植体可见到明显的骨吸收。e. 在下颌另一颗种植体也有同样的情况。f. 图示移除临时桥体后，上颌可见健康的牙龈和轮廓形态。下颌种植体周围牙龈则可以看到明显的炎症。g. 图示患者取出原有种植体、植入新的种植体并同期 GBR 10d 后。h. 第二次手术后 3 个月，可见角化龈健康充足。i. 术后 X 线片显示下颌骨种植体周围骨愈合良好，上颌前牙区种植体周围有稳定的嵴顶骨。j. 图示愈合基台安置 2 周后。k. 放置 2 颗氧化锆全瓷基台。l. 下颌种植桥体就位。m. 一位植入了 13 颗 NobelActive 种植体的患者全景片，其中的 12 颗和 1 颗长期留存的 Straumann 种植体组成螺丝固位修复体行使功能，另有一颗种植体没有负载（箭头处）该患者的上颌图示在图 2.25g，h。n. 照片示未负荷的种植体在植入时颊侧缺乏足够骨。o. 将自体骨屑放在种植体表面。p. 自体骨屑表面上再覆盖异种骨粉。q. 骨粉表面覆盖 OCG 作为屏障膜。r. 创口分两层关闭，内层为翻折的骨膜瓣。s. 图示全瓷基台（箭头处为经过治疗的种植体）周围黏膜健康。t. 图示修复体就位 6 个月后在治疗后的种植体周围出现种植体周围黏膜炎（箭头处）。u. 翻瓣暴露种植体可见颊侧依然没有骨，GBR 完全失败。在再一次尝试种植体抛光术失败后该种植体最终被拔除并植入另一颗新的种植体

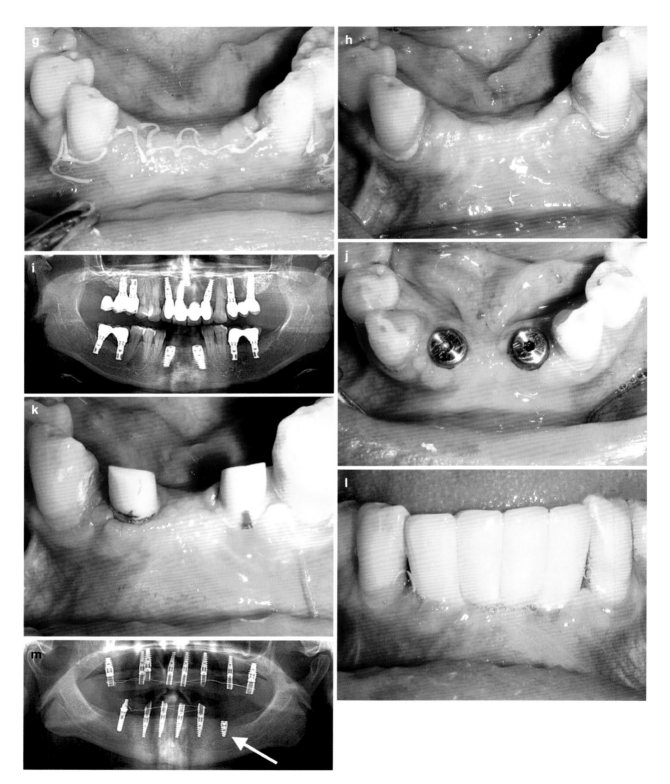

图 3.3 （续）

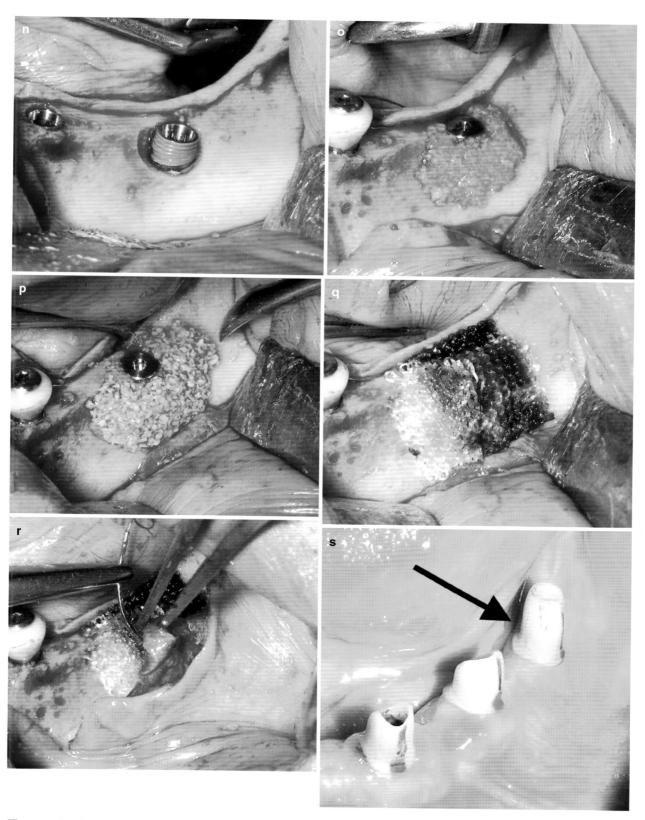

图 3.3 （续）

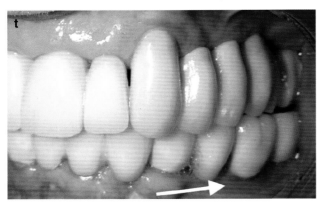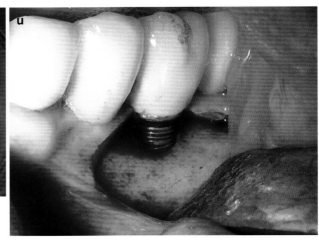

图 3.3 （续）

手术治疗

种植体周围炎的手术治疗可以是再生性、切除性或切除－再生联合治疗（Matarasso et al, 2014；Schwarz et al, 2014）。必须指出，目前尚无科学证据证明上述何种方法最有效。

再生性治疗

刮治术 与牙周袋翻瓣刮治术的唯一区别在于，应使用碳刮匙或带有钛尖的器械清洁种植体暴露螺纹一侧的肉芽组织。使用安装在手机上的钛刷（iBrush；rBrush，NeoBiotech，Seoul，Korea）以 1000 转／分清洗多余的骨粗糙种植体表面，并使用盐水充分冲洗（图 3.4i~k）。如果有些螺纹无法清洁，则应进行种植体打磨术（下一章中描述）。

消毒 使用各种技术和化学剂对暴露的种植体表面和手术区进行消毒，如乙二胺四乙酸（EDTA）、氯己定、磷酸、碳酸氢钠、3% 过氧化氢、甘氨酸粉末、激光和光动力治疗。笔者一直在使用光动力治疗与 3% 过氧化氢结合，对种植体周围感染的患者进行消毒（图 3.5a~t），然而必须强调，消毒依然不能抵消对粗糙种植体表面的不当清洗。

修补 刮治术和消毒应为种植体周围骨提供健康、无菌的环境，使之适宜进行 GBR。再生方法涉及种植体周围骨以及软组织的修复。对于骨修复，已证明自体骨颗粒应放于到暴露的种植体表面（图 3.3o，图 3.4o），然后用一层 DBBM 覆盖（图 3.3p，图 3.4p，3.5g、q），由屏障膜保护（图 3.3q，图 3.4q，3.5h、r）。软组织覆盖是必须的，可以通过适当的皮瓣设计和 CTG 的应用来实现（图 3.4o、p），在薄牙龈生物型患者中尤其如此（表 3.1）。再生的方法似乎对垂直骨缺损无效。

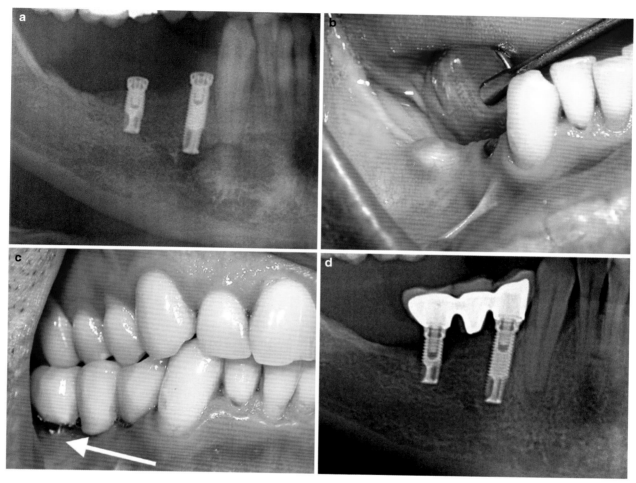

图 3.4　种植体周围炎的治疗　a. 图示在骨增量后，植入 2 颗种植体。b. 口内照片可见近中种植体软组织退缩，覆盖螺丝暴露，远中种植体透青，同时还存在角化龈不足。c. 可见远中种植体牙龈退缩并伴有种植体周围炎。d. X线片示远中垂直骨吸收。e. 牵拉颊侧皮肤可见种植体颈部周围黏膜会跟着移动。f. 在黏骨膜瓣翻起前使用隧道术将黏膜和肌肉组织潜行分离。g. 与开放式口腔前庭成形术相同（见 2.2.1.1），分离骨膜和肌肉组织。h. 将剪刀的尖端插入垂直切口推挤和分离骨膜与肌肉组织 i. 暴露的术区显示种植体周围骨的吸收以及大量肉芽组织。j. 使用刮匙和 I-Brush® 清洁种植体，去除肉芽组织（Kwon 2016）。k. I-Brush® 是一次性使用产品。l. ACM bone collector® 用于收集自体骨，取掉塑料套筒后可以看到一次收集到骨的质和量。角落是脱蛋白牛骨基质。m. 在术区的最远中取游离骨膜组织。n. 显示游离骨膜组织大小。o. 把自体骨屑放置于清洁的种植体表面和骨缺损处。p. 第二层使用脱蛋白牛骨基质覆盖自体骨屑以减缓吸收。q. OCG 作为屏障膜覆盖骨粉。r. 关闭创口。注意箭头处使用水平褥式缝合连接黏膜和骨膜（肌肉和黏膜下层已向根方推移）以消除无效腔，并在种植体颈部周围形成非可动黏膜

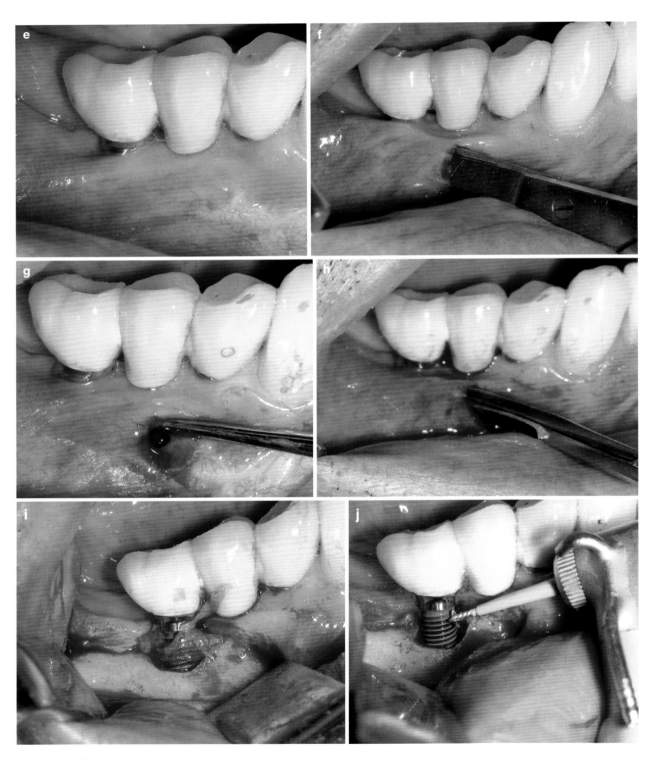

图 3.4　（续）

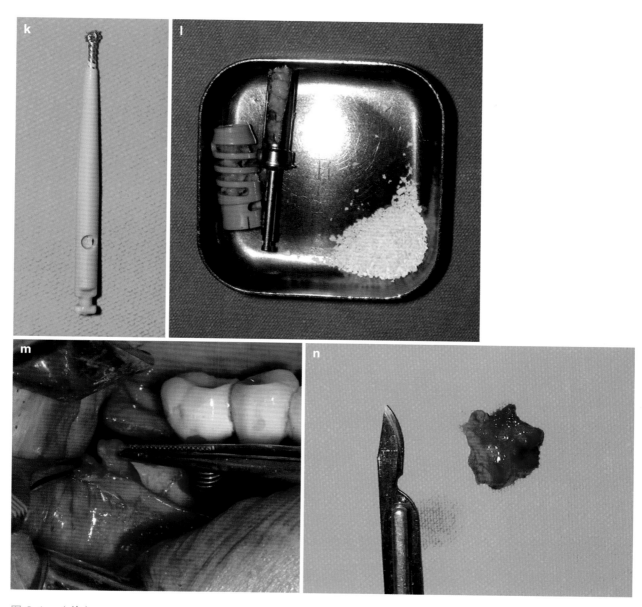

图 3.4 （续）

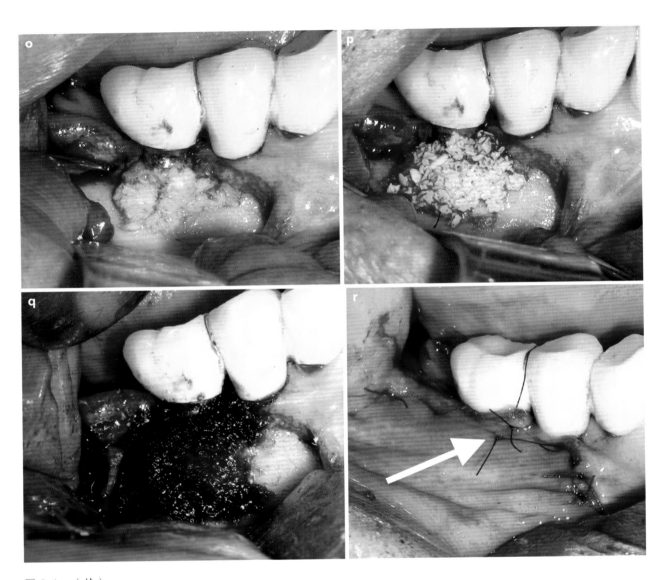

图 3.4 （续）

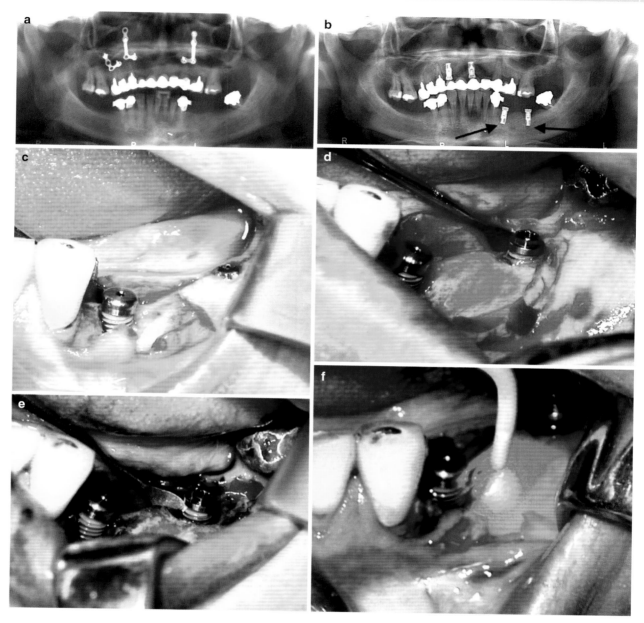

图 3.5 **种植体周围炎的治疗** a. 因外伤导致上颌 LefortI 型骨折的患者术后全景片，可见外伤导致的殆曲线畸形。上颌骨中可见钛板和固定螺丝，患者的大部分牙齿都患有慢性牙周炎，后期计划用种植牙替换不能保留的牙齿。b. 一共植入了 4 颗种植体，下颌的 2 颗种植体（箭头处）在 3 个月后出现了种植体周围炎。c. 先暴露靠近中的种植体，可见颊侧骨板的吸收和暴露的螺纹。d. 暴露远中种植体，显示其上裸露的螺纹。e. 经过细致地刮治后行光动力疗法（运用了染色剂）。f. 冲洗后将光子作用于染色区域。g. 同时应用自体骨屑和异种骨粉。h. 使用可吸收膜完成GBR。i. 种植体周围炎治疗后 6 个月，可见骨量有所提升，准备行最终修复。j. 口内观，仅有一小部分桥体下的牙龈附着在治疗后的种植体上，该照片拍摄于桥体固定后 5 年。k. 4 颗 Straumann Standard 种植体植入 3 个月后行杆卡修复，取模，可见左侧最远中的种植体缺乏足够的角化龈（箭头处）。l. 行使功能 5 年后，全景片见左侧下颌最后一颗种植体周围骨吸收。m. 显示口腔卫生不良以及被种植体周围感染影响的种植体（箭头处）。n. 暴露种植体，可见种植体粗糙表面没有骨支持，缺损处被大量肉芽组织覆盖。o. 光动力疗法首先是将染料涂于种植体表面以及周围骨和软组织。p. 激光束对准着色部分。q. 行 GBR。r. 可吸收膜覆盖骨粉表面。s. 使用 6-0 尼龙线缝合创口。t. 1 年后，软组织情况似乎稳定，然而不良的口腔卫生程度导致了邻近种植体牙龈发生进一步的退缩

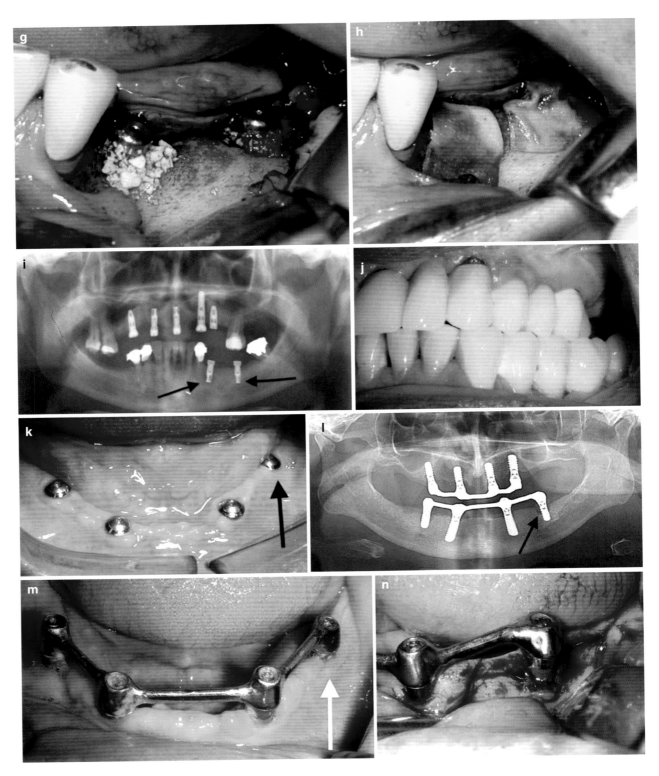

图 3.5 （续）

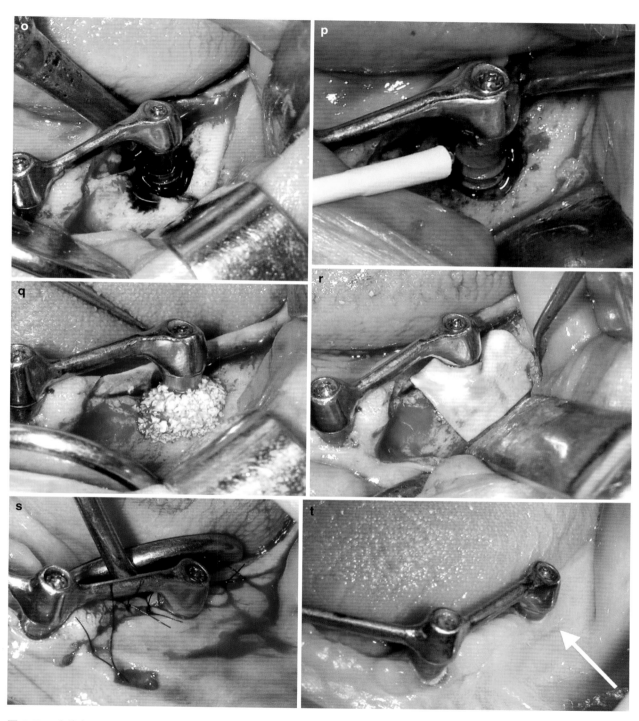

图 3.5 （续）

表 3.1　种植体周围炎治疗指南

种植体周围情况	患者需求							
骨吸收								
	美学要求高				功能要求高			
	美学区		后牙区		美学区		后牙区	
	厚龈	薄龈	厚龈	薄龈	厚龈	薄龈	厚龈	薄龈
部分吸收 *								
≤ 30% 种植体长度	GBR	GBR+	I GBR	I GBR+	I GBR	I GBR+	I	I+
部分吸收								
≤ 50% 种植体长度	I GBR	I GBR+	I GBR	I GBR+	I GBR	I GBR+	I	I+
环形吸收								
≤ 50% 种植体长度	E	E	E/IR	E/IR+	IR	IR+	IR	IR+
骨内吸收								
≤ 50% 种植体长度	E	E	E	E	E/I	E/I	I	I
骨内缺损								
> 50% 种植体长度	E	E	E	E	E	E	E	E

　　GBR：引导性骨再生，+：结缔组织移植，I：种植体抛光术，E：拔除，E/I：拔除或种植体抛光术，IR：种植体抛光术并出去嵴顶骨

　　* 部分吸收指种植体周围只缺损一侧骨壁（通常是颊侧骨壁）并且没有骨内缺损的情况。环形吸收指种植体周围存在环形的骨内缺损

切除性治疗

种植体抛光术　种植体抛光术是一种使本应被周围骨组织完全覆盖的种植体粗糙表面变光滑的手术。该手术通常需要将整个黏骨膜瓣翻起并且用刮匙完全去除肉芽组织后进行（图 3.6a~w）。种植体抛光术是一种简单易行的技术，但有其自身局限性。窄径种植体可能会因此变得脆弱（Chan et al, 2013），并形成裂纹或折裂，而常规和宽径种植体则不受影响。

　　将黏骨膜瓣翻起，以暴露失败种植体的整个外周。将圣诞树形状的金刚砂钻安装在直机上，将颊面和邻面打磨光滑。在逆时针方向上也可使用裂钻。舌侧面则使用反角手机。有时候，可以用球钻去除一些隐蔽的粗糙表面。使用大量生理盐水并交替使用 3% 过氧化氢进行冲洗。然而，在窄直径种植体中，更安全的做法是使用不同的钻头，例如使用直径与种植体螺距相对应的球钻，以去除侧方和根部的粗糙表面（图 3.7b~e）。使用直径较大的球钻或裂钻平整牙槽嵴顶（图 3.7j）。通过这样做，可以去除种植体表面的微粗糙面，但种植体的直径并未显著减小（图 3.7c）。该技术也可用于常规 / 宽平台种植体（图 3.7f）。可以使用放大镜进行种植体打磨术，以防止过多磨除种植体（特别是在窄直径种植体中），并确认去除术区内的金属颗粒。似乎合乎逻辑的是，由于种植体抛光术的想法仅仅是为了根除在微孔粗糙表面生存的细菌，所以在打磨种植体后，仅需要对仍未被软组织覆盖牙槽嵴顶的种植体表面进行抛光。只要磨掉含有细菌的微粗糙面，即使种植体表面是不规则的，也不会延迟愈合时间。取下牙冠和基台可提供更好的可见性和操作性。如果做不到这一点（图 3.7g~o），手术时间将延长，在种植体打磨结束时，应使用橡皮杯仔细抛光基台 / 牙冠连接部。

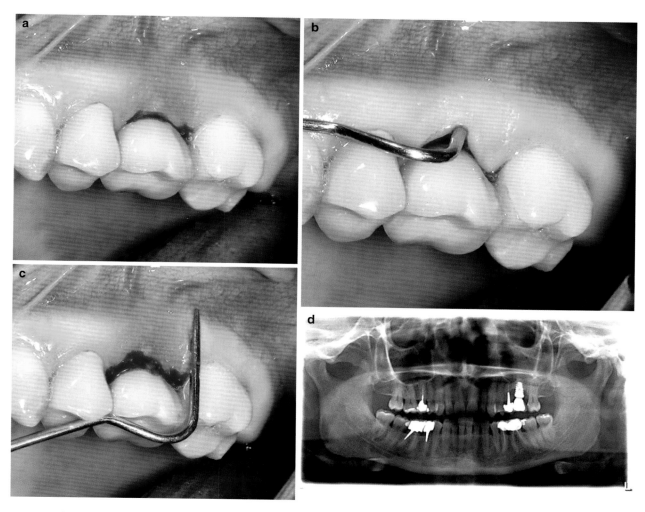

图 3.6　**种植体抛光术**　a. 26 为种植牙,出现牙龈炎症,偶尔溢脓发臭。b. 探诊显示深牙周袋。c. 探诊出血明显。d. 全景片示种植体周围有明显骨吸收。e. 颊侧暴露受感染的种植体可见巨大的骨缺损和暴露的螺纹。f. 行种植体抛光术。g. 光动力疗法。h. 激光束对准已暴露的表面。i. 腭侧暴露受影响的种植体。j. 不进行任何 GBR 并关闭创口。本治疗旨在减轻患者的症状和体征,并让患者有机会重新考虑最终的治疗方案。k. 女性患者,在经过多颗牙植入、拔除、软组织移植以及 GBR 后依然出现软组织缺损,骨粉颗粒渗出黏膜,愈合基台暴露。l. 暴露颊侧骨缺损可见颊侧骨壁缺损和暴露的螺纹。开始行种植体抛光术。m. 完成种植体抛光术。n. 更换损坏的愈合基台,行 CTG 移植于种植体表面,关闭创口。o. 治疗 3 个月后,龈缘似乎已稳定(箭头处)。p. 全景片示一位植入了 3 颗 NobelActive 种植体的患者从急性上颌窦炎转变为慢性炎症,表现为右侧上颌窦鼻塞、肿胀和疼痛(箭头所示的种植体将行种植体抛光术)。q. 上图中间种植体口内观可见暴露的螺纹和退缩的牙龈(箭头)。r. 翻开黏骨膜瓣可见颊侧骨壁大量缺损。s. 实施种植体抛光术。t. 将 CTG 放置于种植体表面。u. 关闭创口并将 CTG 通过水平褥式缝合与嵴顶黏膜固定。v. 重新上回临时修复体。w. 种植体抛光术后 1 年

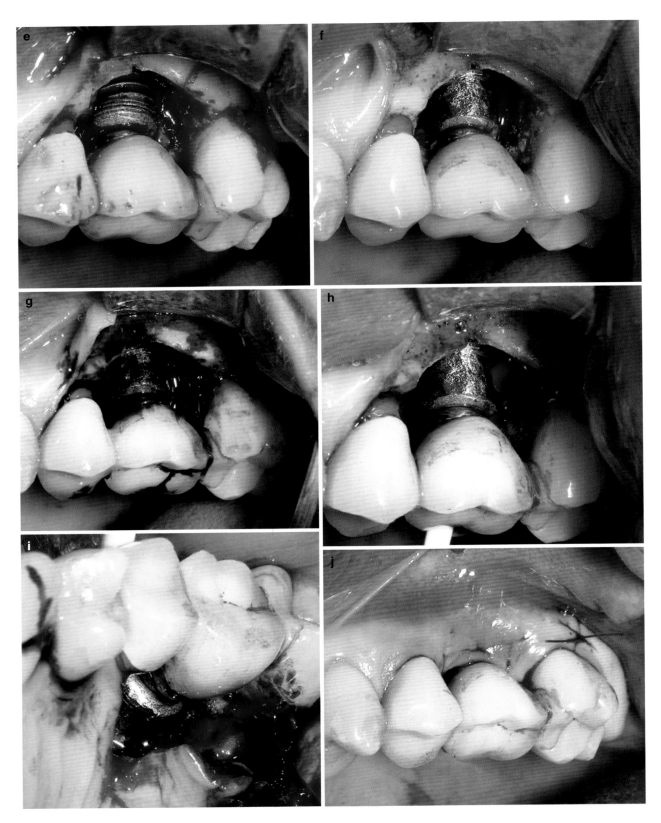

图 3.6 （续）

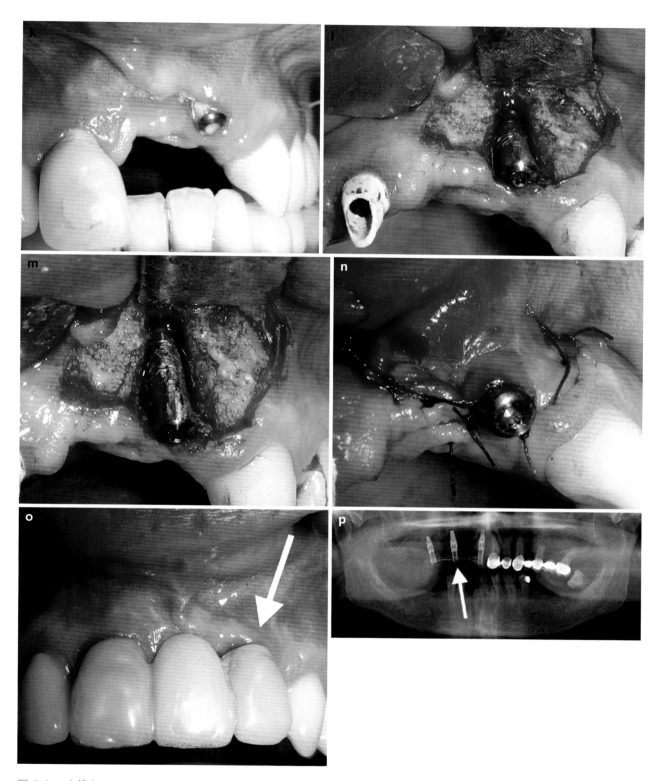

图 3.6 （续）

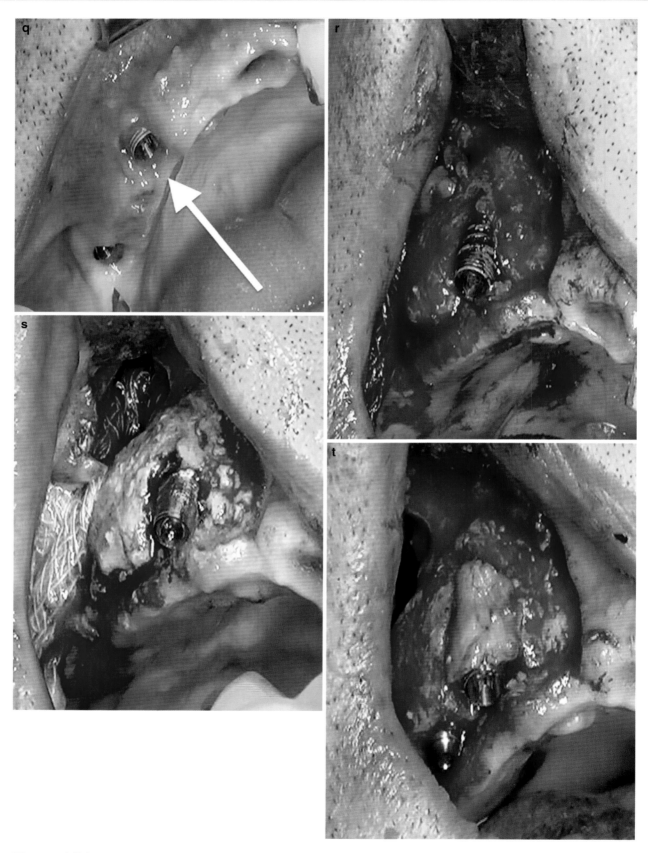

图 3.6 （续）

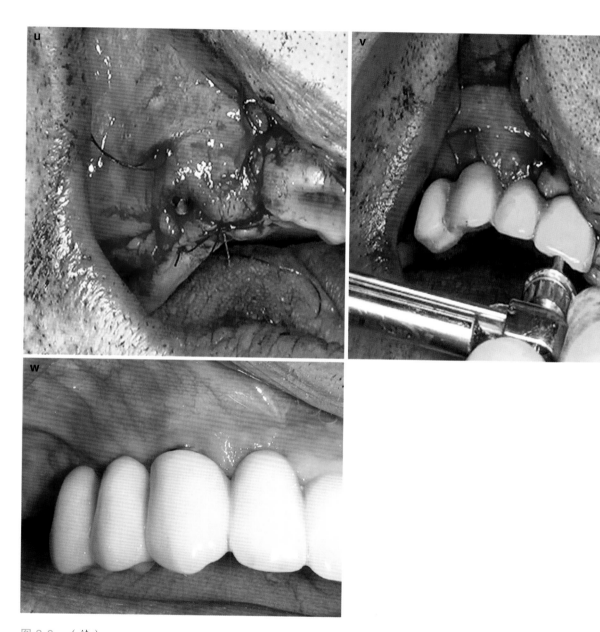

图 3.6 （续）

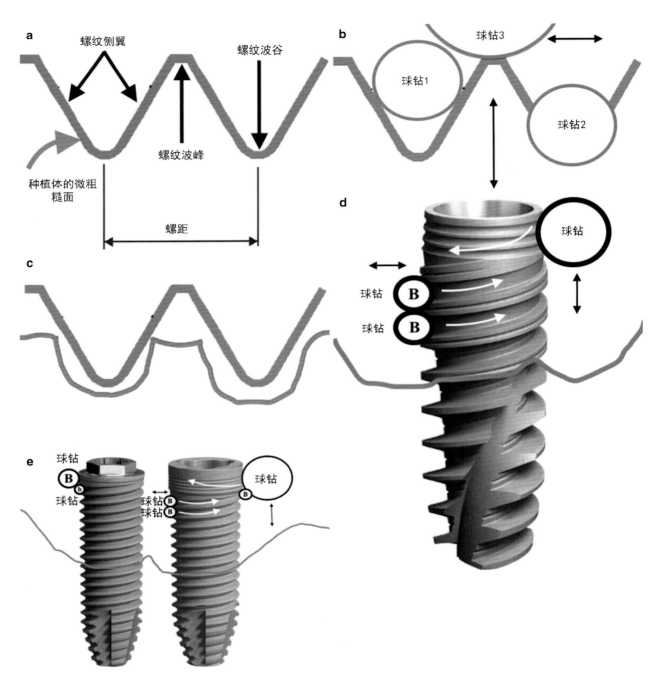

图 3.7 　**种植体抛光术** 　a. 种植体螺纹的草图，显示相关部件的特定词汇。b. 示意图展示窄径平台种植体行抛光术的机制，选择与螺纹直径相对应的球钻（球钻 1）以圈形的方式朝向螺纹的根部移动（球钻 2），用更大的球钻（或裂钻）沿着种植体长轴修整种植体的螺纹波峰（球钻 3）。c. 红线代表使用该技术后的效果，通过该技术将种植体的尖粗糙表面（蓝线）变成平粗糙表面，因此种植体的直径将大大减小。d. 将此技术应用于中螺纹种植体如 NobelActive 的示意图。e. 将此技术应用于细螺纹种植体如 Branemark、Nobelspeedy 时的示意图。f. 更大螺纹的种植体（如 Straumann Standard 等）用此技术操作时间会大大减少，因为其螺纹的数量更少。g. 翻瓣显示 3 颗种植体由于嵴顶骨的吸收导致螺纹暴露。h. 选用小的球钻用于处理细螺纹的种植体。i. 更大直径的球钻匹配更粗螺纹的种植体。j. 裂钻用于修平嵴顶。k. 基本完成种植体抛光术。l. 光动力疗法治疗被细菌污染的术区。m. 激光是光动力疗法的关键。n. 将结缔组织放于种植体表面。o. 关闭创口

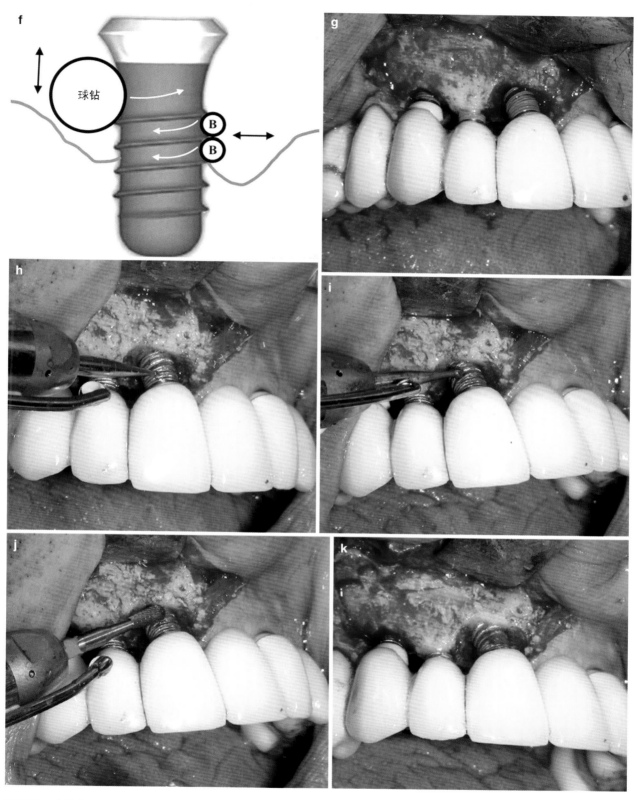

图 3.7 （续）

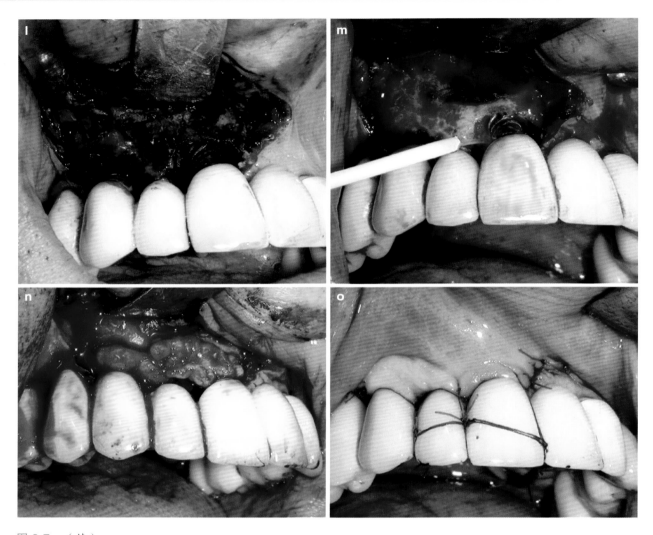

图 3.7　（续）

拔除：用于去除失败种植体的手术技术

　　作为种植体周围修整术的一部分，拔除种植体不应被视为最终的治疗手段。它只是整个口腔种植治疗中的一个临时手术，因为往往在拔除种植体之后（图 3.8a~g，图 3.9s~w）可以同期或延期（图 3.8h~j）在相同的位置植入新的种植体以替代拔除的种植体。在有些病例中，存在着严重的种植体周围炎体征和症状，可以在不损害上部结构的情况下将种植体截断并去除骨内部分（图 3.8k~u）。这种操作可迅速缓解患者的症状，使患者能够维持咀嚼功能，直至制定明确的治疗计划。

　　在过去十年中，植入的种植体数量显著增加；因此预计失败种植体的数量也会相应增加。

这就要求种植体相关产业公司研制并提供所需的相关设备，同时种植外科医生需要开发新的手术技术，使得医生不仅可在损坏极小的情况下去除失败种植体，而且可在需要时将另一颗植体植入相同的种植部位。

　　文献中提出了不同的种植体去除方法，如在冷却水条件下以低速使用细裂钻或环钻（Covani et al，2006，2009；Ten Bruggenkate et al，1991）；用电刀引起骨热坏死和随后使骨种植体交互界面变弱（Cunliffe 和 Barclay，2011；Massei，Szmukler-Moncler，2004）；激光辅助拔除（Smith，Rose，2010）；以及去除扭力手术等（Chen et al，2006）。

　　种植体行业器械设备的更新可以大大改

变手术的方法。在 2010 年之前，裂钻和环钻仍是用于去除失败种植体的唯一方法，但在过去 5 年中，一种新技术已经成为大多数病例的首选治疗方法，因为它简单、精确，能将新的种植体植入相同位点并且获得良好的预后效果（Stajčić et al，2016）。

钻 – 钳技术

该技术是翻起黏骨膜瓣后，通常使用小尺寸的 3–4 号球钻和（或）裂钻去除位于种植体颊侧根尖到顶部的骨，并尽可能注意保留舌侧皮质骨以及近中 / 远中端尽可能多的骨（图 3.9a~d）。如果在舌侧发现有骨吸收，而颊侧皮质骨完整，则加大舌侧骨缺损区，使颊侧皮质骨不受影响。然后用牙钳夹住种植体，尝试通过旋转和轻微摇摆（类似于拔牙）将其去除。如果不可行，则磨除更多骨直至有可能使其拧松或将其向骨去除区域脱位，从而形成三壁骨缺损。

目前，该技术专门用于在高扭力反向扳手技术不成功或失败种植体折裂的情况下，去除与邻近牙齿 / 种植体无间隙的失败种植体。该手术耗时、有时较烦琐，特别是在去除长种植体（14~16mm）时尤其如此。当去除的皮质骨长度超过种植体长度时，钻针可能会滑至种植体表面；这时，伤口会受到金属颗粒污染。有时候，在去除下颌骨上完全骨整合的种植体时，由于清除其周围皮质骨非常费力，可能会对种植体表面造成严重损伤（图 3.9c）。如果计划即刻种植，此金属污染可能会干扰 GBR 手术。事实证明，将新种植体植入拔除部位是可行的，但需要进行软组织增量和骨增量的复杂操作。使用此技术后，单独进行 GBR 和延期种植体植入能获得更好的预期效果。

钻 – 增隙 – 钳技术

该技术首先在大量生理盐水冲洗下使用 1 号球钻和（或）裂钻从种植体的近中端和远中端去除嵴顶骨，去骨时应尽量贴近种植体表面（图 3.9n）。用相应的牙钳夹住种植体颈部，顺时针和逆时针方向旋转，当尝试这样的运动时感觉到阻力时，使薄的增隙器（3 号 Couplands 增隙器）进入近中端和远中端间隙，间歇性地施加与用于拔出包埋牙根时相似的小幅轻柔的旋转力（图 3.9o）。但是，最终拔除手法与用于去除包埋牙根的动作略有不同。不要旋转增隙器，而是将其推向种植体（图 3.9p），使种植体倾斜。然后，使用增隙器进入对侧的间隙，并进行类似的操作。之后用拔牙钳夹住种植体颈部，仅进行轻柔的摇摆运动将其推向近中端和远中端，从而保留颊面部和舌侧皮质骨（图 3.9q，r）。当几乎感觉不到阻力时，最终通过逆时针旋转去除种植体，留下卵形骨缺损（图 3.9s，u~w）。

由于种植失败的患者越来越关心能否在去除失败种植体后立即植入新种植体，使得该技术成为一种新的治疗方案。这项技术出现的原因在于以往失败种植体虽然只有一小部分发生骨整合，但依然难以将其拧松取出。作者无意中发现，通过增隙器将失败种植体向近中端和远中端倾斜时，要比将其拧松时更容易拔除（图 3.9o，p）。该技术已证明了其可预测性，特别是在保留颊侧和舌侧皮质骨方面，从而能够植入新的种植体（有时候采用相同的长度和直径）。如果想获得更良好的预后则是在可行的情况下植入略微大点直径的种植体。在这种情况下，如果有不同的种植体系统、直径和长度可选择是十分有利的。因此，使用该技术去除的失败种植体。直径为 3.3mm、3.5mm、3.75mm、4.0mm、4.1mm 和 4.8mm 的种植体可以分别成功地被 3.5mm、3.75mm、4.0mm、4.1mm、4.3mm 和 5.0mm 的种植体成功替代，这些是使用 Straumann 和 Nobel Biocare 种植体可以实现的。颊 / 舌侧皮质骨的保留以及种植体近远中骨面的最小化损伤会形成一个有利于植骨的卵状缺损，这应该是该技术具有可预测性的原因。该技术随着高扭力反向扳手拧松技术的引入而较少使用，仅在后一种技术失败或用于去除折裂种植体的情况下备用。钻－增隙－钳拔术可立即安全地将新种植体植入拔除位置（图3.9s~x）（Stajčić，2016a）。

已经证明，钻－钳技术和钻－增隙－钳拔术是最可靠、最通用且可预测性很高的术式，但由于钻孔噪声、施加的力度以及所需时间较长而未能被患者很好的接受。必须指出的是，只有使用此技术或环钻术才可以取出一段式种植体，前提是皮质骨的厚度充足，允许在不造成广泛骨损伤的情况下使用该技术。

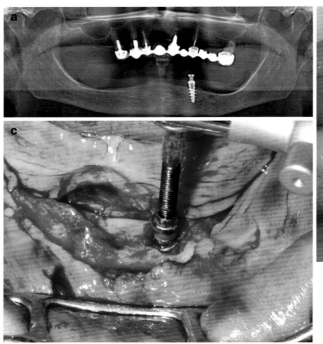
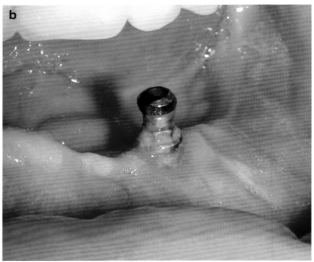

图3.8　**种植体拔除术**　a. 全景片示下颌仅剩一颗种植体留存，其余种植体均已自行脱落。b. 可见暴露的种植体周围黏膜红肿发炎，口腔卫生很差。c. 翻开黏骨膜瓣，种植体周围存在水平骨吸收。d. 种植体移除器就位。e. 使用棘轮扳手拧出种植体。f. 移除后的术区。g. 植入4颗种植体，其中一颗在原位点植入，另外3颗用locator基台即刻负重。h. 一位不吸烟的女性患者出现种植体周围炎症状和体征（箭头处）。i. 截断桥体，取出失败的种植体。j. 2个月后在拔除位点的远中植入新的种植体（黑色箭头处），全景片拍摄于术后3个月，上颌由于冠的匹配不良发生了桥体折裂（白色箭头处）。k. 患者25年前植入了3颗叶状种植体，现在3颗均存在种植体周围炎症状。l. 使用刮治和GBR治疗种植体周围炎，右侧的种植体没有明显疗效，左侧远中的种植体效果良好，然而近中的种植体情况进一步恶化，反复肿胀溢脓，间歇性疼痛，患者不愿意再继续治疗。m. 翻起一个小瓣暴露种植体，可见周围大量骨缺损。n. 横断种植体，只保留牙冠。o. 取出截断的种植体。p. 示缺损大小，将瓣复位，等待创口二期愈合。q. 术后3个月，患者可以自我清洁及正常使用桥体。r. 25位点种植体出现种植体周围炎体征，患者要求首先解决症状和感染并希望能继续使用桥体一段时间。s. 图示明显的种植体周围炎症（箭头处）。t. 使用细的裂钻在牙冠下方横断种植体，使用牙钳和剥离子能够很容易地取出种植体。u. 取出的种植体

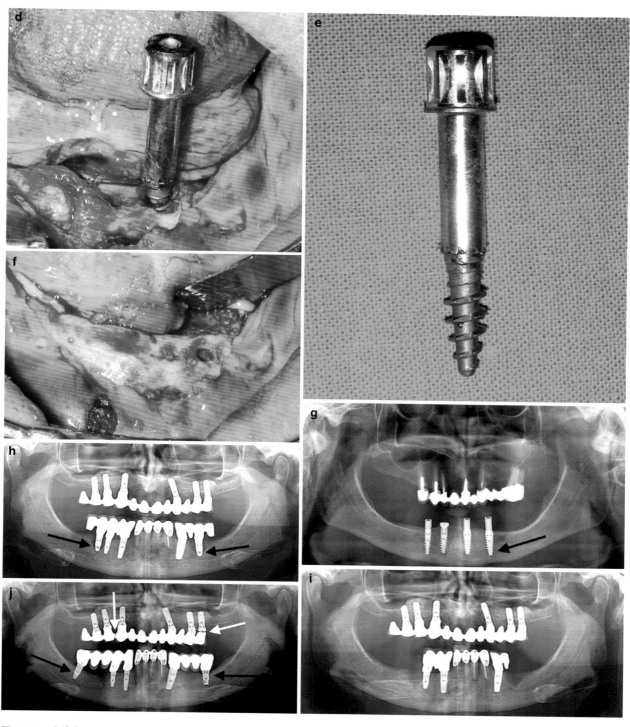

图 3.8 （续）

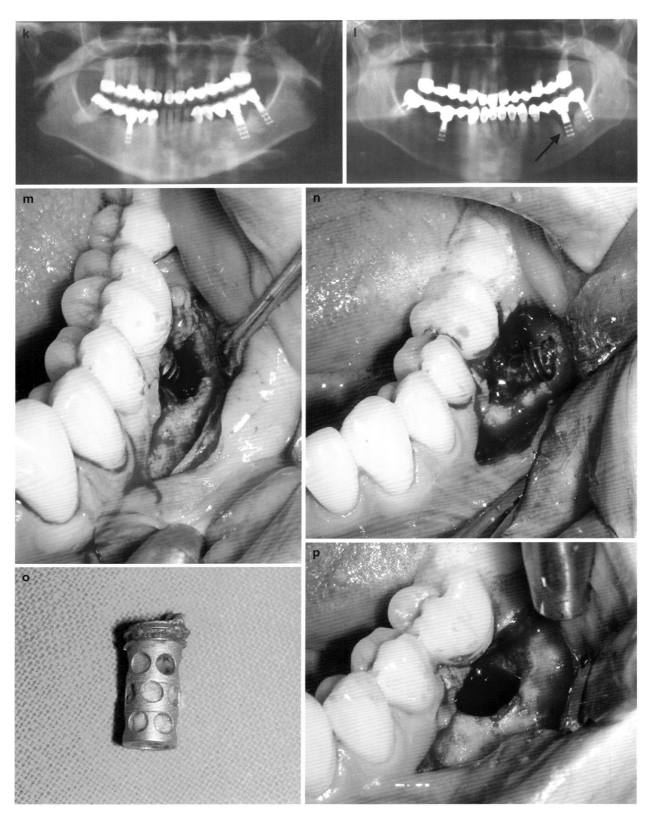

图 3.8　（续）

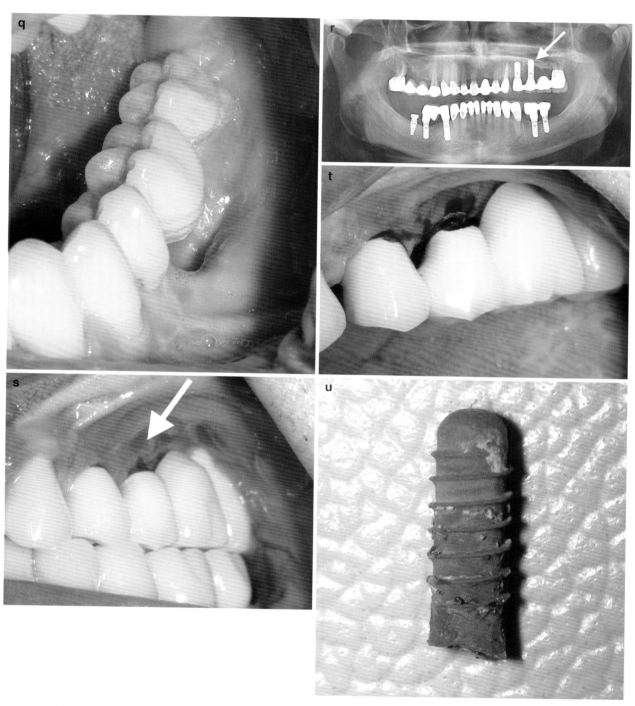

图 3.8 （续）

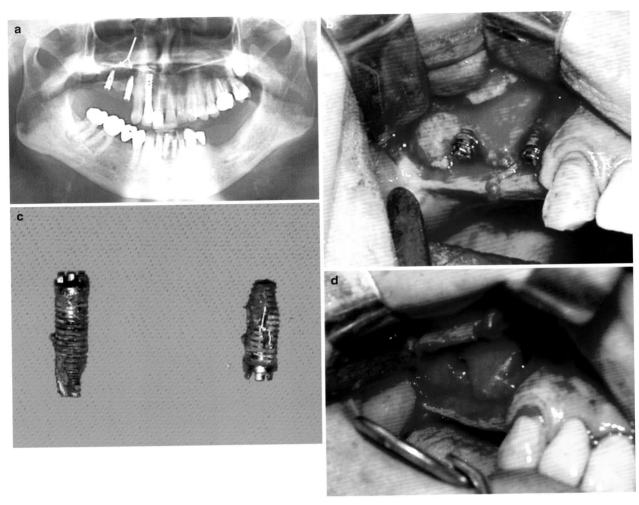

图 3.9　**种植体拔除术**　a~d. 钻－钳除术。a. 全景片示上颌 2 颗种植体出现骨吸收和种植体周围炎征象。b. 可见种植体颊侧骨缺损。c. 使用球钻磨除颊侧骨取出种植体。d. 拔除后留下的三壁缺损。e~z. 钻－增隙－钳除术。e. 一位接受了 15 颗 NobelActive 种植体并且行全口固定桥体修复 6 年的患者，全景片可见修复体的形态过大且匹配度不佳，大多数的种植体均出现了牙槽嵴顶吸收，其中箭头处 3 颗吸收最严重。f. 种植桥体美观度很差，由于设计不合理，患者无法自我清洁桥体龈下部分以及种植体的颈部，右侧的种植体周围黏膜有明显的肿胀。g. 由于未能成功取下桥体而被破坏的牙冠。h. 截断近中种植体以取下桥体，可见所有的种植体均有螺纹暴露。i. 取下损坏的中央螺丝。j. 尝试使用高扭力反向扳手拧松术取出近中种植体。k. 由于种植体颈部被破坏，未能成功取出。l. 翻瓣暴露 3 颗失败种植体，计划保留中间一颗行种植体抛光术后支撑临时桥体，其余 2 颗种植体则拔除。m. 远中的种植体使用高扭力反向扳手拧松术取出，近中颈部折裂的种植体则使用钻－增隙－钳除术取出。n. 远中的位点即刻植入新的种植体，使用 1 号球钻和裂钻去除近中种植体的近中和远中骨壁。o. 将增隙器插入间隙中轻柔地前后推挤。p. 通过使用增隙器在种植体前间隙和后间隙的反复来回推挤使种植体松动（视频：stajičić，2016a）。q. 使用拔牙钳夹住种植体头部并轻柔地只进行近远中向摇动以尽可能保留颊舌侧骨板。r. 当阻力变得很小的时候逆时针旋转取出种植体。s. 留下的窝洞很好地保留了颊舌侧骨壁使得即刻植入 1 颗新的种植体成为可能。t. 全景片可见下颌骨失败的种植体，计划保留最后一颗（箭头处），拔除其余 3 颗，同时在最近中的骨孔内即刻种植 1 颗新的种植体。u. 使用钻－增隙－钳除术后留下的窝洞形状。v. 逐级备洞植入新的种植体。w. 新种植体植入后，可见完整的颊舌侧骨壁。x. 术后全景片可见新种植体（箭头处）

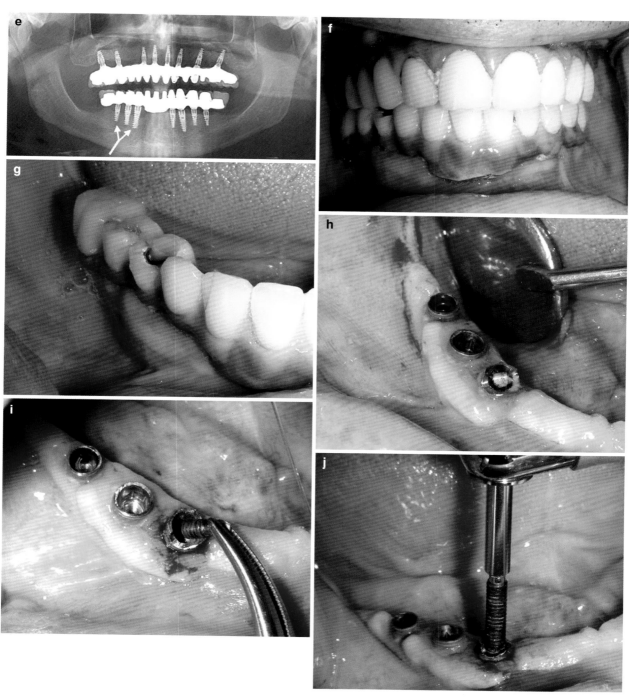

图 3.9 （续）

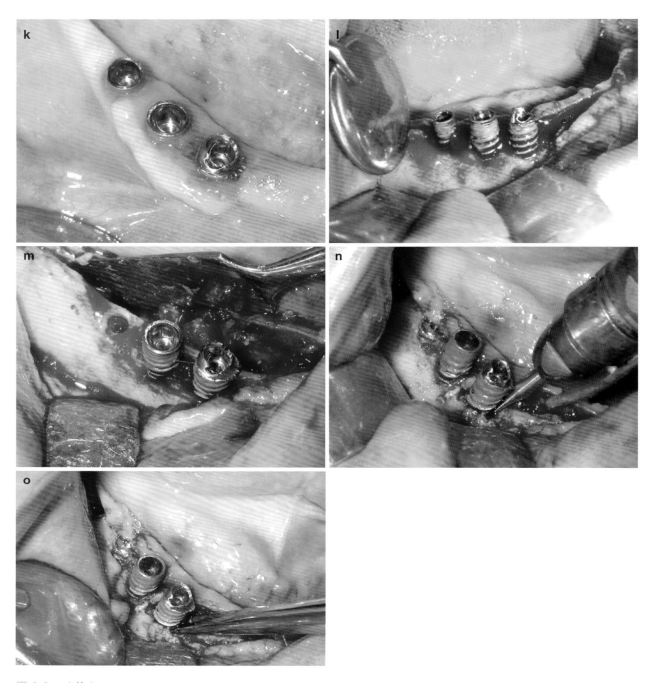

图 3.9　（续）

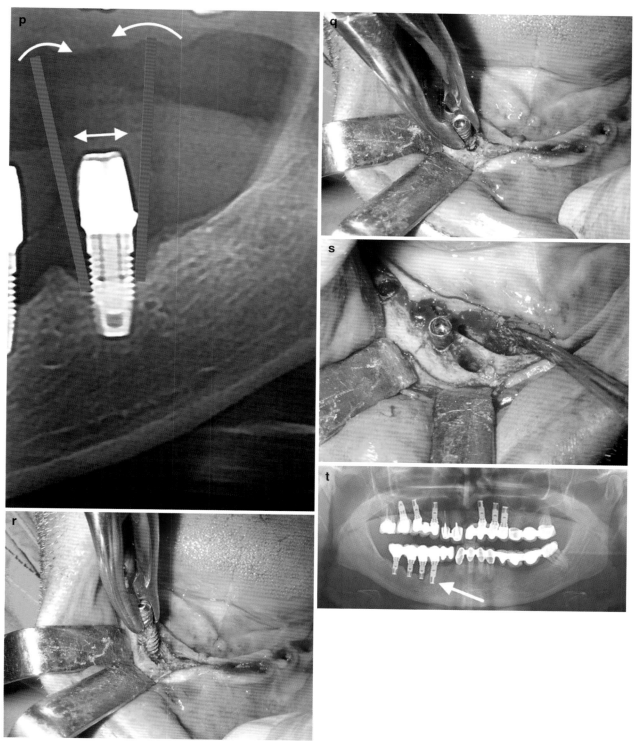

图 3.9　（续）

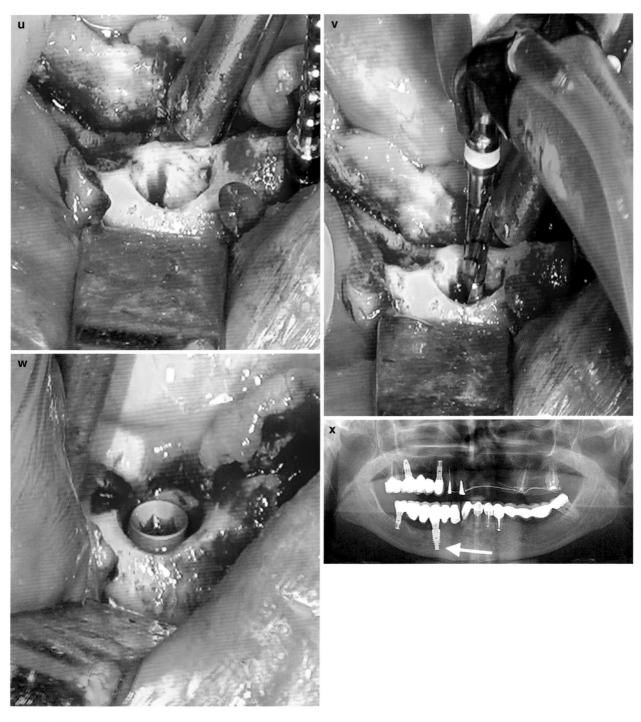

图 3.9 （续）

环钻术

选择适当的去骨环钻，其直径和长度应该与要去除的种植体大小相对应（图 3.10a）。将愈合基台或基台 / 牙冠拧松，如有必要，翻开黏骨膜瓣。将环钻包绕种植体慢慢往骨下磨，使用低速 50~80 转 / 分并且轻轻加力，同时需有生理盐水冲洗冷却。钻孔时盯紧环钻的外圈，以便能控制环钻到达精确的深度（图 3.10b）。如果所使用的种植体系统没有提供引导柱，则应在使用环钻之前安装最小穿龈直径的愈合基台。对于 Straumann standard 和 Straumann standard Plus 种植体，需使用高速金刚砂车针将颈部直径减小至与导向环直径一致（图 3.10c、d）。如果种植体在抬起环钻后仍然牢固（通常是钻孔深度不足），则将小骨膜放入间隙并轻轻摇动以打碎骨连接，从而能够使用手指的力量轻松去除种植体。

尽管环钻术使用简单，但研究已证明其在没有引导柱的情况下使用时是不可预测的，因为其难以追踪种植体植入的轴向，从而导致钻头和种植体发生相当大的变形或者会去除掉过量的骨质（图 3.10e~g）。在窄牙槽嵴病

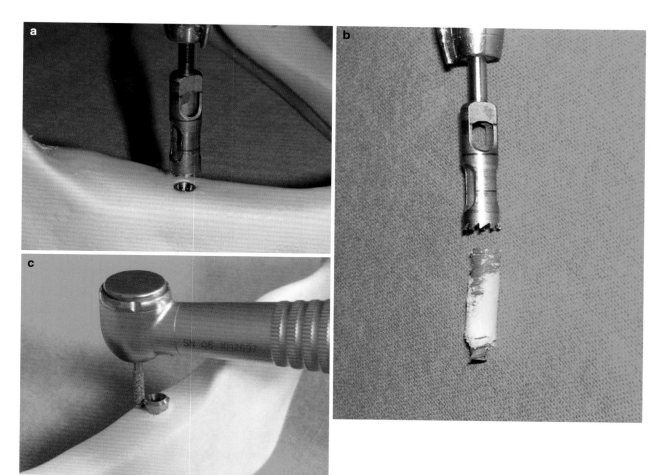

图 3.10　**环钻术**　a. 在下颌骨模型上演示环钻术，环钻的直径应与种植体的直径相对应，没有显示在图示上的是引导杆应当插入种植体，使钻孔更加精确。b. 取出的种植体通常会在中段或根尖 1/3 包含大量骨质，环钻的外圈上标有 5，10，14mm 的刻度便于与种植体的长度相匹配。c. Straumann Standard 和 Straumann Standard Plus 种植体需要先用高速金刚砂车针减小光滑颈部直径以匹配环钻直径。d. 缩小颈部直径以后环钻方能完全包裹种植体。e. Straumann 的环钻第一个刻度为 6mm，然后每 2mm 一个刻度，用其来取别的品牌种植体时，由于无法插入引导杆，导致此过程中被去除的骨量变得无法估计。3 颗使用环钻法取出来的不明品牌种植体，可以看到由于无法得知种植体具体长度和直径以及无法使用引导杆，环钻法的副作用非常明显。g. 近距离观察可见大量不必被去除的骨质在取出种植体时一并被去除

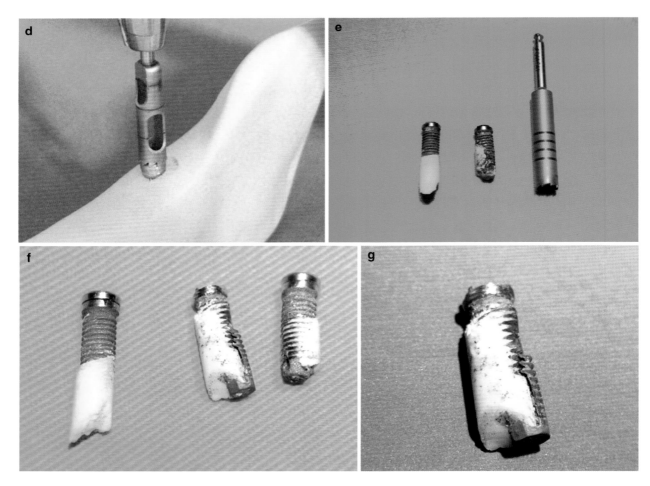

图 3.10 （续）

例中通常使用窄径平台的种植体，在不考虑牙槽骨宽度时种植体颈部的皮质骨厚度通常 < 1.5mm，上述情况下不应使用此技术，否则会留下非常薄的皮质骨甚至产生穿通性骨缺损。此外，如果失败的种植体与邻牙 / 种植体之间没有足够的间隙，同样禁止使用环钻术，因为该手术可能会损伤邻牙或种植体。

高扭力反向扳手拧松术

关于高扭力反向扳手拧松术，需要使用各系统专门设计的工具或套件（The Straumann® 48 h explantation device；the Neo FixtureRemover Kit®, NeoBiotech；BTI Implant ExtractionSystem®,Biotechnology Institute S.L.；Implant RetrievalTool®, Nobel Biocare）。该技术本质上来说需要两种类型的器械，一种是螺丝刀，用于卡紧种植体，另一种是高扭矩测力棘轮扳手，用于拧松种植体。这些器械套件都是最近才进入牙科市场，因此文献中关于其使用情况的数据非常少（Anitua，Orive，2012；Stajčić et al，2016）。

笔者使用来自韩国 NeoBiotech Co. 的 Neo Fixture Remover Kit®（图 3.11a）已经 6 年多了。使用前应查看兼容性列表，确定移除螺丝的尺寸，并且种植体取出器的尺寸需分别用种植体内腔和外径相匹配。该手术首先要去除失败种植体的覆盖螺丝或基台。将移除螺丝插入并使用扭力扳手以 50N/cm 顺时针拧紧（图 3.11d）。移除螺丝的特征是其具有特殊螺纹设计的尖端，另一端则是恒定直径的活动端。下一个工具名叫种植体移除器，将其以逆时针方向手动拧紧于移除螺丝的活动端（图 3.11e）。固定好种植体移除器后，把测力扭矩扳手调节为逆时针方向，并施加力量以拧松种植体（图 3.11f）。通常需要几秒钟才能感觉到阻力的减少，在这段时间内，由于摩擦力很高（300~500 N/cm），预计骨温度会升高，因此使用生理盐水来冷却种植体和周围的骨组织。用扭力扳手反向转1~2 圈后，几乎感觉不到有阻力，此时用手拧松取出种植体。如果使用了最大扭力但种植体仍未松动，则将种植体移除器暂时取下，用 1号球钻将种植体颈部向下至第二或第三个螺纹周围的骨全部去除，并再次安装种植体移除器，施加足够扭力直至种植体松动。前面步骤成功完成后，将种植体连同移除螺丝和种植体移除器一并取出。通过同时使用扭力扳手和钳子，将种植体移除器和移除螺丝从已取出的种植体

上拆卸下来，首先顺时针转动种植体移除器（图3.11j），然后逆时针转动移除螺丝（图 3.11k）。

移除螺丝和种植体移除器均可重复使用，但需要谨慎。移除螺丝可重复使用一次或两次，前提是施加的拧松力较低。不过，种植体移除器可以更频繁地重复使用，直到其末端钝化（图3.11x）。

这种技术似乎是创伤最小且生物学可接受的技术，因为其使用后几乎没有留下骨缺损（图3.11n），只有一个空的种植体制备窝（Anitua，Orive，2012）。然而，这种技术并非没有局限性。NeoBiotech Fixture Remover Kit 等开放系统尽管具有多功能性和相容性，但不能完全适合不太为人所知的种植体，在此类种植体中，通常用试错法来确定移除螺丝的相应直径。在这种情况下，如果施加高扭力，很可能会导

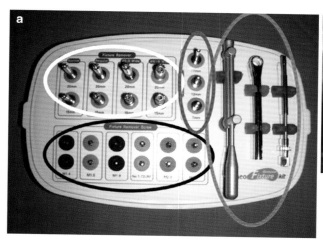
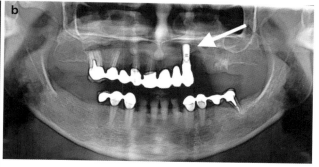

图 3.11　**高扭力反向扳手拧松术**　a. The Neo Fixture Remover Kit®，Neobiotech Co，Korea；黑色圈内：两种长度 6 种直径的移除螺丝；白色圈内：两种长度 4 种直径的移除器；蓝色圈内：3 种不同长度的移除螺丝刀柄；红色圈内：扭力扳手。b. 箭头处为需取出的种植体。c. 用手顺时针方向将移除螺丝拧入种植体。d. 用扳手加紧至50N/cm。e. 取下螺丝刀柄，并插上种植体移除器逆时针方向用手拧紧。f. 装上棘轮扳手逆时针方向加力以拧松种植体，扳手加力应缓慢而稳定直至感觉不到阻力。g. 转到 1~2 圈后几乎感觉不到阻力，此时用手拧出种植体。h. 种植体轻松取出。i. 创口在两周内快速愈合。j. 拆卸种植体和移除器及移除螺丝过程：使用尖嘴钳紧紧夹住种植体，同时棘轮扳手进行顺时针方向加力直到种植体从种植体移除器上松开。k. 钳子夹紧种植体，棘轮扳手连接移除螺丝并逆时针方向加力。l. 一位双侧行上颌窦提升并植入 3 颗种植体的患者计划在左侧（箭头处）重新植入 2颗较长的种植体。m. 翻开黏骨膜瓣可见 6 个月前植入的种植体螺纹未完全被骨包绕。n. 使用高扭力反向扳手拧松术取出种植体（NobelActive）。o. 被移除器卡紧的种植体。p. 在原位点植入相同直径的新种植体（NobelReplace Select Tapered）。q. 示 2 颗种植体植入位置。r. 全景片示被替代的种植体（箭头处）和新植入的种植体。s. 图示移除螺丝插入种植体内腔部分折裂。t. 损坏的移除螺丝与完整的移除螺丝对比。u. 将移除螺丝卡紧 Straumann Standard 种植体。v. 对移除器加力，然而这并没有拧松种植体，而是在切割种植体的光滑颈圈，种植体移除失败。w. 由于移除器的切割作用，Straumann Standard 种植体颈部被严重损坏（箭头处）。x. 损坏的移除器与完整的移除器相比较，尖端已完全钝化（箭头处）

致移除螺丝折裂（图 3.11s、t）。另外，在种植体植入过程中，在窄平台 NobelReplace® 或 NobelActive Implants® 上施加过大的扭力时会发生垂直种植体折裂的情况，该拔除技术同样

不可用（图 3.13d）。对于下颌已发生骨整合的 Straumann® Standard 或 Straumann® Standard Plus 种植体，种植体移除器刚好钻入种植体光滑的颈部，只能使其损坏而无法将其拧松（图

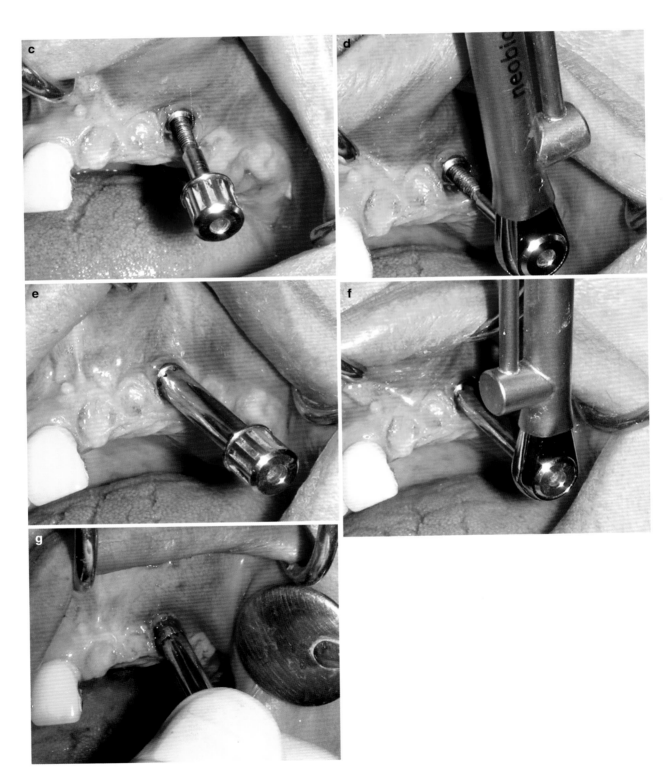

图 3.11 （续）

3.11u~w）。这可能是由于，与其他种植体系
统相比，Straumann Standard 种植体的种植内
腔相当浅（图 3.14f）。最后，这种技术不能
用于去除一段式种植体，无论它们是钛材质还
是锆材质。

尽管有其局限性，但高扭力反向扳手拧松
术似乎是最精确的，可以在相同位置植入另一
颗种植体的一项技术，该技术可预测性最高，
且无须额外的手术（图 3.11l~r）。

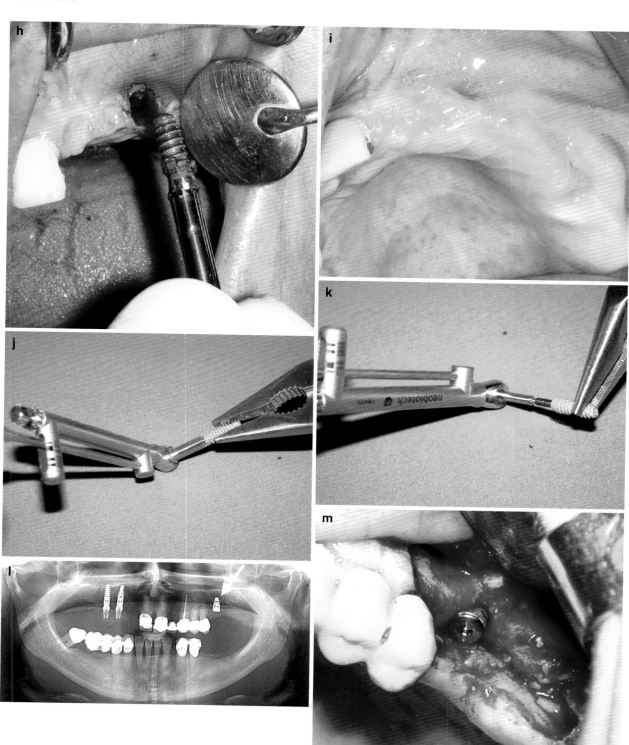

图 3.11 （续）

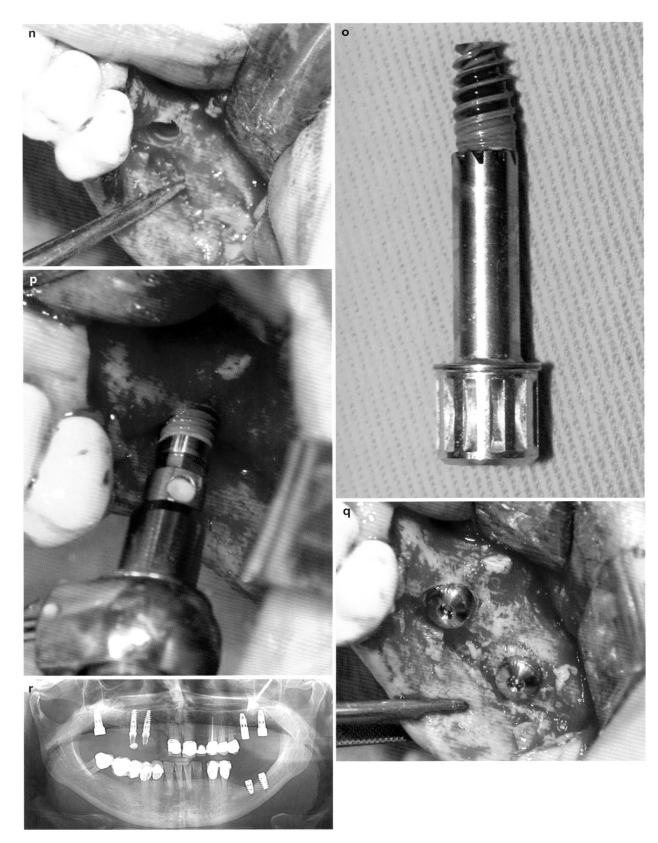

图 3.11　（续）

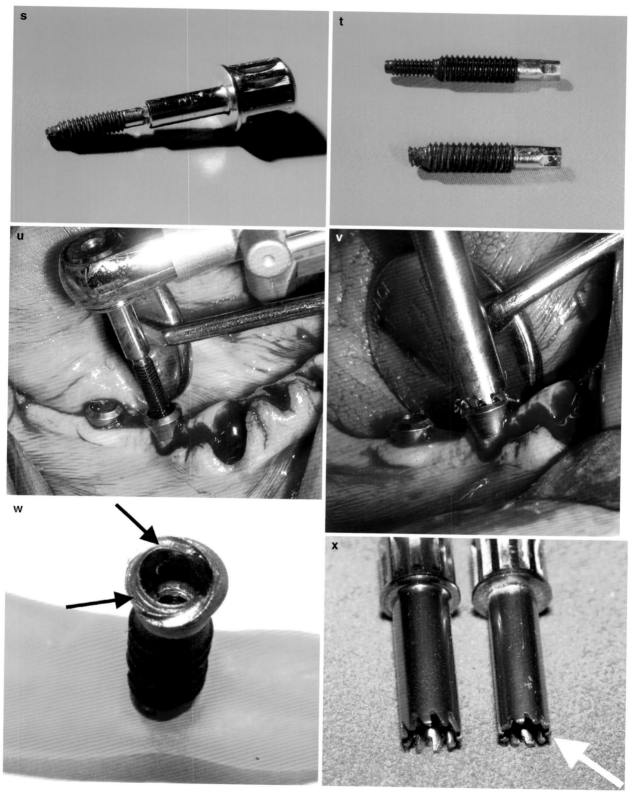

图 3.11 （续）

手术刀－钳除术

该技术仅用于古老的叶状种植体（图3.12a）以及基底骨整合种植体（图3.12d），这些种植体通过骨整合与纤维结缔组织相结合（原定义为"纤维－骨整合"）的方式固定在骨上。用牙钳夹住Linkow-type叶状种植体头部，并持续施加拉力开始进行脱位运动。手术刀用于切断种植体周围的结缔组织。这通常需要一些时间，尽管拔除过程中种植体是活动的，但是只有将周围的全部结缔组织分离后才能拔除种植体（图3.12b、c）。对于基底骨整合种植体，如果发生水平部弯曲，首先用Lyer牙钳将其固定，并用一只手持牙钳夹住种植体头部。另一只手持手术刀切断结缔组织，同时向下颌外侧不断拉动种植体，直至阻力变得很小。去除此类种植体后，会留下巨大的骨缺损（图3.12g）。

其他技术

对于完整的失败种植体（几个螺纹埋于骨下），使用种植体携带器和扳手逆时针旋转可以取出。对于存在裂纹或者种植体内腔受损而不能吻合种植体携带器的种植体，可使用拔牙钳同时进行旋转和脱位运动将其取出。

有时候，安装印模帽（图3.12h、i）或以35 N/cm扭力拧紧基台时，种植体会被意外松动，甚至被取出。

移除种植体方案的选择

本方案仅适用于去除螺丝／柱型种植体，此类种植体不能通过简单的措施（例如使用种植体持钉器和扳手或仅使用牙钳将其拧松）取出。

要选择最合适的移除技术，应考虑以下因素：

1. 失败种植体与相邻牙齿／种植体的邻近程度。

2. 种植体颈部周围的皮质骨厚度。

3. 失败种植体的状况（完整或折裂）。

4. 一段式或两段式种植体。

考虑到这些因素，并基于手术的容易性，以及将新种植体植入拔除部位的可能性，以下方案可用于去除完整的失败种植体。

基于难易性和精确性，在处理完整两段式失败种植体时，无论前两个因素条件如何，都应当首先考虑高扭力反向扳手拧松术。其次考虑的是环钻术，尽管这种方法有许多限制因素，比如与相邻牙齿邻近程度以及皮质骨厚度。当失败种植体有裂纹或损坏的内径时，高扭力反向扳手拧松术没有用，因为移除螺丝无法啮合种植体的内螺纹。这同样适用于一段式种植体，因为它们没有具备内螺纹的种植体内腔。在某些情况下，该技术不能成功去除失败的种植体（即使种植体是完整的），这主要是因为一些患者的下颌骨骨整合力量非常强。在这两种情况下，应考虑其他三种技术，并综合考虑上述四个因素来进行选择。综上所述，当高扭力反向扳手拧松术和环钻术都没有用或不适用时，应当掌握钻－钳技术和钻－增隙－钳除技术，尽管它们古老且不受欢迎。

种植体周围炎治疗指南

在临床实践和文献中，均缺乏明确的种植体周围炎的治疗方案，这对那些面临该疾病的临床医生来说是非常不利的，特别是由于植入种植体数量的增加和适应证的扩大，其发病率日益增加。笔者根据自身经验，结合对该疾病病理生理学的深入理解以及文献中的数据，给出了以下治疗指导原则：

1. 种植体抛光术已被充分证明是一种成功的治疗选择（Schwarz et al，2014；Ramel et al，2015）。

2. 种植体生产厂家已推出种植体移除工具盒，能够安全且几乎无损地去除失败的种植体，并有可能在相同位置植入新的种植体（Stajčić et al，2016）。

3. 研究指出（Schincaglia et al，2015），由于原种植体周围炎通常会引起垂直骨高度的

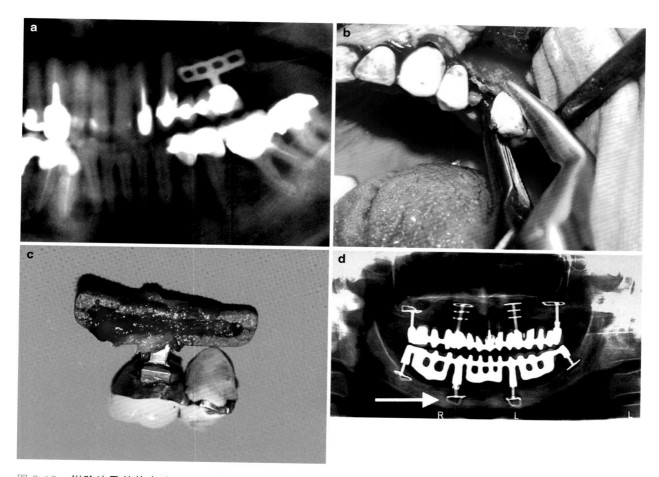

图 3.12　**钳除法及其他方法**　a. 全景片可见失败的上颌叶状种植体。b. 手术刀切断种植体周围的纤维组织后用牙钳夹住牙冠。c. 移除的种植体表面可见软组织附着。d. 全景片显示下颌失败的基底骨整合种植体（箭头处种植体已穿透黏膜）。e. 种植体水平部分已暴露引起黏膜炎。f. 截断桥体后分别取出种植体，大部分种植体已经弯曲（箭头处）。g. 可见种植体拔除后余留下的空洞，下颌神经管毗邻远中种植体，患者主诉左侧下唇麻木。h. 在骨增量区域植入种植体四个月后进行取模，取模柱安放后发现远中种植体存在轻微动度，再次检查后发现种植体可以很轻松地通过取模柱取下。i. 取下远中种植体后发现近中种植体也存在同样情况，有趣的是在取模柱安放之前，2 颗种植体看上去似乎都是发生了骨整合的。j. 流程图 1. 失败种植体拔除方案选择，对于一段式种植体，种植体折裂或者内螺纹损坏的种植体均无法使用高扭力反向扳手拧松术。k. 图示基于种植体周围骨吸收情况的种植体周围炎治疗指南；GBR：引导性骨再生；I：种植体抛光术；E：拔除术；1. 部分吸收。种植体周围一骨壁吸收（通常是颊侧骨壁）并且没有骨内吸收（≤30% 种植体长度）；2. 部分吸收（≤50% 种植体长度）；3. 环形吸收（≤50% 种植体长度）；4. 骨内吸收（≤50 种植体长度）

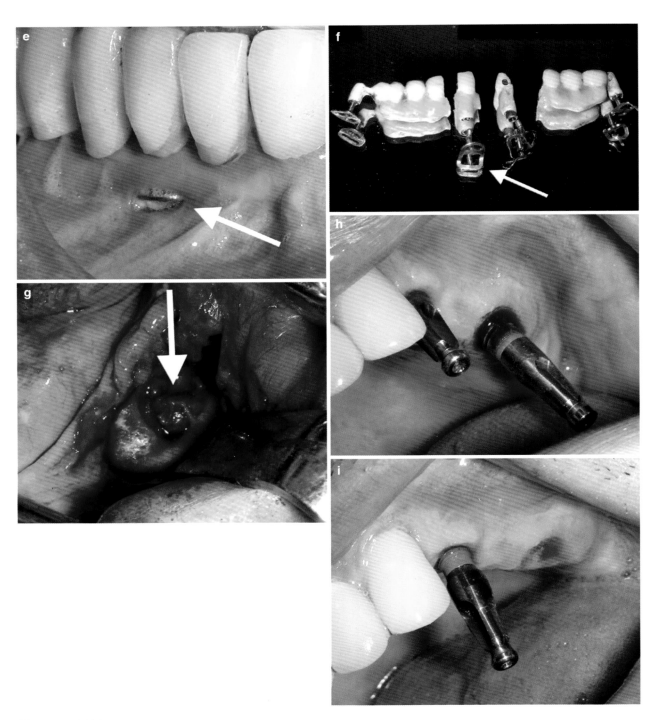

图 3.12   （续）

j

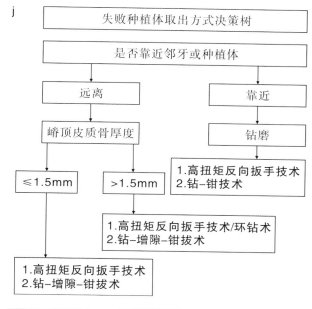

失败种植体取出方式决策树

是否靠近邻牙或种植体

远离 ┄ 靠近

嵴顶皮质骨厚度 ┄ 钻磨

≤1.5mm ┄ >1.5mm ┄ 1.高扭矩反向扳手技术
2.钻-钳技术

1.高扭矩反向扳手技术/环钻术
2.钻-增隙-钳技术

1.高扭矩反向扳手技术
2.钻-增隙-钳技术

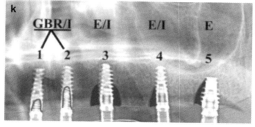

图 3.12 （续）

不足，当原种植体移除后植入短种植体的预后是可靠且可预测的。

种植体周围炎的治疗策略涉及：

（1）患者需求；

（2）牙龈生物型；

（3）种植体周围骨缺损的量和特征；

（4）解剖位置（图 3.12k）。

除此之外，还应考虑以下 3 个患者相关参数：

（1）口腔卫生保持水平；

（2）吸烟习惯；

（3）老年患者的口腔卫生清洁能力，特别是后牙区的清洁能力。

表 3.1 中给出的治疗选择方案，笔者已在过去 5 年中付诸实践，但治疗效果不一（图 3.3m~u、3.4a~r 和图 3.5a~t）。

可以注意到该建议中种植体抛光术或拔除术占了主要地位。GBR 适用于对美观需求高的

患者，尤其是在前牙区（美学区）。如果存在任何与患者相关的不良因素（口腔卫生不佳、吸烟习惯或无法适当清洁），则应采用种植体抛光术或拔除术。尽管目前没有科学证据支持这种说法，但是该治疗方案似乎对于单纯由于过量粘接剂残留引起的种植体周围炎效果更佳。

3.1.2　种植体相关机械并发症

据报道，机械并发症的发生率很高，5 年内机械并发症的发生率从 16.3%~53.4%。螺丝折裂是最常见的，5 年和 10 年的发生率分别为 9.3% 和 18.5%（Pjetursson et al.2014）。对比机械并发症和生物并发症的发生频率和持续时间，可以看出机械并发症发生的频率更高，持续时间也比生物并发症更长。有研究表明，生物并发症的平均时间为 5 年，而机械并发症的平均时间为 7.6 年（Dhima et al，2014）。

种植体折裂

种植体折裂是一种罕见的并发症，发生率为 2.8%~4%（Pjetursson et al，2014）。垂直/斜形裂缝（图 3.13c、d）可能发生在外科手术过程中，比如使用不恰当的外科技术使得种植体在致密的骨内植入过紧时。而水平/斜形折裂（图 3.13a、b、e）可在行使功能后（4.1±3.5 年）才检测到，很可能是由于材料疲劳和咬合负荷过重所致，并常常伴有骨吸收（Pommer et al，2014）。这些研究表明随访时间对种植体折裂的发生率很重要。

基台折裂与基台/修复体的固定

螺丝折裂　为了更好地理解种植体螺丝的机械机制，笔者将简要介绍一下螺丝紧固的过程。

在最后的紧固过程中，在螺丝上施加的扭矩产生一种内部力，称为螺丝预紧力。当基台螺钉被扭紧时，它会发生拉伸形变，然后形变恢复，将零件拉紧在一起。这种形变恢复伴随

着预紧力产生了夹紧力。

上部结构行使功能的过程中产生的力会试图分离螺丝和种植体之间的机械结合。每当这种力大于夹紧力时，螺丝就会松动。螺丝松动通常被视为是螺丝折裂的初始阶段。有研究表明2%~10%的初始预紧力丢失是由于基台螺丝初上扭矩方式不当，作者称之为初次扭矩效应。因此，拧出螺丝所需的扭力小于最初拧紧螺丝时的扭力。为了减少初次扭矩效应，加力螺丝时应当在初次拧紧螺丝10min后再次加力（Winkler et al，2003）。应当注意的是，最佳扭力值约等于造成螺丝失效所需扭力的75%（McGlumphy et al，1998）。当螺丝开始轻微松动后，它会进入新的高应力区，随着时间的推移将会导致金属疲劳和断裂。因此，建议及时更换松动的螺丝，而不是冒着折裂的风险继续使用。螺丝折裂的另一个更简单的原因是使用了比材料本身的机械强度更大的扭矩。

机械并发症的处理

折裂的种植体最好的处理办法是移除它们。此种情况下高扭力反向扳手拧松术是无法使用的，因为其使用的先决条件是具有完整的种植体内腔。那些具有垂直裂纹的种植体可以使用环钻来取出，前提是满足其他必要条件。当种植体发生水平折裂，且骨内的部分骨整合是良好的，此时不需要再植入种植体，该部分可以保留在骨内而不会产生任何不良影响。

取出折裂螺丝

为了完成此操作首先需要明确是否满足以下条件：有合适的螺丝取出工具盒（图3.14a）、良好的可视度、足够的开口度、患者配合度好以及医师具备相应的技能。此外，有关螺丝的形状和长度以及该款螺丝最常见折裂部位的信息在制定取出螺丝的计划时都是非常宝贵的（图3.14b~f）。个别时候，折裂螺丝松动时可以通过使用探针、扩锉针或是超声针尖等来取出折裂的螺丝。

种植体生产公司，如Nobel Biocare、Straumann、Osstem、Biomet 3i、Zimmer，BioHorizons和其他品牌均推出了适合自己系统的螺丝取出工具盒。此外，市场上还有各种各样的多功能工具盒。所有的工具盒都绕不开3个基本部件：钻头、螺丝移除器以及引导杆。本书中的病例使用的是Neo公司的螺丝移除工具盒（NeoBiotech Co.，South Korea）（图3.14a）。

折裂发生的原理和发生部位决定了断裂螺丝的取出方法。关于折裂的机制，目前有两种：早期的折裂起源于于螺丝的过度紧固，后期的折裂多发生于负载后，并且通常会先出现数次螺丝松动的情况。早期折裂由于紧固力很大，因而更难处理。同时该折裂是发生在医生自己的患者上还是转诊的患者上也很重要。如果发生在转诊患者身上，总是会很不幸地发现缺乏足够的临床信息，例如内部的螺纹是否已经由于转诊医师尝试取出失败而损坏，以及折裂后的牙科X线片，完整的螺丝与残留的碎片的对比等。

第一步应拍摄X线片或曲面断层片测量折裂部分位于种植体腔内的长度。顶部的螺丝已经变得粗糙，可使用精密钻头或是最小直径的球钻在螺丝的顶端备洞。将与折裂螺丝直径相对应的反向钻头置于折裂螺丝的备洞孔中，以最大转速1200~1300转/分逆时针方向旋转，同时用大量生理盐水冲洗，直到在折裂螺丝上钻出1~2mm的孔（图3.14g、m、r）。只要有可能，都应在钻孔之前在种植体上放置一个引导装置，以减少内螺纹损坏的可能性，并且能更好地把握钻孔深度（图3.14q、r，图3.14q、r）。去掉引导装置后，根据反向钻头的大小选择恰当的螺丝移除器将之与手机机头相连，然后使用适度的力量将螺丝移除器压紧在备好的孔上并逆时针旋转以松开螺丝。当扭力超过45N/cm时，机头停止转动。然后取下手机，保留螺丝移除器并将之与棘轮扳手相连（图3.14w、x），对螺丝进行最后的移除。

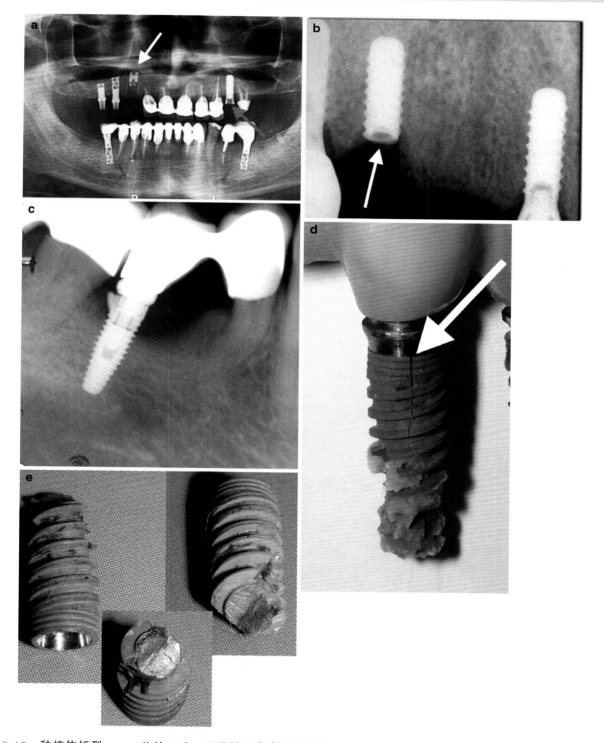

图 3.13　种植体折裂　a. 一位植入了 6 颗种植体患者的全景片，可见其中一颗折裂（白箭头处）另有一颗种植体的基台螺丝折裂（红箭头处）。b.1 颗发生水平折裂的 Straumann 种植体，这种折裂发生在标准颈部（4~5mm）种植体上是很罕见的。c.1 颗 BioHorizons® 种植体发生了颈部折裂。d.1 颗 NobelActive 标准颈部种植体发生垂直向折裂（箭头处），可以注意到根尖 1/3 仍有健康的骨质残留，表明折裂之前其骨结合是成功的。e.1 颗 NobelActive 标准颈部种植体发生了完全的水平向折裂

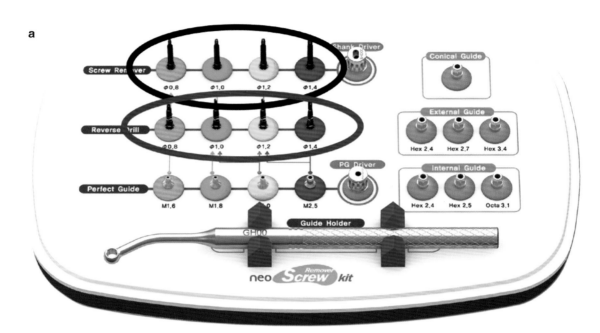

图 3.14　**基台螺丝折裂与处理**　a. Neo 螺丝急救工具，首先使用紫色圈内四种直径的反向钻头在破损的螺丝上钻孔，然后使用黑色圈内对应直径的螺丝移除器，这种情况下，破损的螺丝是清晰可见的。其余工具的使用主要是当破损螺丝几乎不可视时，需要选用与种植体内腔直径相匹配的工具，大部分时候都是采用试错法直到匹配种植体内腔。b. Straumann 一体式不可拆卸基台。c. 不同设计的固定螺丝，有些全长都是螺纹，有些则有不同长度的光滑杆部。d. 显示不同长度的螺丝以及不同长度的螺纹部分。e. 固定螺丝最常见的损坏部位：顶部六角螺口（红色箭头）和光滑杆部的尾端（黑色箭头）。f. 图示两种极端的基台螺丝长度设计，上方为 Straumann Standard 种植体，下方为 NobelReplace 宽颈种植体。g. 图示使用 Neo 螺丝急救工具中的反向钻头破坏基台螺丝六角螺口。h. 已经破坏的 6 角螺口。i. 使用螺丝取出器拧松基台。j. 使用牙钳夹住基台，顺时针方向转动螺丝移除器取出螺丝。k. 取出螺丝，螺丝移除器依然可以重复使用。l. 图示 NobelActive3.0 种植体的基台螺丝六角卡口被破坏，这通常发生于使用 35N/cm 加力螺丝时，因为该种植体的螺丝适宜加力大小为 15N/cm。m. 使用最小直径（0.8mm）的反向钻头在螺丝螺口钻孔。n. 使用螺丝移除器取出螺丝。o. 一位植入了 10 颗种植体的患者，左上最后一颗种植体的 locator 螺丝断裂（NobelActive）。p. 去掉软组织后可以直视折裂的螺丝（箭头处）。q. 使用引导杆和引导环来辅助取出螺丝以避免损伤软组织和种植体内螺纹。r. 引导杆和引导环的使用示意图。s. 可见折裂螺丝上的钻孔。t. 折裂的螺丝与 locator 长度比为 1∶3，因此引起折裂的原因可能是负荷力量过大。u. 移除折裂螺丝后的种植体内腔。v. 旋入新的 locator 基台。w. 如果只有螺口被破坏，可使用 1.4mm 直径螺丝移除器逆时针旋转直到取出螺丝。x. 常用的螺丝取出工具：牙科手机，反向钻头，螺丝柄以及棘轮扳手。y. 移除器中损坏的移除螺丝。z. 取出该螺丝的方法与取出种植体中折裂的螺丝方法相同，取出螺丝后，移除器依然可以再次使用。Screw Remover：螺丝取出器；Reverse Drill：反向钻；Perfect Guide：精确内定位器；Conical Guide：圆锥引导定位器；External Guide：外连接引导定位器；Internal Guide：内连接引导定位器；Shank Driver：螺丝取出器连接杆；PG Driver：定位器连接杆；Guide Holder：定位固定板手

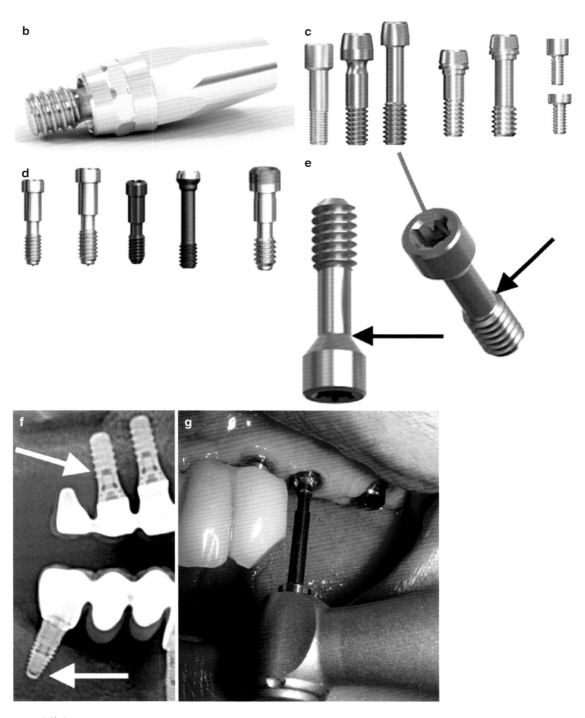

图 3.14 （续）

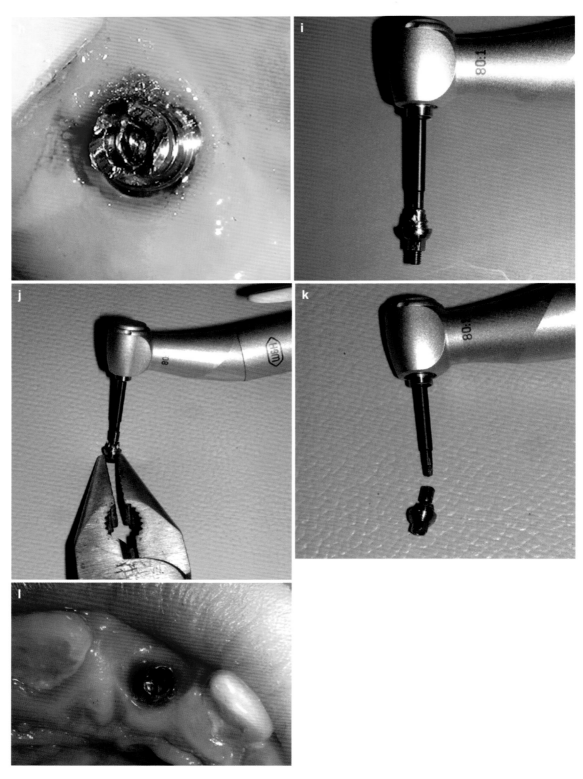

图 3.14 （续）

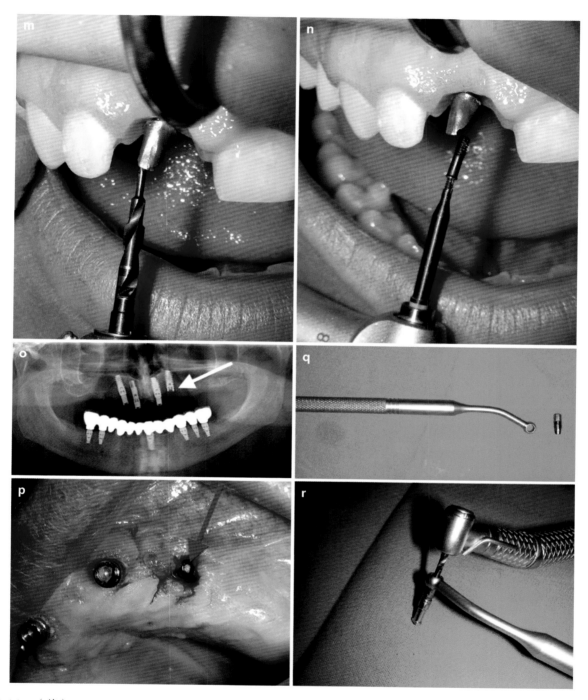

图 3.14　（续）

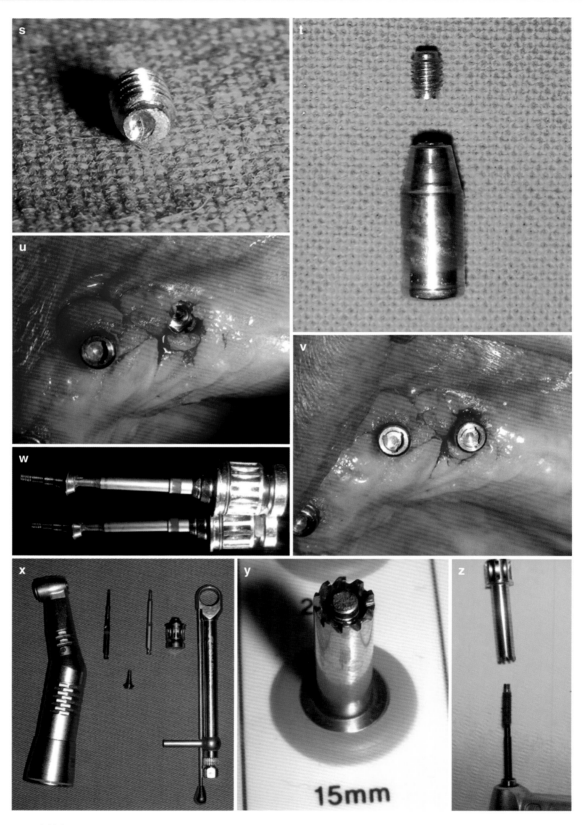

图 3.14 （续）

基台螺丝的六角螺口被破坏时，插入一个直径 1.4 的螺丝移除器并逆时针旋转通常可以嵌合六角接头并取出螺丝（图 3.14w）。如果不成功则首先使用反向转头然后再按前面描述的方法使用螺丝移除器。

3.1.3 修复体并发症

粘接剂残留

很不幸的是，粘接剂残留是口腔种植学中最主要的难题之一（图 3.2p~s，图 3.15a~j）。种植体周围炎最常见的原因就是过量的粘接剂残留（Korsch，Walther，2015）。与磷酸锌粘接剂相比，一些树脂类粘接剂和玻璃离子粘接剂对种植体周围组织的损伤更大。出于对美观的考虑，种植体的颈缘通常位于龈下 2mm 以下，这是种植医生普遍采取的做法。然而，已有研究证明，当种植体颈缘位于龈下 1.5mm 及以下时，残留的粘接剂几乎不可能被去除（Present，Levine，2013）。此外，X 线片检查并不总是能发现粘接剂残留物，尤其是当粘接剂位于颊 / 舌侧时。

一旦发现有多余的粘接剂残留，通常建议翻开黏骨膜瓣，刮除多余粘接剂行 GBR 或者种植体抛光术（图 3.2p~r）。

因此，只要有可能，都应首选螺丝固位。如果冠 / 桥必须进行粘接，则强烈推荐磷酸锌粘接剂，因为其残留更容易被检测和去除，而且必要时冠 / 桥也比较容易取下。

美学并发症

在过去，美学并发症很常见，因为以前的种植体植入通常只考虑骨的情况，而不管将来修复体牙冠的位置。然而，在以修复为导向的现代口腔种植学中，美学因素在种植体植入的术前作用中起着至关重要的作用。尽管使用了复杂的设备和仪器，人的手依然可能失准，将窝洞备于不理想的位置，导致最终修复体美观上不被接受或是美观度欠佳。

咬合超负荷：材料疲劳

咬合超负荷是指由于咀嚼力过大，长期对种植体和上部修复体产生切应力导致材料疲劳，进而发生边缘骨吸收或机械并发症或两者兼而有之的一种状态。有趣的是，很多由于咬合超负荷导致的机械并发症却很难同时观测到边缘骨吸收的情况。在这种情况下，种植体周围组织的生物反应可能与咀嚼力有关，不像是单纯的机械部件那样是由于机械强度不足以承受过大的力而发生并发症。咬合负荷过重可以导致多种机械性损害如螺丝松动（图 3.16a~m）、基台折裂（图 3.16n~p）氧化锆崩瓷（图 3.16q、r）以及牙冠和桥体折裂（图 3.17a~e，q~x）等等。必须指出的是，这种机械并发症不仅仅是咬合过载的结果。所用材料的质量，如氧化锆或全瓷冠的选择，加工工艺以及修复过程中的操作步骤或是不合理的修复设计均可引起机械并发症。

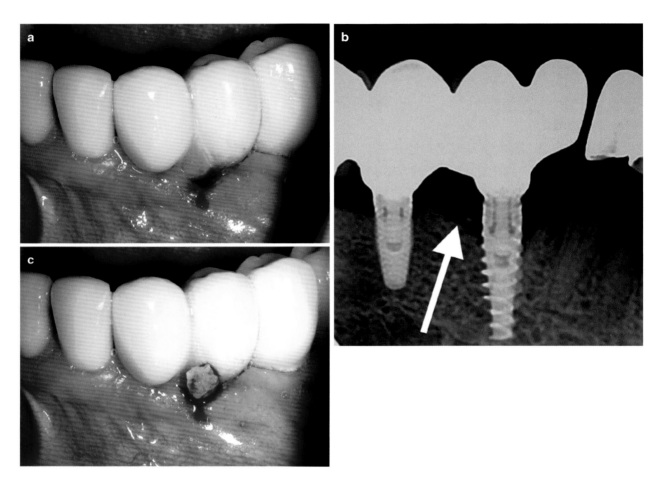

图 3.15　**修复体并发症：粘接剂残留，美学并发症**　a. 一位种植患者抱怨 34 种植牙经常有感觉异常和牙龈肿胀，因此切开肿胀的牙龈。b. X 线片显示牙槽嵴顶骨有吸收且可以看到不规则的阻射影像（箭头处）。c. 刮出一小块残留的玻璃离子粘接剂，正是它引起了相关症状。d. X 线示 2 颗种植体，其中一颗出现种植体周围炎症状（箭头处）。e. 显示取出的粘接剂大小。f. 全景片显示 3 颗使用了 6 年的螺丝固位种植桥。g. 暴露的螺丝通道令患者感觉不悦。h. 制作新的修复体，粘接修复 6 个月后开始出现种植体周围黏膜炎症状，原因极可能是粘接剂残留。i. 采用刮治术结合光动力疗法。j. 由于基台螺丝折裂而取下的基台，可见粘接剂紧密地黏附在基台周围。k. 由于种植体植入位置不当而导致牙冠过长，牙龈退缩以及种植体周围黏膜炎。l. 由于没有以修复学为导向植入而产生了诸多问题，红、白美学均很差，照片拍摄于修复 2 年后。m. 图片拍摄于修复体行使功能 8 年后，其中一些位点进行了软组织增量（箭头处）。n. 同一患者取下修复体后𬌗面观，可见基台周围软组织状态良好。o. 患者接受了全口种植修复重建，21 位点由于植入位置过深而导致牙冠与 11 牙冠相比过长。p. 𬌗面观 21 种植体的穿龈轮廓，软组织愈合非常良好。q. 唇面观。r. 安放个性化氧化锆基台。s. 由于种植体植入的三维位置不良，牙冠的尺寸明显大了很多

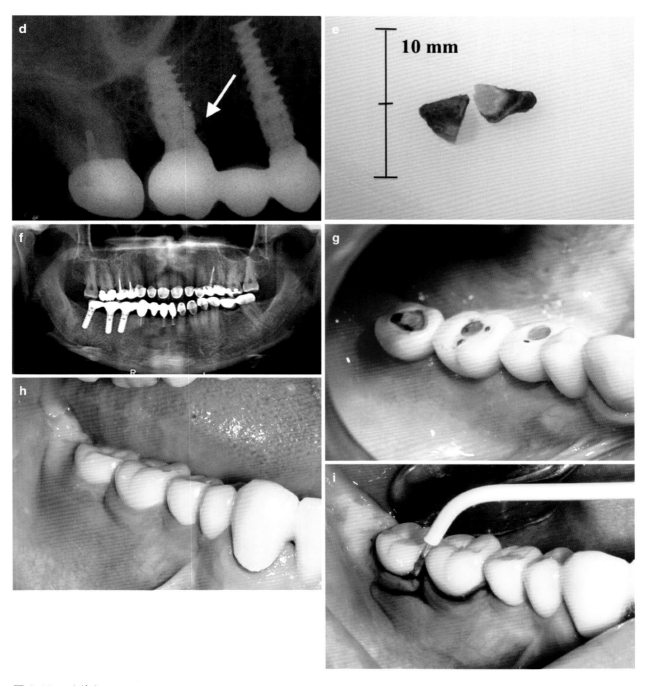

图 3.15 （续）

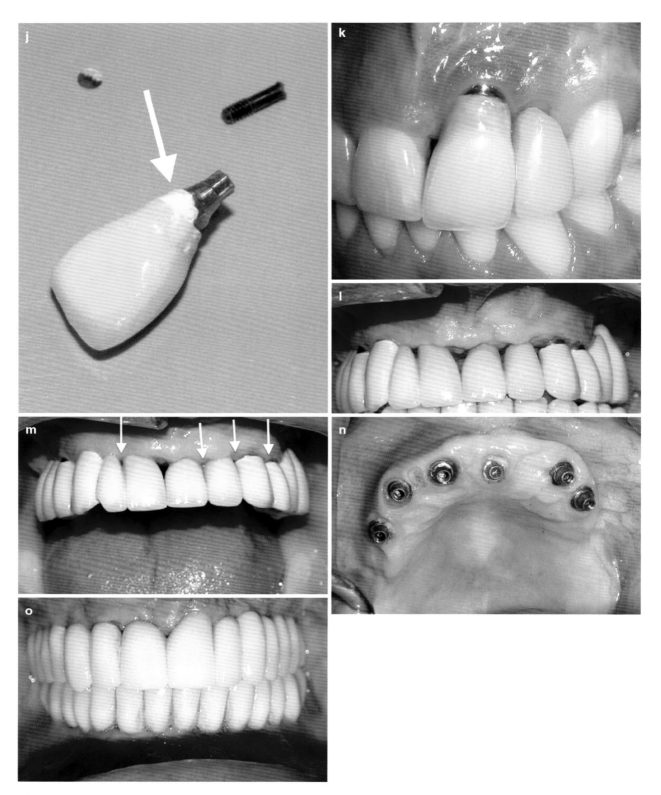

图 3.15 （续）

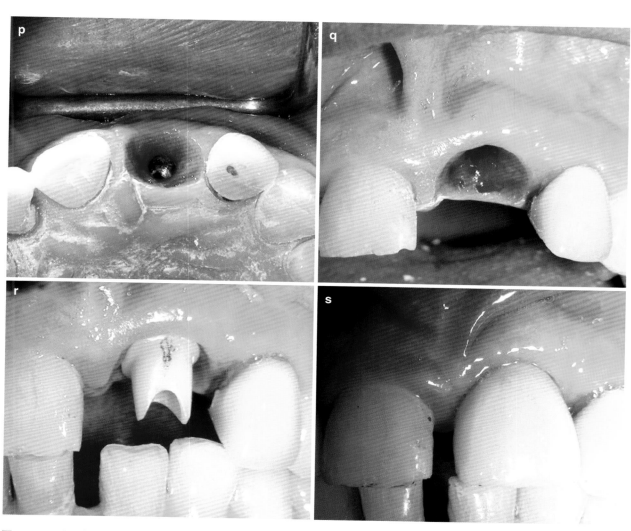

图 3.15　（续）

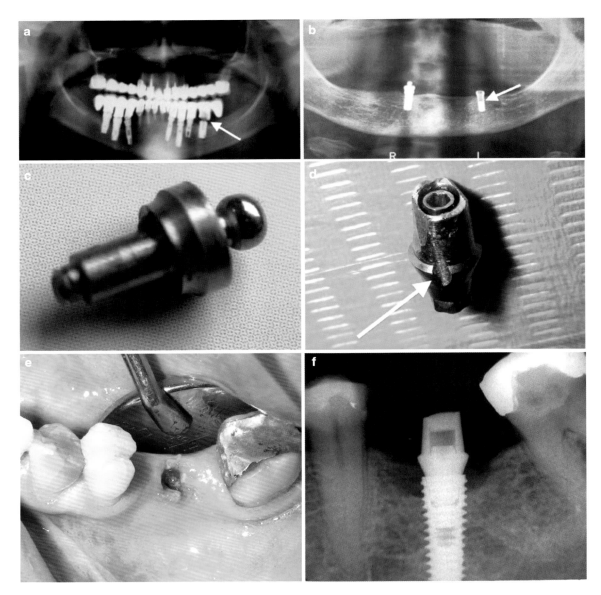

图 3.16　**修复体并发症：咬合过载**　a.全景片显示下颌左侧远中紧邻悬臂的种植体基台折裂，这种情况应高度怀疑是咬合负荷过重引起。b.全景片显示折裂的球状基台，部分螺丝断裂在种植体内（箭头处）。c.近距离观折裂的基台。d.基台主要损伤在龈下部分。e.损坏的基台引起了牙龈炎症。f.由于软组织炎症，可见嵴顶牙槽骨有部分吸收。g.实心基台被打磨得过短以至于无法正常使用。h.用金刚砂针在基台中央磨一沟槽。i.使用螺丝刀拧松基台。j.26种植牙采用了个性化全瓷基台以及烤瓷冠修复（箭头处）。k.出现了基台折裂。l.余留的基台部分。m.箭头处为损坏的钛基底。n.3单位烤瓷种植桥出现了崩瓷。o.全口种植修复重建患者在行使功能后不久即出现了后牙崩瓷现象，患者无法控制咀嚼力量。p.全口种植修复患者21牙切缘出现了崩瓷。q.实验室用来测试适合性的氧化锆冠出现裂纹。r.使用透照法可以看到明显的裂纹。s.个性化基台上的氧化锆桥未完全就位

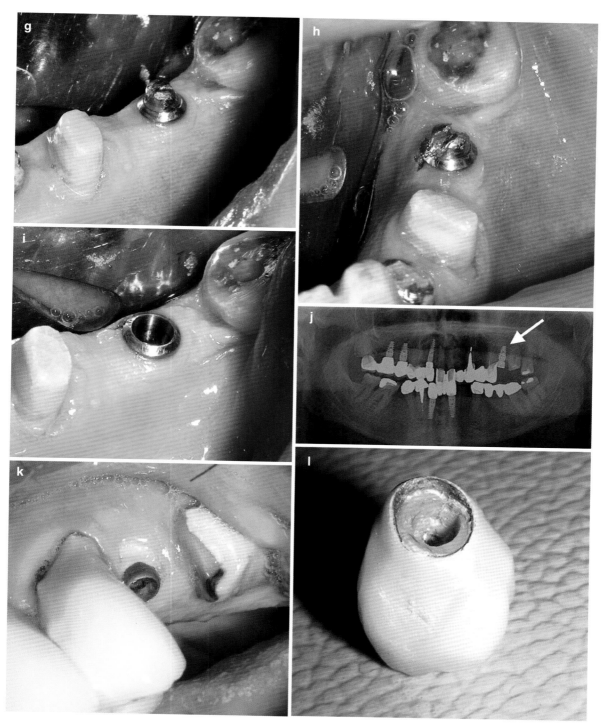

图 3.16　（续）

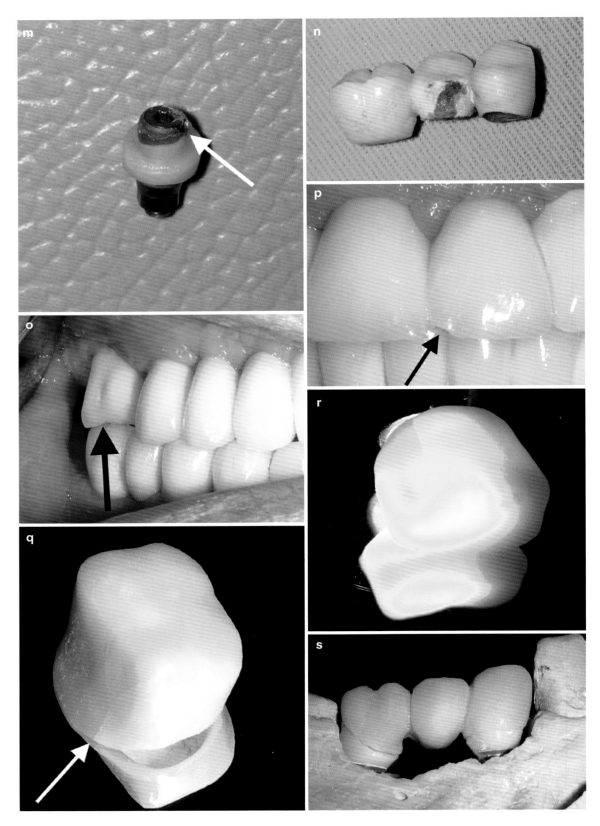

图 3.16 （续）

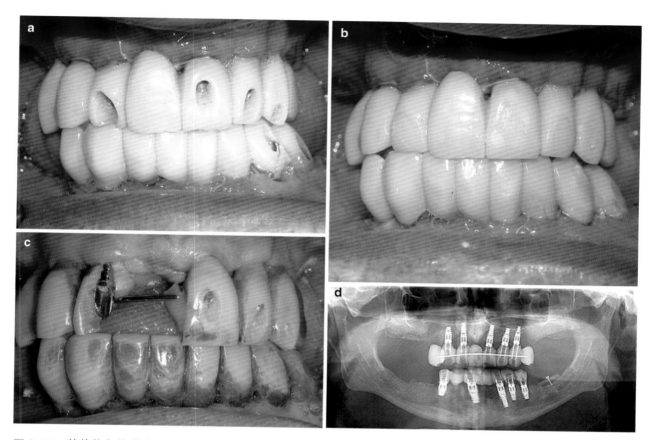

图 3.17　**其他修复体并发症**　a. 上下颌各植入了 5 颗 NobelActive 种植体，在术后 1d 戴上临时树脂桥。b. 使用树脂封闭螺丝孔。c. 2 个月后，患者的 2 颗临时冠折裂，并且可以看到大量的烟渍，临时的桥体已经调改了很多次。d. 同一患者术后 3 个月时的全景片。e. 手术后 6 个月，由于需要增加新的种植体，因此先取下临时桥体，注意到种植体周围健康的软组织轮廓和形态。f. 由于桥体折裂取下桥体（该患者全景片在图 3.8j），该桥体一侧为螺丝固位，另一侧为粘接固位，发生折裂的位置位于螺丝固位侧。g. 一颗上颌种植体黏膜混合支持的义齿，由于其组织面为凹形，因此其桥体下方几乎不可能得到清洁。h. 移除义齿后可见 4 颗 Straumann 种植体，由于不能有效清洁，牙龈存在严重的炎症。i. 全景片为一位下颌前牙区植入了 4 颗 Straumann 种植体的患者。j. 基台固定时的照片，可以看见种植体周围软组织非常健康。k. 戴入杆卡式义齿。l. 4 年后，糟糕的口腔卫生是导致种植体周围黏膜炎的最可能原因。m. 取下的杆卡可以看到大量的菌斑牙垢，清洗干净杆卡并对患者进行口腔卫生宣教。n. 经过 2 个月严格的口腔清洁维护，软组织的改善非常明显，杆卡也非常的干净。o. 下颌义齿的磨损非常明显，这提示咬合负荷可能过重。p. 与此同时，患者在上颌也接受了 4 颗种植体植入并行杆卡修复，行使功能 3 年后出现了义齿断裂。q. 由于口腔卫生维护得当，杆卡和软组织的情况都非常健康。r. 准备行种植黏膜混合支持修复患者的术前全景片。s. 在前磨牙区和磨牙区植入了 4 颗种植体。t. 行使功能 5 年后，患者诉左侧第 1 颗种植体（箭头处）出现了晃动和疼痛，临床检查发现右侧的种植体周围牙龈和左侧近中种植体周围的牙龈均有炎症。u. X 线片可见近中种植体周围存在骨吸收（箭头处）。v. 图示义齿折裂部位（箭头处）。w. 截断杆卡，去除属于近中种植体的部分。x. 很轻松地去掉失败的种植体，远中重新放入新的杆卡，这一步只是过渡方案，好让患者在植入新的种植体前能佩戴上义齿。y. 义齿的阴极有时会暴露甚至穿出基托（箭头处）。z. 在性格较急的患者中，置换的阳极有时会过早地变形、损坏，因为他们常常不按正确的方向就位义齿

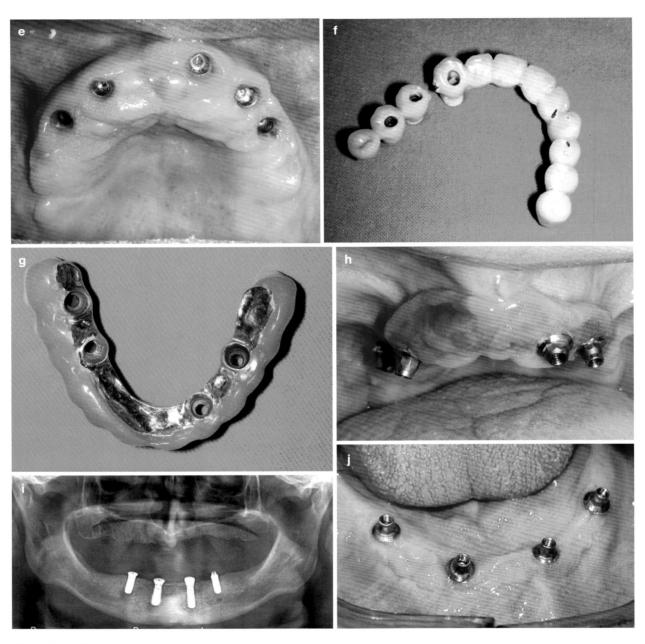

图 3.17 （续）

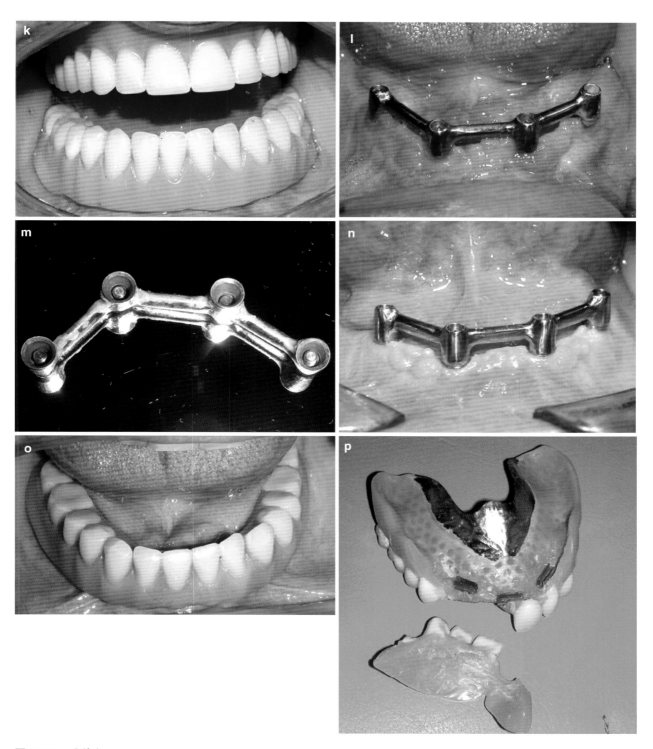

图 3.17 （续）

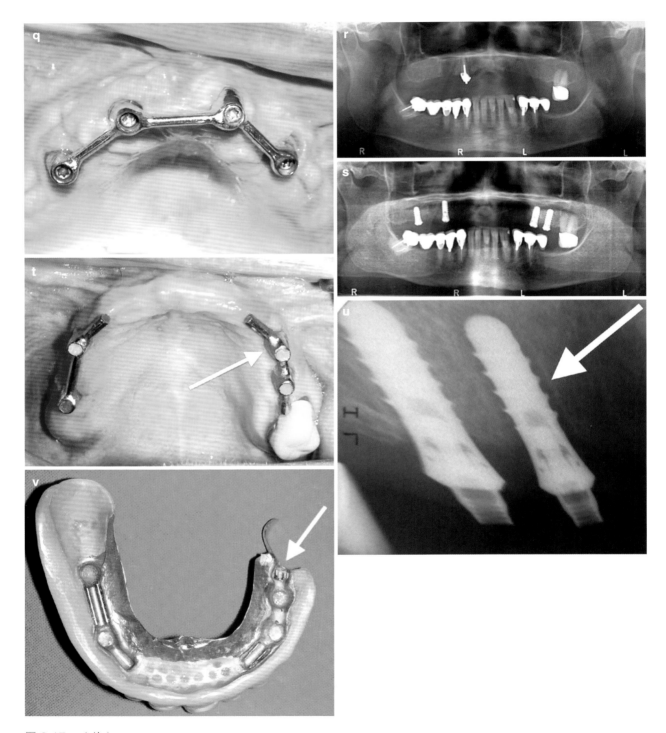

图 3.17　（续）

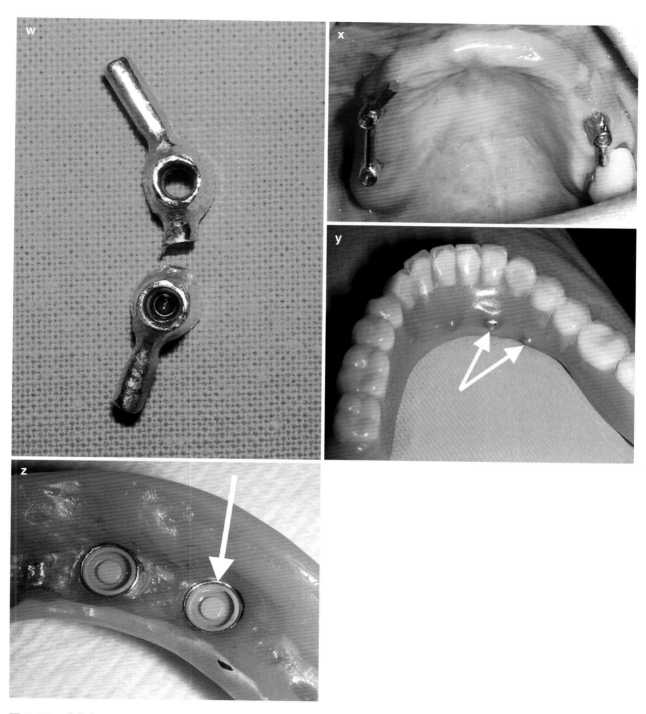

图 3.17　（续）

3.2   非种植体相关的并发症

3.2.1   骨移植失败

骨移植术应该遵循以下标准：

1. 受植区需要提供足够的血供；

2. 保证受植区和移植物良好的接触；

3. 移植物需要完全固定；

4. 完美的黏膜封闭以隔离口腔内的唾液。

如果不能满足以上任何一条标准，将会导致植骨部分失败（图3.18h~t，图3.20f）或完全失败（图3.19c~l）。除此之外，移植物的成分、结构和来源，以及伤口裂开导致移植物暴露的时间也是重要的影响因素。

早期伤口暴露

不管伤口是何时破裂的，一旦DBBM暴露在口腔唾液，均会导致一定量骨粉的溢出。开放的伤口应当用大量的3%过氧化氢溶液冲洗，并且轻柔地去除表面颗粒。患者应该使用抗生素和氯己定漱口水，并且根据缺损的情况定期复诊。治疗时，应当轻柔地进行刮除，以免过多地去除本该保留的骨粉颗粒，这些骨粉颗粒在伤口愈合后可能会形成骨整合。整个过程需要长达几周时间，不过，这是值得为之付出努力的，因为可以让患者免于再次治疗。

在进行自体骨块移植时，术后两周出现伤口破裂的话会大大增加移植失败的概率。（图3.19 a~i）。这主要是因为移植的骨块一

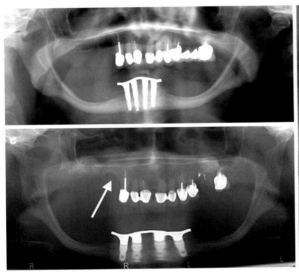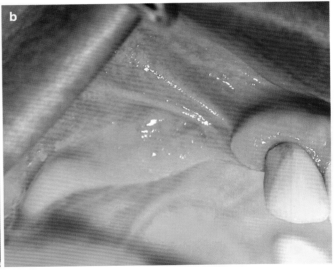

图3.18   **骨移植失败**   a.患者术前曲面断层片，拟行上颌骨缺牙区种植修复，双侧上颌窦提升和牙槽骨增量。b.口内图显示后牙缺牙区不理想的软组织以及狭窄的牙槽嵴。c.术后曲面断层片显示，箭头所指处右侧牙槽骨高度不足，修复后会导致牙冠过长，修复效果不令人满意。d.患者选择在此关键部位进行额外的植骨，由于下颌骨是萎缩的（见图a），因此进行了颅骨移植，随后将1颗种植体植入该移植骨块中，并在远中用螺钉辅助固定。e.添加DBBM骨粉。f.移植材料表面覆盖胶原膜。g.切口采用褥式和间断缝合。h.切口裂开，术后3个月部分移植物暴露，可见种植体和固定螺丝。i.翻开术区黏骨膜瓣，刮除肉芽组织以及未骨结合DBBM，骨块保持不动，似乎是与固定螺丝邻近的地方已经发生部分骨结合。j.不同角度的手术视野图。k.清除切口，种植体表面用I型刷清理，随后用球钻在移植骨块上打孔，以保证血运再重建。l.测量前期准备的结缔组织瓣长度。m.保证有足够的长度覆盖移植材料。n.采用光动力治疗：进行染色。o.染色的表面用激光束处理。p.DBBM骨粉填塞空余的间隙。q.腭瓣延伸覆盖移植材料，缝合下方的黏骨膜瓣。r.切口缝合，留部分腭瓣不缝合。s.术后3周的手术位点，暴露的腭瓣已经二期愈合。t.2颗种植体以三单位固定桥修复，修复6个月后，牙冠与邻牙相比仍然较大。u.术前曲面断层片，患者拟行双侧下颌骨后牙区垂直骨增量。v.术后曲面断层片，颅骨移植以微螺钉固定。w.曲面断层片，骨移植4个月后种植体的位置。箭头所指左侧远中种植体过于靠近移植物的远端。x.曲面断层片，植入4个月后显示移植材料有所吸收

旦在口腔中暴露太久就无法获得足够的血运重建。当移植骨块暴露一段时间后，周围的上皮细胞将在骨块下爬行生长，最终引起排斥反应。这样，移植的骨块及固定螺丝将被机体当作异物移除，这种情况下几乎不可能重新缝合皮瓣。

晚期伤口破裂

如果移植的骨块是在术后 1 个月后或者更长时间暴露在口腔内（图 3.19j~x），那么，这往往是由于移植物的压力减少了黏骨膜瓣中心的血液供应，继而造成表面黏膜坏死使伤口破裂。出现此种情况后，患者应口服抗生素（阿

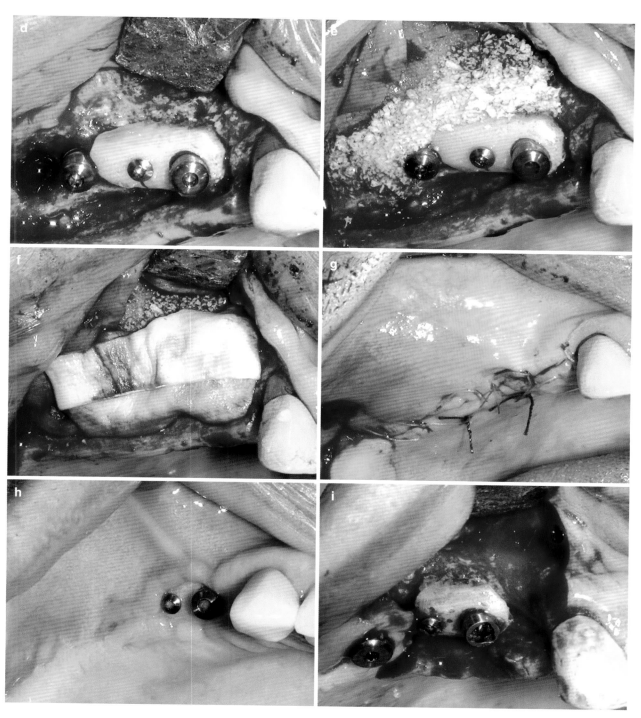

图 3.18　（续）

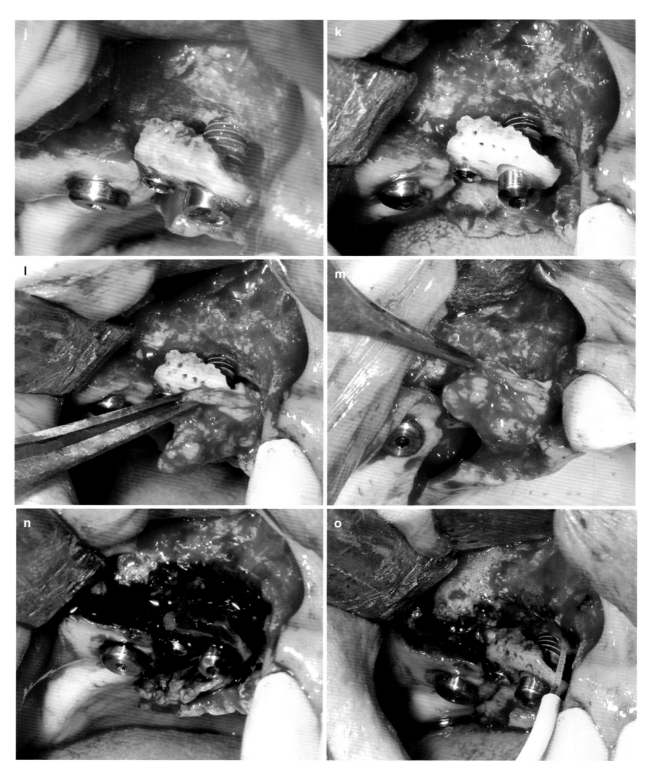

图 3.18　（续）

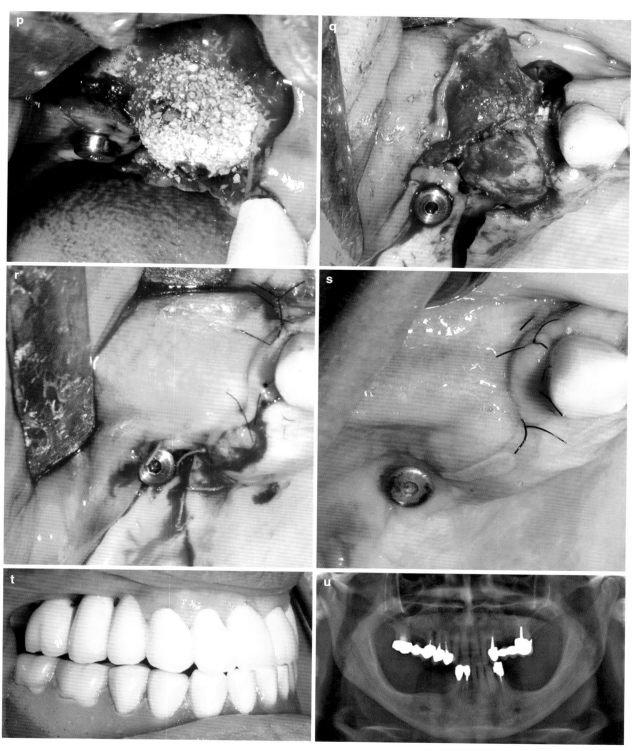

图 3.18　（续）

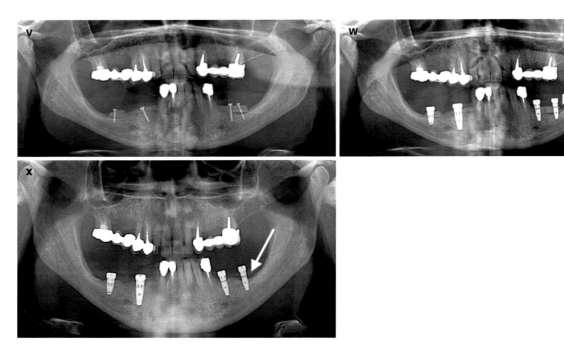

图 3.18　（续）

莫西林和甲硝唑）2 周进行治疗，并且在骨块暴露的第 1 周每日复诊，使用 3% 过氧化氢溶液冲洗伤口，之后用高速球钻逐渐磨除移植骨块的骨皮质。如果固定螺丝同时暴露，则应保留包绕固定螺丝的这层窄颈圈皮质骨的完整性。同时，患者应该在家里使用氯己定漱口液清洁口腔。这样，移植骨块的松质骨才能保持与受体区的紧密附着进而有可能完成骨整合。此外，使用高速球钻会引起出血并刺激肉芽组织生长。在 2~3 周内，伤口可明显缩小，移植物将被重新覆盖。当固定螺丝持续松动或暴露超过一个月时，应当立即拆除。

有时固定螺丝会在术后几个月后才穿过黏膜而暴露于口腔中（图 3.20 a~e），此时应当去除固定螺丝，避免细菌污染移植骨块，以及防止上皮细胞向移植物爬行。为了防止以上情况发生，植骨时，应该用带垫圈的固定螺丝固定移植骨块的表面。

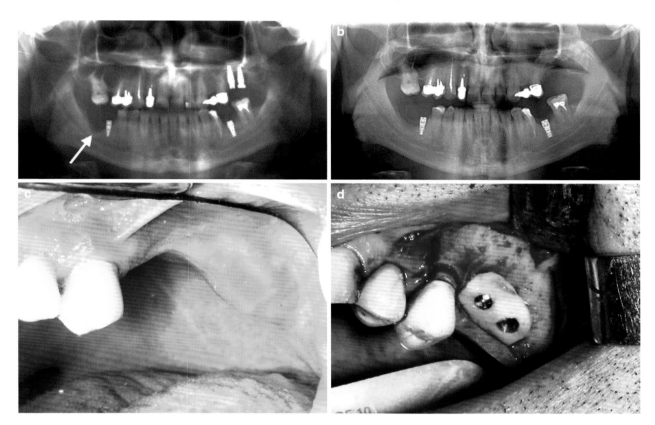

图 3.19　**骨移植失败**　a. 有 5 颗种植体的患者曲面断层片，箭头所示处，1 颗种植体已被拔除。另外上颌的 2 颗种植体表现出明显的种植体周围炎，伴有大量骨丧失。b. 拔除上颌种植体，愈合 3 个月。c. 口内观察拔除种植体后该位点的骨缺损情况。d. 用下颌自体骨移植物做垂直骨增量，并且用固定螺丝和 1 颗窄颈 Nobel Active 种植体固定骨块。e. 移植骨块的空隙用 ABP 和 DBBM 粉混合填塞。f. 移植物用 OCG 覆盖。g. 术后即刻曲面断层片。移植物（箭头所示）保持位置良好，术后 5d，伤口裂开，用小牛血清处理失败。h. 口内可见术区牙龈发炎肿胀。i. 移除移植物以及固定螺丝和种植体。j. 患者缺失右侧上颌第一中切牙，术前曲面断层片。k. 黏骨膜瓣设计不合理（虚线显示的是正确的切口设计），显示巨大的骨缺损。l. 临床拍摄图片，术后 2 个月，如图所示的临时树脂冠和水肿的牙龈，造成水肿的原因是由于皮瓣基底过窄减弱了其边缘的淋巴回流。m. 暴露出的移植物的𬌗面观，将暴露的材料用高速球钻去除，随后伤口愈合。n. 种植体植入 6 个月后，𬌗面观显示唇侧和牙槽嵴顶裂开。暴露物用同样方式处理。o. 种植体的影像图。p. 软组织缺损用两侧旋转瓣关闭。q. 只有部分缺损得以恢复。r. 将腭部游离结缔组织植入唇侧黏膜下方，只暴露一小部分。s. 安装愈合基台以保证给予结缔组织足够的支撑。t. 软组织移植后 2 周。u. 软组织移植 3 周后愈合。v. 全瓷冠修复，术后 1 年图片。w. 曲面断层片（箭头所示）种植体远中牙槽嵴骨丧失，近中牙槽嵴骨保持良好，支持牙龈乳头形态。x. 术后 6 年复查显示种植体稳固，有良好的软组织袖口

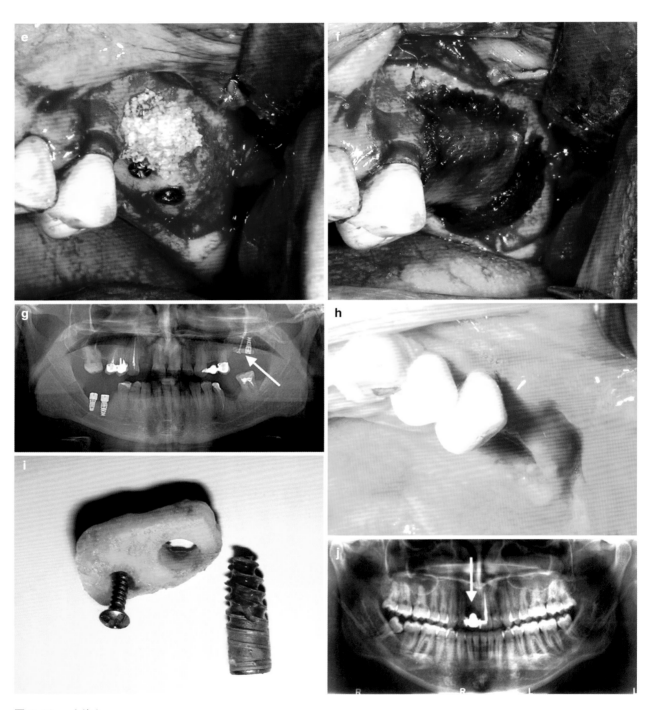

图 3.19　（续）

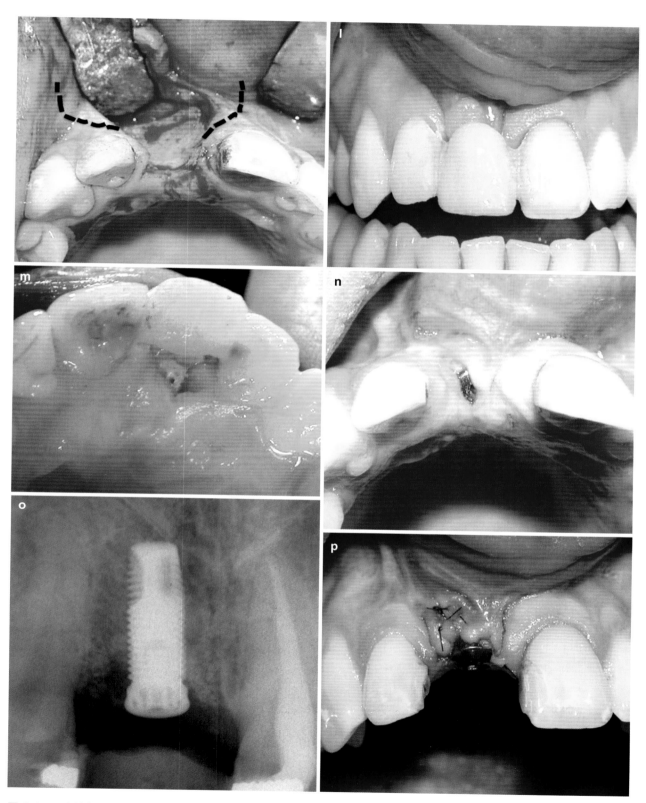

图 3.19　（续）

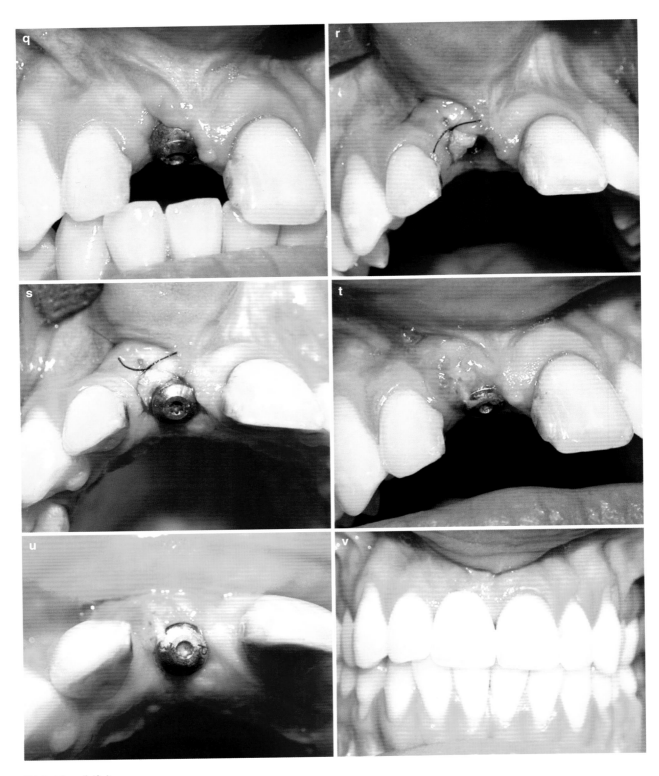

图 3.19 （续）

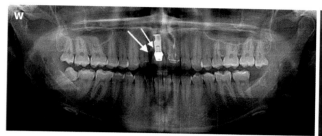
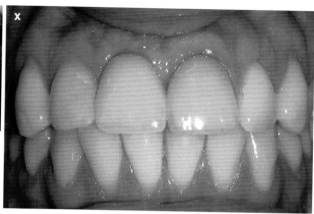

图 3.19 （续）

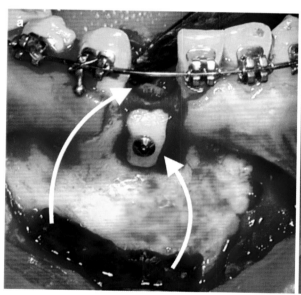
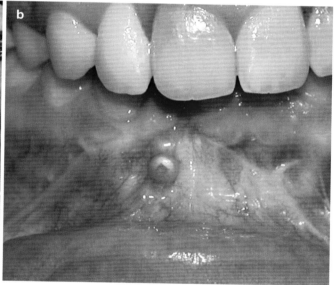

图 3.20　**骨移植失败**　a.患者在交通事故中造成右下中切牙缺失，进行下颌颏部牙槽骨水平骨增量，骨移植后切口裂开，其中一个骨块植入舌侧黏骨膜下，另一个在牙槽骨的唇侧。均以微螺钉固定。b.术后 4 个月，螺钉头穿透黏膜可见。c.曲面断层片显示移植物和螺钉良好。d.翻起黏骨膜瓣，显示移植骨块良好，然而，在取螺钉的过程中钉头断裂。e.仔细除去螺钉头周围骨质，以便去除固定螺丝，幸运的是，仍有足够的骨量支持种植体植入。f.舌侧伤口裂开，骨块暴露。g.骨块的吸收导致固定螺钉头膨胀突出牙槽黏膜。h.曲面断层片证实了临床发现，显示移植物吸收明显，特别是在右侧（箭头所示）。i.牙槽骨侧壁进行骨块移植，用 2 颗微螺钉固定。j.4 个月后，翻开黏膜瓣，暴露骨增量区域。k.移除固定螺丝后，骨块结合良好，植入 2 颗种植体，远中种植体在用最后的扭矩植入时，骨块略有侧移，但是尾端仍保持固定。l.自体骨粉植入移植空隙中。m.将 DBBM 填入自体骨之间防止其吸收，覆盖上胶原膜。n.伤口裂开，去除种植体以及移植骨块，6 个月后再治疗

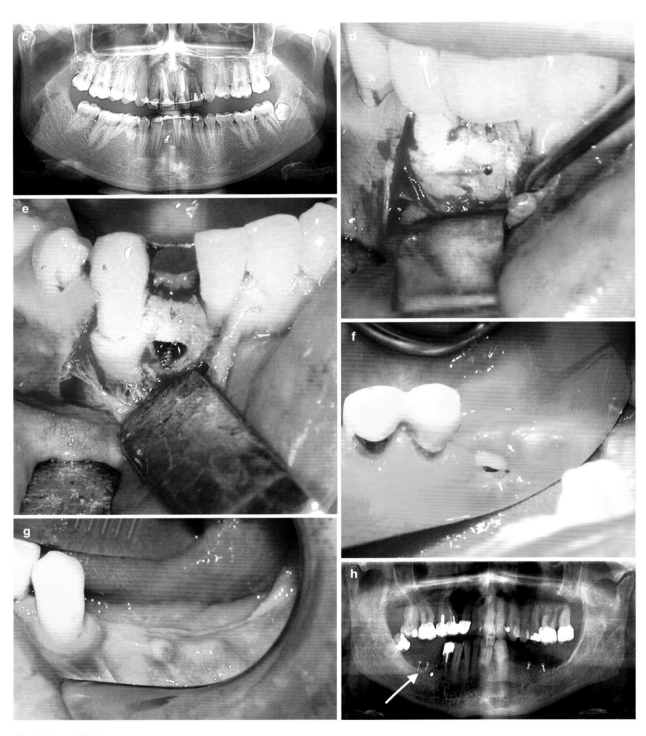

图 3.20 （续）

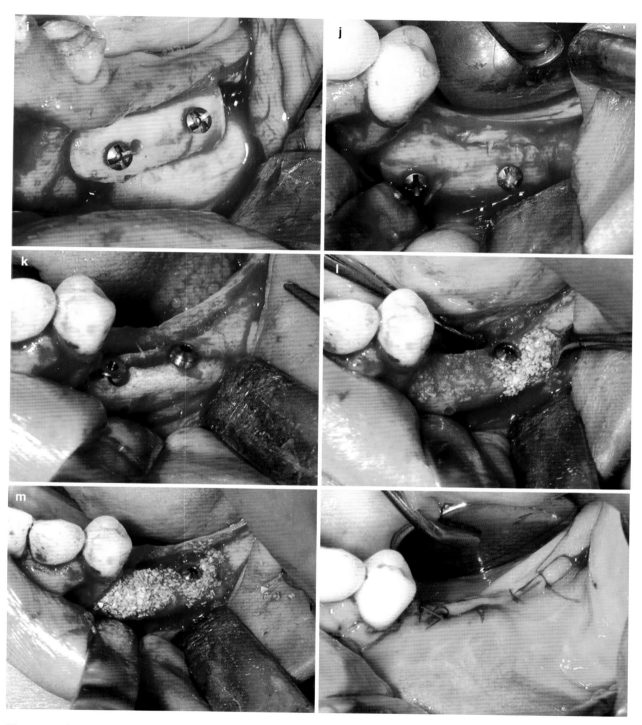

图 3.20 （续）

3.2.2　上颌窦提升失败

　　尽管上颌窦提升术的效果被认为是可预期的（Tetsch et al, 2010），然而，某些情况下仍然可能会增加术后并发症的风险，比如术中黏膜穿孔、发生感染或移植失败（图 3.21a~z 和 3.22a~z）。这些情况多见于吸烟者，薄龈生物型患者，有黏膜慢性炎症、上颌窦囊肿或者上颌磨牙牙根隔膜的患者。术后早期失败通常是由于伤口破裂、术中的细菌感染和定植导致的。其治疗是进行刮除术，并且用 3% 过氧化氢溶液冲洗，配合服用抗生素和氯己定漱口，直到软组织愈合。这一治疗重复 1~2 个月可达到软组织愈合。

　　晚期失败通常是由于上颌窦提升术时黏膜撕裂或者微穿孔最终造成上颌窦底破裂。上颌窦腔中液体会取代血液而浸润移植材料，阻碍正常的骨结合。有趣的是，这一过程中患者往往没有明显的感觉，所以很少去就诊，只有一些双侧上颌窦提升的患者会觉察出失败的这一侧有异样的感觉。放射检查通常不能显示出任何病理变化，除非有严重的移植材料丧失，这

样会在影像中出现放射状的斑点。如果上颌窦提升失败，但是同期植入了种植体，这种情况通常是在取模时或者基台拧紧到 35Ncm 后还可以继续顺时针拧动时才可诊断。

　　早、晚期上颌窦提升失败的治疗方法是相似的（图 3.21a~x 和 3.22a~i）。唯一的不同是移植物是否已经骨整合。上颌窦底黏膜穿孔必须探查清楚，分离提升邻近的上颌窦底和已骨结合的移植材料处的黏膜，用屏障膜覆盖，然后再次提升。上颌窦提升总体失败率通常与慢性鼻窦炎有关，这就要求治疗时需要去除所有的残留移植物颗粒，使用抗生素治疗上颌窦黏膜慢性炎症，上颌窦腔则需要用大量的 3% 过氧化氢溶液和生理盐水冲洗，并配合光动力治疗（Stajčić, 2016c）（图 3.22a~i）。侧壁开窗应该覆盖屏障膜直到愈合（图 3.22s~u）。3 个月后，类似于本书 2.3.2.2 部分所示，瘢痕组织也可以再次行上颌窦提升术而不发生穿孔。如果有足够的骨量，种植体可以再次同期植入（图 3.21 a~i）。

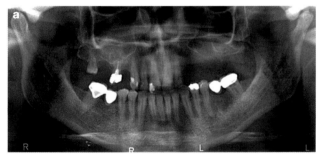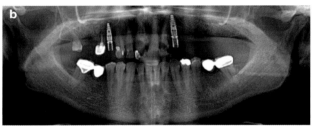

图 3.21　**上颌窦提升失败**　a. 双侧上颌窦提升患者的术前曲面断层片。b. 术后曲面断层片显示上颌窦提升后于美学区植入 2 颗种植体并即刻负载（螺丝固位临时冠）。c. 左侧复诊时植入的种植体。暂时取下临时冠。d. 印模桩固定在种植体上进行导向，翻起黏骨膜瓣，去除未结合的 DBBM 颗粒。e. 去除骨粉颗粒后，暴露两处骨缺损。f. 刮除骨缺损区的所有软组织，这些骨缺损是上颌窦侧壁开窗的残留物。在远中开窗的根方，探测到黏膜的开孔。这是导致骨移植失败的最可能的原因，标记（箭头）所示处为植入新的种植体同时用胶原膜修复黏膜和骨缺损。g. 种植体植入后切口缝合。h. 种植体去除愈合基台后的 冠面观。i. 5 单位固定桥的种植修复。j. 术前曲面断层片，患者拔除 24 牙（箭头）同时计划行左侧上颌窦提升。k. 口内图显示拔除后伤口，DBBM 颗粒用于上颌窦提升。l. 用 OCG 做屏障膜。m. 术后曲面断层片可见移植材料（箭头）。n. 术后 9 个月，由于窦底黏膜破裂导致骨移植失败，但是进行上颌窦提升时没有发现。o. 近中的 24 位点种植体，远中的 27 位点种植体。p. 术后曲面断层片展示种植体的位置。q. 术前影像图显示上颌窦的气化情况。r. 上颌窦提升术后的冠状面显示上颌窦底移植材料不足。s. 再次手术时可见移植失败，清除伤口后发现窦底黏膜破裂。t. 曲面断层片上的图形显示上颌窦修补时计划的骨切开术。u. 术中口内图显示修补的方法，连接着窦底黏膜的开窗骨被抬起（箭头），另一个侧壁开窗是在 23 和 24 牙的根方形成的。v. DBBM 颗粒与 ABP 混合植入。w. 用 OCG 和胶原膜当屏障膜，利用颊侧脂肪瓣（箭头）封闭软组织。x. 伤口关闭

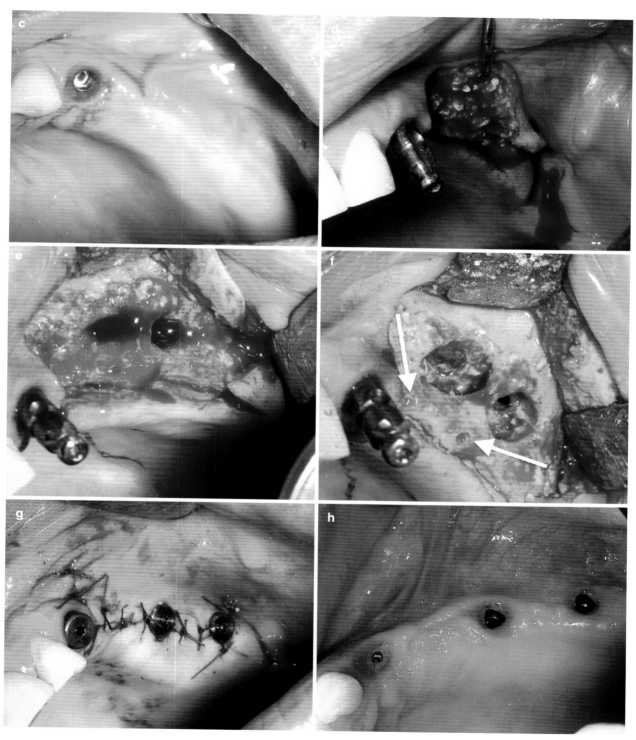

图 3.21　（续）

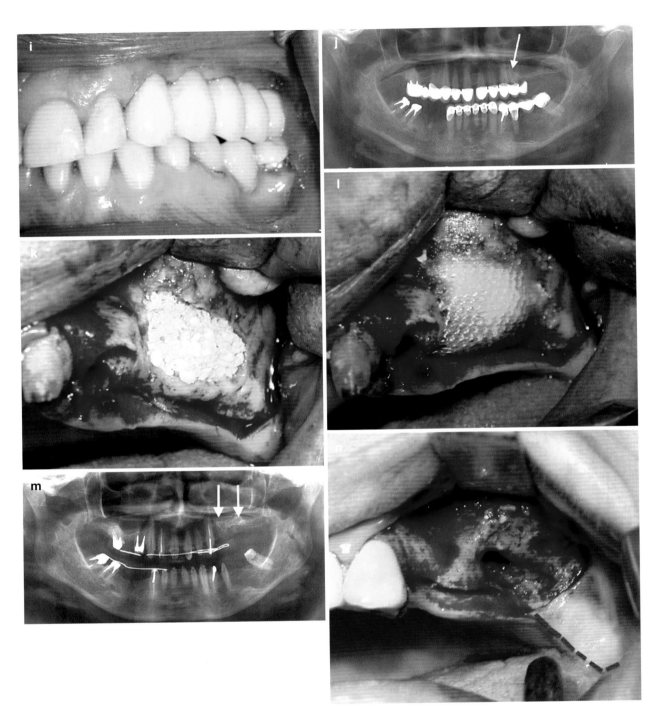

图 3.21　（续）

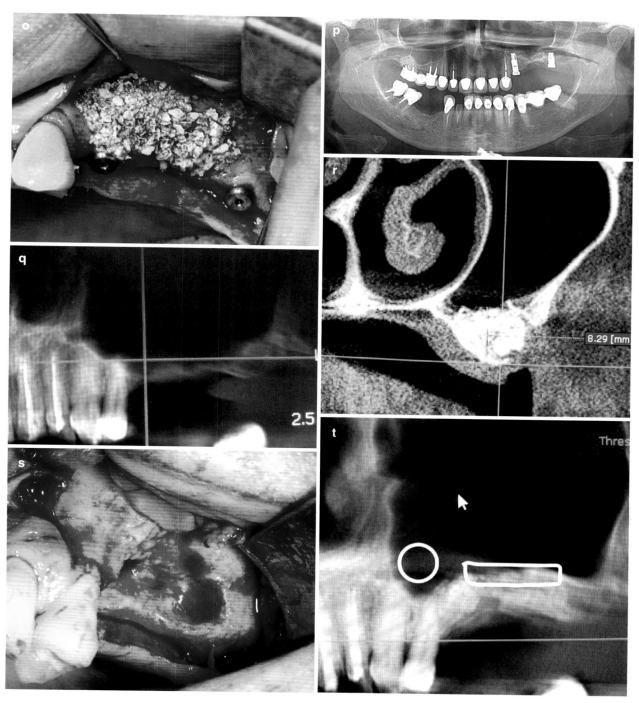

图 3.21 （续）

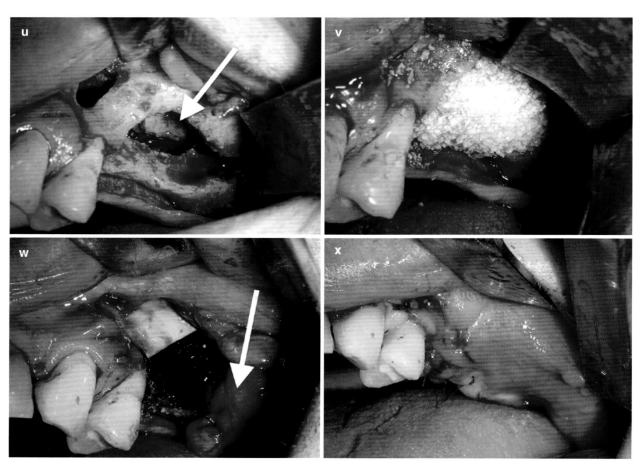

图 3.21 （续）

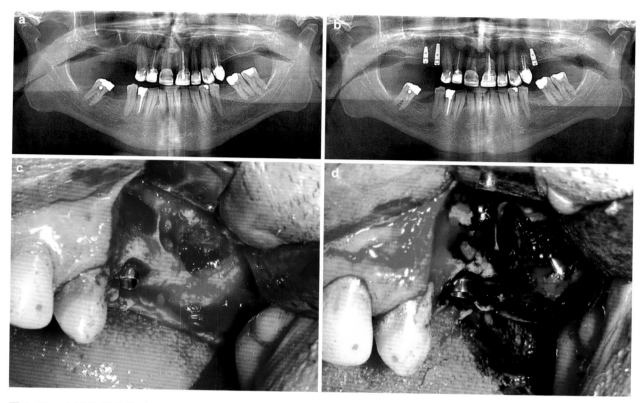

图 3.22　**上颌窦提升失败**　a. 患者术前曲面断层片，双侧上颌后牙缺牙区上颌窦提升术和种植体植入术。b. 术后曲面断层片显示植入 3 颗种植体和上颌窦底的移植材料。c. 术中图片显示左侧上颌窦移植失败。d. 用光动力方法清除伤口，清理骨块及软组织。e. DBBM 颗粒以及 ABP 混合移植。f. 移植的部位，用 OCG 隔离上颌窦黏膜的破损处，植入远中的种植体，添加 DBBM 颗粒以防骨质吸收。g. 关闭伤口。h. 术后曲面断层片显示新的种植体位置（箭头）。i. 愈合基台的临床图片。j. 患者的曲面断层片显示多颗修复体以及需要种植修复的部位。已行右侧上颌窦提升术。箭头所示左侧上颌窦待行上颌窦提升术。k. 术后曲面断层片显示移植物位置（箭头）。l. 术后曲面断层片。m. 植入和完成修复后的曲面断层片。n. 治疗完成 5 年后的牙片，患者的内科医生正在检查可能影响其头颈部过敏反应的原因，这种过敏导致患者出现迁移性水肿。但是目前的影像无法显示这一病理性改变。o. 内科医生建议该患者拍摄 CT 片，并怀疑其左侧牙槽嵴的外形高点是一个可疑过敏原，择期对患者牙槽骨进行活检，并对上颌窦进行检查。p. 术中图显示增生的牙槽骨不规则。q. 取出骨片进行病理学检查。r. 剩余的增生骨是平滑的，并且有着正常的骨形态。s. 暴露上颌窦，经检查无明显异常。t. 开窗术后覆盖屏障膜。u. 关闭创口。组织病理学结果不明确。患者自愈数月。种植体及上部修复结构 3 年仍保持稳固。v. 行上颌窦提升术患者的曲面断层片，左侧植入 3 颗种植体。这是一个因上颌窦底黏膜破裂导致上颌窦提升失败的疑难病例。而这种病例的诊断较困难是源于上颌窦提升术本身的复杂性。w. 术中图显示开窗骨片断裂，上颌窦黏膜出现多处破裂，24 牙位种植体颊侧骨板裂开。x. 将胶原膜切成数片以隔离上颌窦黏膜的破裂孔。y. 用移植材料和覆盖 OCG 修复骨缺损区。z. 术后 3 年曲面断层片显示种植体和移植材料。患者拒绝接受远中种植第 3 颗种植体，只愿意修复近中 2 颗种植体联合固定桥伴有远中游离臂。

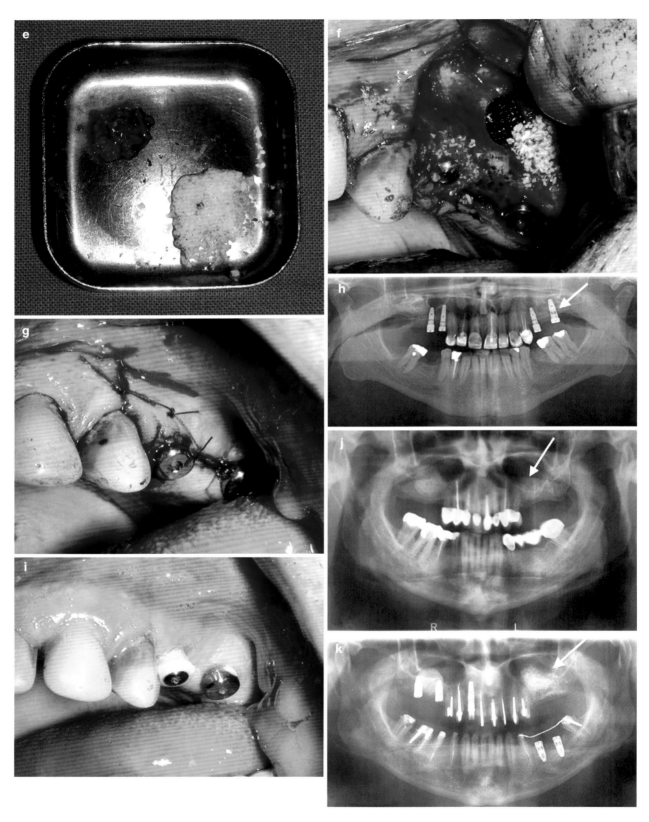

图 3.22　（续）

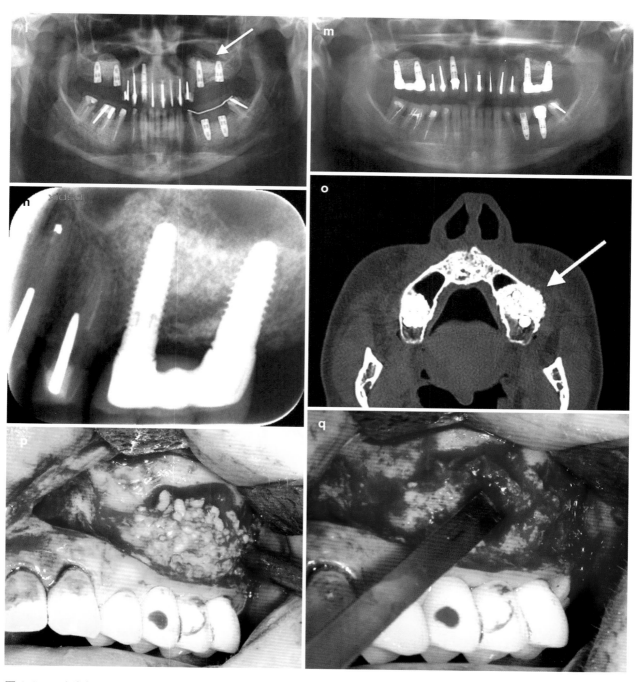

图 3.22 （续）

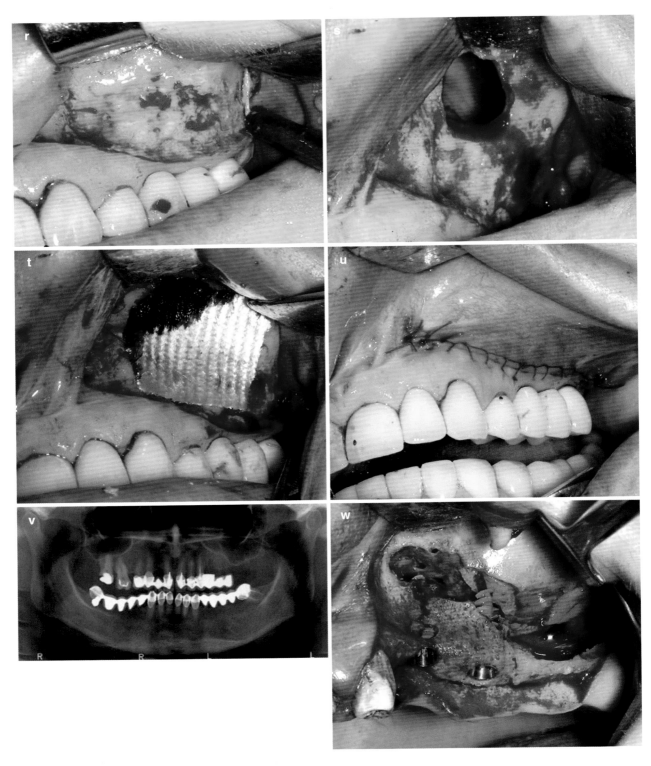

图 3.22 （续）

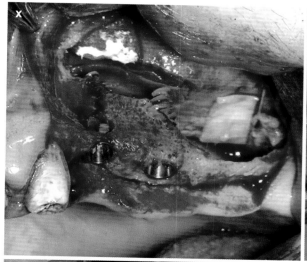
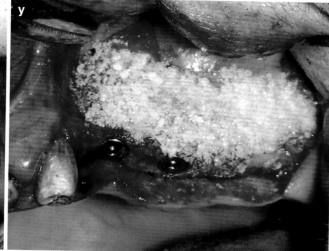
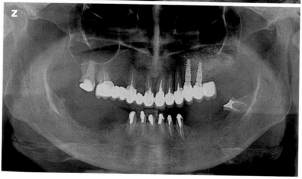

图 3.22　（续）

参考文献

Alhassani AA, AlGhamdi AS, 2010.Inferior alveolar nerve injury in implant dentistry: diagnosis, causes, prevention, and management. J Oral Implantol, 36:401–407. doi:10.1563/AAID-JOI-D-09-00059.

Anitua E, Orive G, 2012.A new approach for atraumatic implant explantation and immediate implant installation. Oral Surg Oral Med Oral Pathol Oral Radiol, 113:19–25.

Araujo MG, Lindhe J, 2005.Dimensional ridge alterations following tooth extraction. An experimental study in the dog. J Clin Periodontol, 32:212–218.

Braegger U, Heitz-Mayield LJA, 2015. Bilogocal and hardware complications in implant dentistry. ITI treatment guide, vol. 8. //Wismeijer D, Buser D, Chen S, editors. Berlin: Quintessence Pubishing Co, Ltd:1–2.

Buser D, Martin W, Belser UC, 2004. Optimizing esthetics for implant restorations in the anterior maxilla: anatomic and surgical considerations. Int J Oral Maxillofac Implants, 19(Suppl):43–61.

Chan HL, Oh WS, Ong HS, et al, 2013. Impact of implantoplasty on strength of the implant-abutment complex. Int J Oral Maxillofac Implants, 28:1530–1535. doi:10.11607/jomi.3227.

Chen YJ, Chen YH, Lin LD, et al, 2006. Removal torque of miniscrews used for orthodontic anchorage–a preliminary report. Int J Oral Maxillofac Implants, 21:283–289.

Covani U, Barone A, Cornelini R, et al, 2006. Clinical outcome of implants placed immediately after implant removal. J Periodontol, 77:722–727.

Covani U, Marconcini S, Crespi R, et al, 2009. Immediate implant placement after removal of a failed implant: a clinical and histological case report. J Oral Implantol, 35:189–195.

Cunliffe J, Barclay C, 2011.Removal of a dental implant: an unusual case report. J Dent Implants, 1:22–25.

Derks J, Schaller D, Håkansson J, et al, 2016.Effectiveness of implant therapy analyzed in a Swedish population: prevalence of peri-implantitis. J Dent Res, 95:43–49. doi:10.1177/0022034515608832.

Dhima M, Paulusova V, Lohse C, et al, 2014. Practice-based evidence from 29-year outcome analysis of management of the edentulous jaw using osseointegrated dental implants. J Prosthodont, 23:173–181. doi:10.1111/jopr.12084.

Hallström H, Persson GR, Lindgren S, et al, 2012. Systemic antibiotics and debridement of peri-implant mucositis. A randomized clinical trial. J Clin Periodontol, 39:574–581. doi:10.1111/j.1600-051X.2012.01884.x.

Kesting MR, Thurmüller P, Ebsen M, et al, 2008. Severe osteomyelitis following immediate placement of a dental implant. Int J Oral Maxillofac Implants, 23:137–142.

Korsch M, Walther W, 2015.Peri-implantitis associated with type of cement: a retrospective analysis of different types of cement and their clinical correlation to the peri-implant tissue. Clin Implant Dent Relat Res, 17(Suppl 2):e434–443. doi:10.1111/cid.12265. Epub 2014 Sep 2.

Korsch M, Obst U, Walther W, 2014. Cement-associated peri-implantitis: a retrospective clinical observational study of fixed implant-supported restorations using a methacrylate cement. Clin Oral Implants Res, 25:797–802. doi:10.1111/clr.12173. Epub 2013 Apr 21.

Kwon M, 2016. Live surgery by using R-brush and I-brush. [2016-11].https://www.you-tube.com/watch?v=BA3CuOMeNFw.

Massei G, Szmukler-Moncler S, 2004.Thermo-explantation. a novel approach to remove osseointegrated implants. Eur Cell Mater, 7(Suppl 2):48.

Matarasso S, Iorio Siciliano V, Aglietta M, et al, 2014. Clinical and radiographic outcomes of a combined resective and regenerative approach in the treatment of peri-implantitis: a prospective case series. Clin Oral Implants Res, 25:761–767. doi:10.1111/clr.12183. Epub 2013 May 8.

McGlumphy EA, Mendel DA, Holloway JA, 1998. Implant screw mechanics. Dent Clin N Am, 42:71–89.

Nobel Biocare, 2014.Angulated screw channel with omnigrip. [2015-10-12].https://youtu.be/QB1M7RYOwZw.

Pjetursson BE, Asgeirsson AG, Zwahlen M, et al, 2014. Improvements in implant dentistry over the last decade: comparison of survival and complication rates in older and newer publications. Int J Oral Maxillofac Implants, 29:308–324.

Pommer B, Bucur L, Zauza K, et al, 2014.Meta-analysis of oral implant fracture incidence and related determinants. J Oral Implantol, 7. doi:10.1155/2014/263925.263925.

Present S, Levine RA, 2013.Techniques to control or avoid cement around implant-retained restorations. Compendium, 34:432–437.

Ramel CF, Lüssi A, Özcan M, et al, 2015. Surface roughness of dental implants and treatment time using six different implantoplasty procedures. Clin Oral Implants Res.

doi:10.1111/clr.12682. [Epub ahead of print].

Rokadiya S, Malden NJ, 2008.An implant periapical lesion leading to acute osteomyelitis with isolation of Staphylococcus aureus. Br Dent J, 205:489–491. doi:10.1038/sj.bdj.2008.935.

Schincaglia GP, Thoma DS, Haas R, et al, 2015.Randomized controlled multicenter study comparing short dental implants (6mm) versus longer dental implants (11–15mm) in combination with sinus loor elevation procedures. Part 2: clinical and radiographic outcomes at 1 year of loading. J Clin Periodontol, doi:10.1111/jcpe.12465. [Epub ahead of print].

Schwarz F, Sahm N, Becker J, 2014.Combined surgical therapy of advanced peri-implantitis lesions with concomitant soft tissue volume augmentation. A case series. Clin Oral Implants Res, 25:132–136. doi:10.1111/clr.12103. Epub 2013 Jan 27.

Shemtov-Yona K, Rittel D, 2015.An overview of the mechanical integrity of dental implants. Biomed Res Int, 2015:547384. Published online 2015 Oct 25. doi:10.1155/2015/547384.

Smith LP, Rose T, 2010. Laser explantation of a failing endosseous dental implant. Aust Dent J, 55:219–222.

Stajčić Z, 2016a.The neo burr-elevator-forceps explantation technique. [2016-11].https://www.youtube.com/watch?v=9iX_13L5MfQ.

Stajčić Z, 2016b. Periimplantitis management; GBR, connective tissue graft, implantoplasty. [2016-11].https://www.youtube.com/watch?v=XF_ELOt-zaY.

Stajčić Z, 2016c. Management of chronic maxillary sinusitis; implantoplasty. [2016-12].https://www.youtube.com/watch?v=xe55QYpy4ao&t=20s.

Stajčić Z, Stojčev-Stajčić L, Kalanovic M, et al, 2016. Removal of dental implants: review of ive different techniques. Int J Oral Maxillofac Surg, 45:641–648. http://dx.doi.org/10.1016/j.ijom. 2015.11.003.

Ten Bruggenkate CM, Sutter F, Schroeder A, et al, 1991. Explantation procedure in the F-type and boneit ITI implant system. Int J Oral Maxillofac Surg, 20:155–158.

Tetsch J, Tetsch P, Lysek DA, 2010. Long-term results after lateral and osteotome technique sinus loor elevation: a retrospective analysis of 2190 implants over a time period of 15 years. Clin Oral Implants Res, 21:497–503. doi:10.1111/j.1600-0501.2008.01661.x.

Winkler S, Ring K, Ring JD, et al, 2003.Implant screw mechanics and the settling effect: overview. J Oral Implantol, 29:242–245.

第4章 牙保存术的相关回顾

种植牙是为了修复已缺失的牙，而不是尚可以保存的牙

牙保存术（TPS）并不是一个新概念；在口腔手术、颌面外科手术、根管治疗以及牙周手术过程中，牙保存术是一种可选择的治疗方法。由于越来越多的尚未经过系统种植牙训练的普通牙科医生开展种植牙业务，因而有必要将牙保存术的话题纳入种植牙范畴。为了进一步证明这么做的必要性，笔者从一个种植牙在线论坛下载了一幅影像资料（图4.1），该作者正在寻求拔除6颗伴有根尖周病变的前牙后进行种植牙治疗的最佳治疗方案。该作者甚至没有将根尖切除术作为一个候选方案。

本章主要内容是阐述常见牙保存术手术流程，重点介绍SAC分类、预后以及可能的并发症。牙保存术的实用性和手术技巧常常比种植手术更重要。种植牙时，邻牙常常需要进行牙保存术。在种植体支持的修复中，种植手术也要处理邻牙病变，这就要求掌握牙保存术手术方式和手术技巧，在可行的情况下同时进行牙保存术。另一种情况是，在口腔颌面外科手术或者牙周手术中同时对邻牙进行牙保存术。以上这些处理方法有助于通过缩短治疗时间从而让患者受益。

预防以及管理与牙保存术相关的并发症将在本书2.2进行讨论。本章仅对牙保存术特有的并发症进行讨论。

当对比种植牙与牙保存术的成功率时，尤其是涉及根尖切除术时，各种影响成功率的因素均应被考虑。目前很多种植相关研究都得到了种植体生产厂家的支持。纳入标准通常非常严格。高级别外科医生进行手术，患者也积极配合定期随访。在与种植体制造商签订的合同

中规定，生产商有权利不公开发表不利于他们产品的结果。但另一方面，在牙保存术的相关研究中，通常是回顾性研究，并且是多中心研究，在这些研究中，牙齿的病理状态是唯一的纳入标准，几乎没有排除标准，并且大量外科医生也参与到这些研究中。综上所述，与牙保存术相比较，种植牙的成功率并不像数据中报道的那么高，因为就种植牙而言，研究结果是精心地、有选择性地创造一些科学或者临床环境来进行实验，从而得出较高的成功率。

4.1 根尖切除术

根尖切除术是一种切除根尖区病变和牙根根尖部分的手术。通常伴随冠根向充填或者根管倒充填术。借助显微镜进行复杂根管治疗可以获得较高的根管治疗成功率，根尖切除术的指征越来越少。当根管治疗不可行（图4.2 a~c）或者根管治疗失败（图4.2 d~g）时可以选择进行根尖切除术。

CBCT检查是进行上下颌磨牙根尖切除术的先决条件。CBCT在检查副根管、扭曲的根部形态、天然牙根部与相邻牙/种植体的关系以及与上颌窦底或下颌神经管的关系等方面非常必要。

4.1.1 手术技术

在根尖切除术中应用的外科手术技术包括皮瓣设计、截骨术、根管充填和缝合。除了截骨术偶有例外，根管充填和缝合技术（2.1.3.1）在所有的根尖切除术都常见，无论是单根牙还

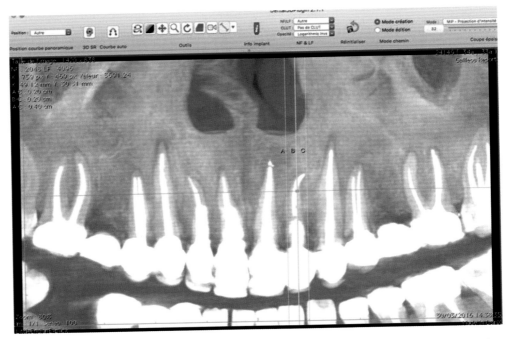

图 4.1　**种植论坛下载的放射线图像**　图下附有以下文字："……一名患者主诉她 6 颗前牙疼痛并伴有复发性根尖周感染。她要求种植修复 6 颗前牙并制作固定的临时修复体。在这种情况下你会做什么……首先想到的是拔除 4 颗上颌切牙并在中切牙牙槽窝植入种植体。8 周后在侧切牙牙槽窝植入种植体并配合 GBR 手术。作为临时措施，作者将从双侧尖牙做临时桥。第二步，等待 4~6 个月，并在拔除双侧尖牙后，利用侧切牙种植体制作 3-3 临时桥。第三步，在 GBR 治疗 8 周后在尖牙牙槽窝中植入种植体（这不是一个简单病例，尤其是当牙根暴露于膜下时）。这看起来很复杂；关于如何治疗这个病例有任何建议吗？"这是一个典型的例子，说明经验不足的外科医生在现代口腔种植中并没有把牙保存术作为一个治疗选项

是磨牙。

　　在翻起黏骨膜瓣时，用尺寸略小于根尖病变的圆形车针进行截骨术，其目的在于暴露根尖。在大多数存在根尖周病变的根部，通常存在骨缺损或骨板变薄。如果颊侧骨板较厚，那么根部的位置需由影像学检查确定，用轻微的压力通过画圈方式去骨，直到根尖变得可见。扩大骨开窗直到暴露根尖周病变。较小的病变在环状去骨时一并去除。对较大的病灶要进行刮除以便创造暴露根尖部位的通道，根尖切除方向与牙长轴呈 45°，朝向外科医生，根尖孔已确定。

　　在根管倒充填时 <A>，使用窄圆形微钻扩宽根尖孔，微型钻适合微型机头手机或普通直手机（笔者的偏好）。然后沿着根管向上进行根管预备 1~2mm，注意不要过度切削根管而削弱根管壁强度（Stajčić，2016a）。可以使用安装在超声波装置上的特殊细牙周刮匙尖端清洁根管的残余腔。

　　由于经常遇到来自骨髓腔的渗出物，应该在根腔填充之前充分隔湿。最简单的方法是，轻轻地不断地用盐水冲洗该区域 2~3min，吸尽剩余物。当盐水变得清澈，几乎没有渗血时，用纱布除去生理盐水（否则会抽吸进一步渗出），然后用纱布或棉球隔湿。如果使用这种技术还得不到隔湿的目的，使用无菌骨蜡按压在骨腔出血区域。将根管干燥并使用特殊的微型涂抹器涂布 MTA 以进行根管倒充填(Stajčić，2014)。在这种术区，保持干燥 3min 或更长时间是不可行的，因此可使用银汞合金进行根管倒充填，因为银汞在潮湿条件下也可自行凝固（见 1.2.3.9）。

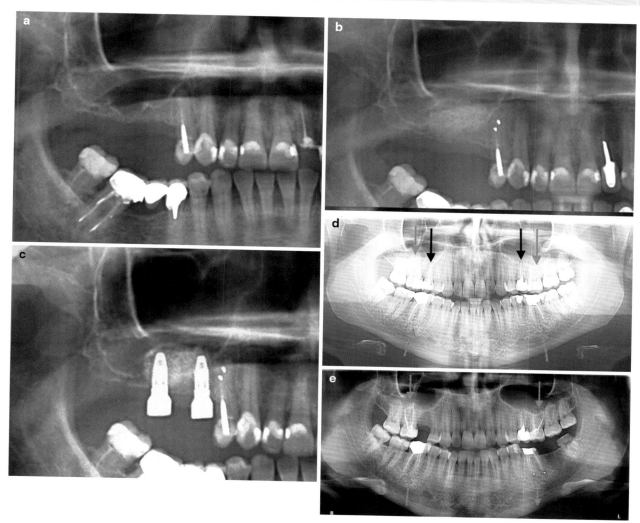

图 4.2　**根尖切除术**　a. 术前影像学检查拟行上颌窦提升术位点邻近根尖周病变的患牙。b. 手术后 6 个月影像学检查，显示窦底骨移植物就位，根尖切除术后行根管倒充填的患牙根尖周骨质愈合良好。c. 在上颌窦提升和根尖切除术后 10 个月进行影像学检查，种植体植入到骨移植物中，根尖切除术后效果稳定。d. 曲面断层片显示 5 颗牙的根管治疗失败。红色箭头指向将要进行根尖切除的患牙。黑色箭头指向将被拔除的患牙。e. 6 个月后同一患者的曲面断层片显示缺失的 15 牙和 37 牙，根管再治疗 16 和 36 的状况（红色箭头指向将进行根尖切除术的患牙）。f. 1 年后拍摄的曲面断层片（图 4.2e）显示了 15 牙和 25 牙的 2 颗种植体以及 16，26，36 和 46 牙的根尖切除术伴根管倒充填的结果。g. 全口牙齿都进行根管治疗的患者的曲面断层片。患者的 20 颗牙齿中有 15 颗进行了根尖切除术。由影像学判断牙齿 33 和 34 的愈合，可能是文献中所描述的不确定愈合，其中低密度影的程度不随时间而改变，但患者无症状。如果低密度影扩大，并伴有窦腔形成或疼痛，则说明治疗失败。这种低密度影通常是肉芽组织占据骨缺损空间的结果，特别是在舌侧骨板缺失（穿透缺陷）的情况下。h. 影像学检查显示 2 年前使用汞合金进行根管倒充填和根尖切除术的 21 牙根尖周病变（箭头所指处）复发。i. 口内照片示显示 21 的瘘管。j. 通过曲棍球棒形切口接近根尖，对根尖周组织进行刮除并检查根尖孔封闭。k. 根部的进一步缩短表明根尖孔的密封不充分。l. 移除旧充填材料并使用新的充填材料（MTA）。m. 伤口愈合。n. 术后 6 个月复查。前庭沟处有可接受的瘢痕。没有瘘管或反复感染的迹象。o. 影像学检查显示 45 的根尖周病变复发，因为汞合金密封剂脱落。患者出现前庭沟处的复发性肿胀和瘘管。p. 三边的黏骨膜瓣被翻起，接近根尖。q. 汞合金脱落至骨开窗边缘。r. 去除旧的汞合金，将肉芽组织刮除，进行根尖孔预备，用新的汞合金密封。s. 缝合创口。箭头示瘘管。t. 在手术当天进行术后影像学检查，显示封闭剂的位置。u. 手术后 6 个月，没有复发的迹象。v. 影像学检查显示 22 牙齿的复发性根尖周病变，这颗牙 5 年前进行了根尖切除术和根管倒充填。w. 龈沟切口双侧做垂直附加切口，黏骨膜瓣翻辦，暴露出 12 根尖周松软骨质。x. 将松软的骨和肉芽组织刮除，暴露根尖。旧填充物由于收缩已失去密封效果。移除旧充填物，更换新充填物。y. 使用 6-0 和 5-0 单股缝线缝合创口，注意抵消黏骨膜瓣的根尖端拉力。z. 修复手术后 1 年，手术部位软组织愈合稳定，未见牙龈退缩

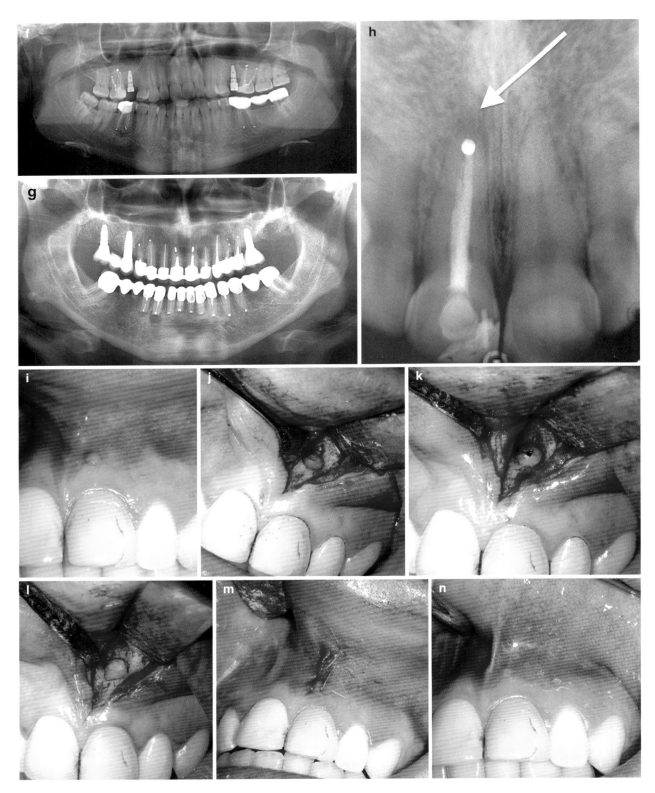

图 4.2 （续）

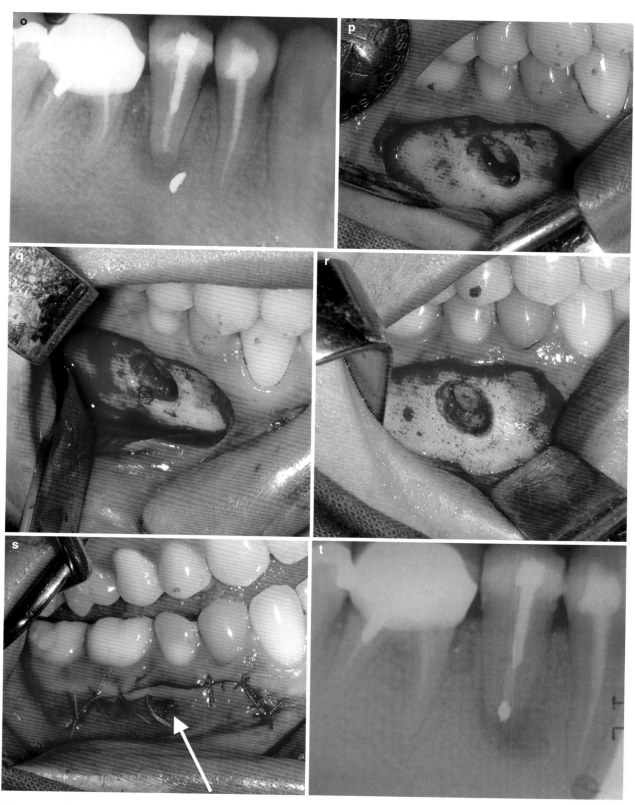

图 4.2   （续）

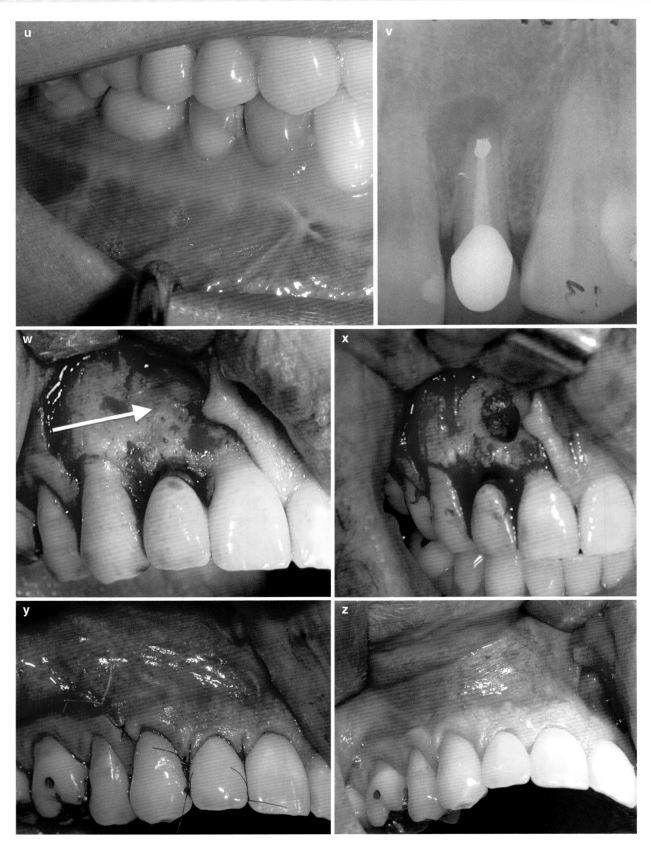

图 4.2　（续）

必须强调的是，不可能完全去除根管内的碎屑，这意味着在根管倒充填后，一些细菌将残留在填充物与根尖之间，或者残留在欠填的根管充填材料之间。不过临床经验告诉医生这些残留物不足以显著影响根尖切除术的高成功率（Lyons et al，1995）。

在保守的牙髓治疗期间，由于根管内分泌物的存在不能使根管干燥，根管充填难以进行，尽管如此，传统的冠根向根管充填 <S> 在根尖切除术中仍具有一定地位。在这种情况下，术前先行根管清理，手术期间进行冠根向根管充填（图 4.3 i~k）。另一个例子是，在刮除根尖周病变的过程中，邻牙根尖被破坏，并且血供受到破坏（图 4.5 o~p）。在这种情况下，冠根向的根管充填术似乎是唯一合理的解决方案。

检查创口，用盐水冲洗，清理异物并使用 5-0 可吸收缝合线缝合。

单根牙 <S>

对于有经验的外科医生，建议使用曲棍球棒切口（见 2.1.2.5）（图 4.2h~n）。建议初学者使用三边（图 4.2o~u）或双边龈缘下黏骨膜瓣（三边黏骨膜瓣，保留边缘牙龈：龈缘旁皮瓣）。如果需要实行根尖切除术和开放式皮瓣刮除术，有经验的医生可以通过考虑龈沟切口（图 4.3l~s）（见 2.1.2.3）与附加垂直 – 斜行切口同时进行（见 2.1.2.10）（图 4.3a~f），而新手可以采用三边或双边龈缘下黏骨膜瓣（图 4.2v~z）。前一种情况虽然技术要求较高，但更具生物学意义，因为通过切口两侧进行手术，不需要在附着龈上方翻起黏骨膜瓣。后一种情况由于掀起黏骨膜瓣，将导致更多的牙槽骨丧失。在种植体附近行根尖切除术时，可以通过不同皮瓣设计的组合来操作，而不会干扰种植体周围的软组织袖口（图 4.3g~k）。

上颌多根牙齿 <C>

与单根牙齿一样，切口和翻瓣设计的选择取决于是否要进行某种形式的牙周治疗。在大多数情况下，在前庭侧，推荐使用三边黏骨膜瓣，以便充分暴露颊根（图 4.3i 和图 4.4a~e）。在大多数情况下，颊根需要进行根尖切除术和根管倒充填（图 4.4d、l）（<A>），腭根通常是直的，进行完善的根管治疗的难度不大。当然，偶尔也需要治疗腭根。当窦底与根的距离合适时，腭根很少可以通过颊根根尖切除术所创造的空间接近。窦底在根尖之间延伸的病例中，腭根的根尖切除术是通过从根尖上方的鼻窦底部提起上颌窦底黏膜来进行（Altonen，1975）。这种策略类似于牙种植术中的上颌窦提升。最常见的是，通过在腭部做 2~3cm 长的切口来接近腭根，该切口与牙龈边缘平行，与龈缘相距几毫米（图 4.3j），从患牙远中的一个牙开始并延伸到近中。另一种选择是龈沟切口。为了在牙根较长的病例中提高术区视野，在尖牙和第一前磨牙之间做一垂直于原始切口的附加切口并延伸到中线（图 4.4f~i，m~q）。

伴有牙周病变的上颌磨牙根分叉很难成功治疗。例外情况是三个根中的两个根融合，使得情况类似于下颌磨牙（图 4.4j~r 和 4.5a~n）。在绝大多数情况下，更可取的是将这种牙齿拔除或至少拔除一个根作为挽救措施（图 4.6a~q）。

在一些罕见的情况下，上颌磨牙根尖切除术与上颌窦病变有关，例如慢性感染引起的上颌窦黏膜增厚（图 4.4s~y）或根部进入上颌窦（图 4.7a~h）。

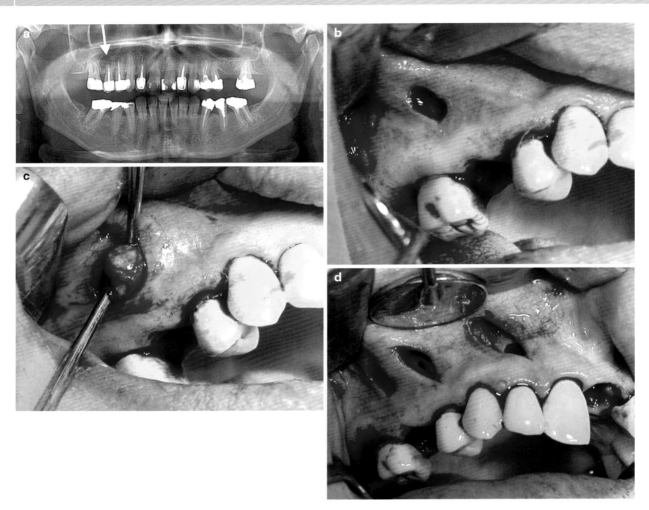

图 4.3　**与其他外科手术相关的根尖切除术**　a. 术前曲面断层显示，患者多个牙齿患有根尖周病变（箭头）。该患者计划进行牙周袋的外科刮除术，根尖切除术和根管倒充填以及拔除治疗失败的牙齿。b. 手术包括龈沟切口和附加垂直－斜行切口。附加切口位于拔除的 15 前庭沟。c. 不能随被拔除牙而清除的根尖周囊肿要通过附加切口摘除。d. 完成牙周袋的开放式刮除术，拔出 15 和 21 牙，并做 3 个附加切口用于 14 和 12 牙的根尖切除术和 15 牙的囊肿切除。e. 术后 3 个月后的术区。良好的软组织愈合和前庭沟可接受的瘢痕。f. 术后曲面断层片显示不同牙位的骨质愈合方式不同。2 颗种植体已经被植入。g. 2 颗天然牙中间种植体的𬌗面观，这些牙齿已经发生了根尖周病变（如图 2.6c–n 所示，通过同期进行的上颌窦提升术的附加切口植入该种植体）。h. 通过附加倾斜切口进行 14 牙的根尖切除术和根管倒充填术。i. 通过单独的三边黏骨膜瓣进行 16 牙颊根的根尖切除术，使得种植体周围的软组织保持不受干扰。j. 切口缝合后的𬌗面观，该切口用于翻瓣进行 16 腭根根尖切除术。k. 术后影像学检查显示根尖切除术后牙齿和完整种植体。l. 涉及 11 牙齿的牙龈退缩。m. 影像学检查显示较深的牙周袋。n. 在患牙的近远中用树脂做临时连接用于悬吊缝合。o. 涉及龈沟切口的三面黏骨膜瓣翻起后，暴露出一个巨大的骨质缺损，该缺损涉及颊侧骨板以及受影响牙齿的近中表面。尽管使用 MTA 进行根管倒充填并配合根尖切除术，同时搔刮骨壁。根部用 PrefGel™ 处理。p. 将 Emdogain®（Straumann，Basel，Switzerland）放置在根表面上。骨质缺损使用浸泡在 Emdogain 中的 DBBM 颗粒填充。q. 用丙烯酸树脂支撑悬吊缝合，防止黏骨膜瓣根向移位。r. 术后 12 个月软组织状况稳定。s. 术后影像学检查显示先前骨质缺损内出现骨再生。t. 作为交通事故受害者的患者的曲面断层片，他已经失去了所有上颌切牙和右侧下颌中切牙（箭头所指处）。右侧下颌第二前磨牙位置不正确（箭头）。患者接受上颌种植修复，并配合 GBR 手术。正畸治疗是为了代偿缺失的 41 牙并创造空间用于 45 牙的辅助牵引。u. 在事故发生 4 年后的曲面断层片显示上颌种植体位于原位，下颌牙列排列整齐，但是 33 和 32 牙出现牙髓牙周联合病变。v. 翻起黏骨膜瓣可见 33 远中，根尖和唇侧根表面的大量骨缺损。彻底刮除根管和根尖周病变，进行根尖切除术和根管倒充填术。w. 激光对手术部位进行消毒。x. GBR 使用 DBBM 颗粒和胶原膜。y. 术后影像学检查显示根管充填良好以及骨缺损部位的充填物。z. 手术后 2 周口内照片显示良好的软组织适应性和缝合线

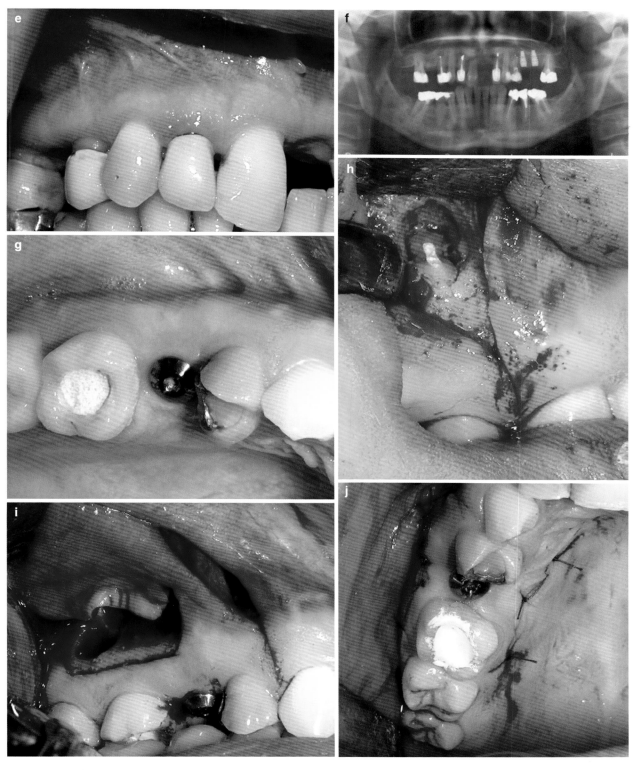

图 4.3 （续）

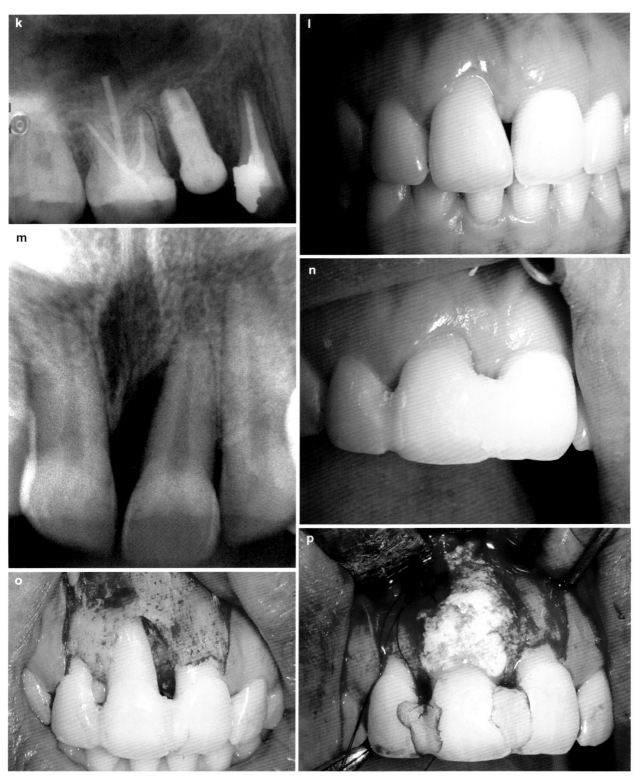

图 4.3　（续）

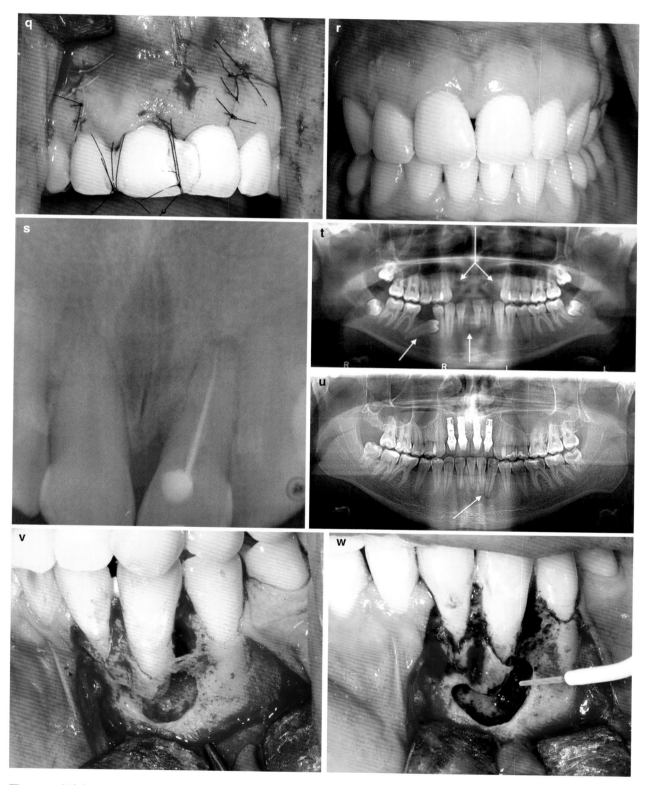

图 4.3 　（续）

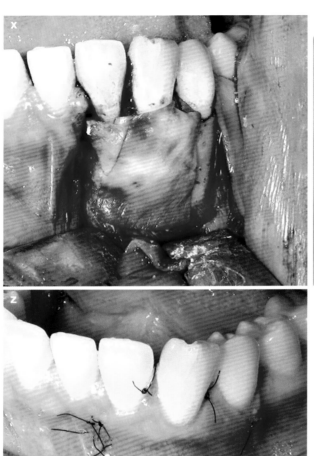

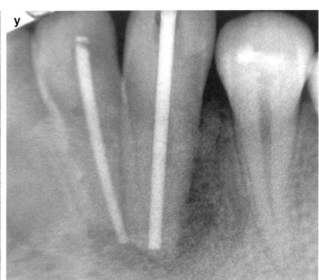

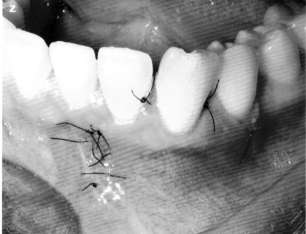

图 4.3　（续）

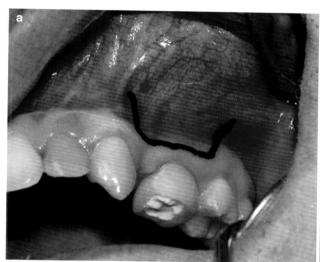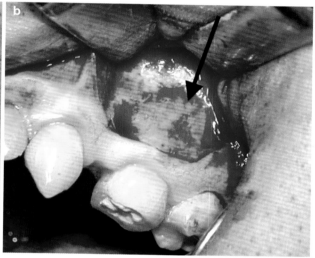

图 4.4 上颌磨牙的根尖切除术 a. 三边的黏骨膜瓣通常用于颊根的根尖切除术。墨水标记切口设计。b. 黏骨膜瓣翻起后可见在牙根根尖凸起处显露出根尖周病变。c. 在接近根尖时刮除根尖周病变。d. 确定根尖孔，并使用最小尺寸的球形车针制备腔隙。棉球压迫止血。e. 伤口缝合。f. 用墨水绘制用于翻起腭瓣的切口设计。在上颌尖牙的水平处将平龈切口与垂直切口结合。g. 翻瓣，为腭根的根尖切除术创造良好的手术视野。h. 进行截骨术并完成根管倒充填。i. 缝合创口。j. 牙周病变（箭头）和根分叉受累的 17 牙术前影像学检查。k. 口内照片显示 27 牙过度伸长。患者由于承担不了种植修复的费用而选择了固定修复体；因此，需要牙齿作为基牙。l. 翻起含龈沟切口的三边龈骨膜瓣，完成根尖切除术和根管倒充填。m. 翻起含龈沟切口的腭瓣，可见Ⅲ类根分叉病变。n. 通过根管倒充填进行腭根的根尖切除。根分叉表面进行刮治和根面平整。o. 骨开窗和根分叉处用 DBBM 颗粒填充。p. 移植物材料和牙根表面覆盖有胶原膜。q. 缝合创口。r. 手术后 3 年口内照片显示，6 个单位的固定修复体由 3 颗牙齿支撑，其中 2 颗牙齿经过内科治疗。手术治疗的磨牙仍然有功能，没有复发迹象。**根管治疗后的牙齿作为固定修复体基牙在现代牙科中是不被接受的概念。但是，这个和下面病例（图 4.5a~n）说明了挽救治疗失败的牙齿作为基牙的可能性，否则这种牙齿在那些需要它们作为义齿基牙并且不能负担种植牙的患者中将被拔除。这种方法可以适用于发展中国家，因为劳动力和义齿部件很便宜。患者还应充分了解此类治疗的使用年限，潜在的危害以及Ⅲ类根分叉病变再次发生的可能性。** s. 术前影像学检查显示根管治疗失败，其中牙胶通过颊根的根尖孔推入上颌窦。在近中颊根的根尖三分之一有折断的器械。t. 上颌窦的 CT 影像显示，由于慢性感染引起的上颌窦膜增厚导致左侧的低透射影像。牙胶横断面（箭头）。u. CT 示上颌窦 - 矢状切面显示黏膜增厚的程度，它与牙胶（箭头）的关系。v. 侧方开窗，将慢性病变的窦黏膜推向内侧壁，以便能够进入根尖。w. 进行颊根根尖切除术。多余的牙胶与慢性病变的窦黏膜一起被切除。x. 进行颊根倒充填术。纱布被推得更加向近中，以便能够进入腭根（箭头）。y. 术后影像学检查显示根尖切除术后的第一磨牙与倒充填材料

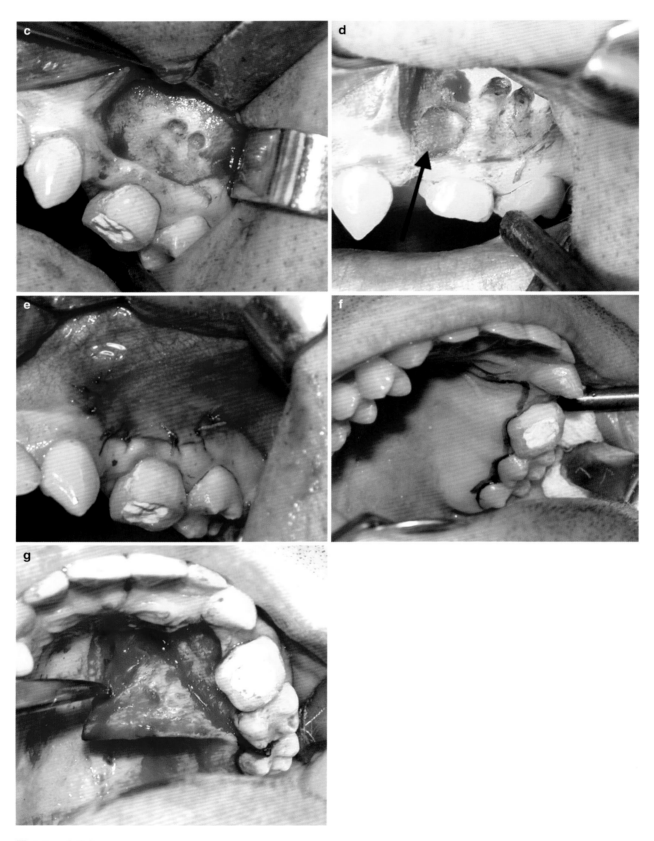

图 4.4　（续）

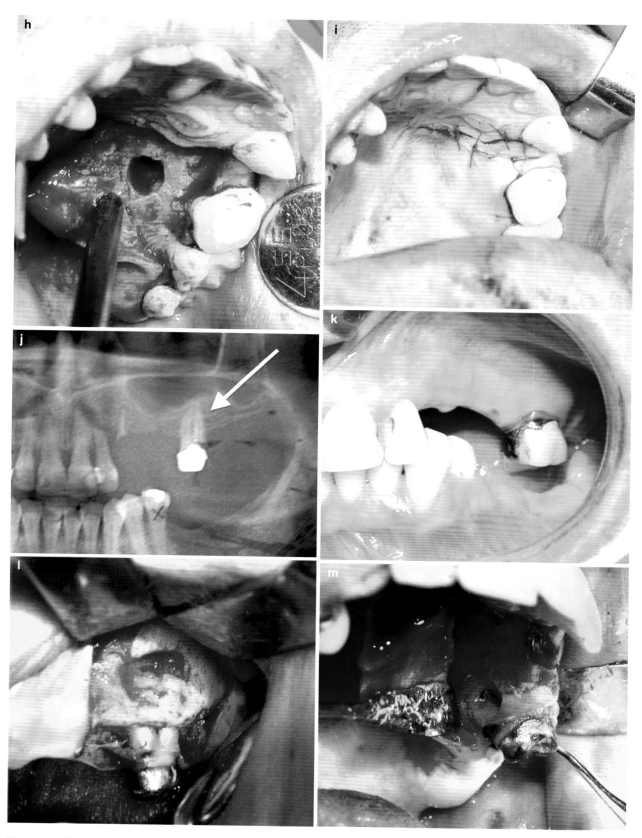

图 4.4 （续）

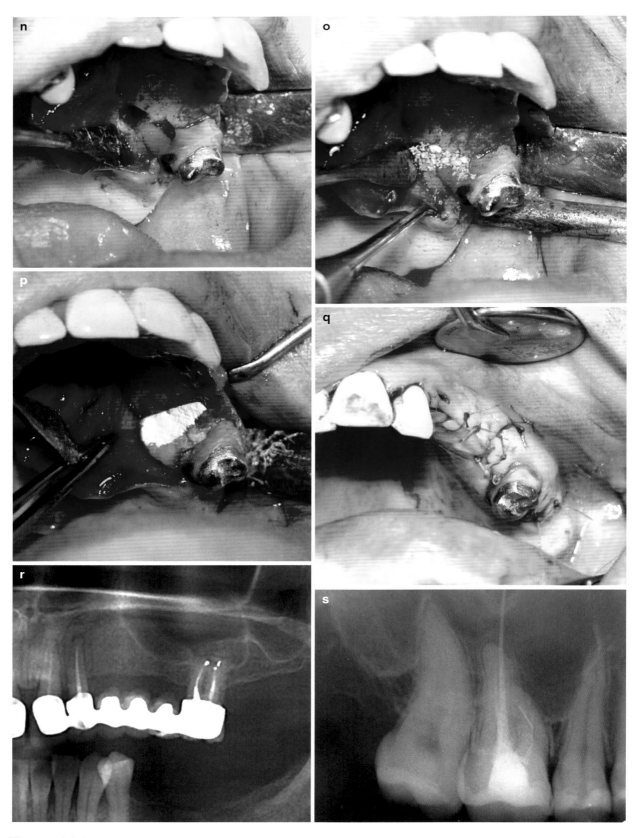

图 4.4　（续）

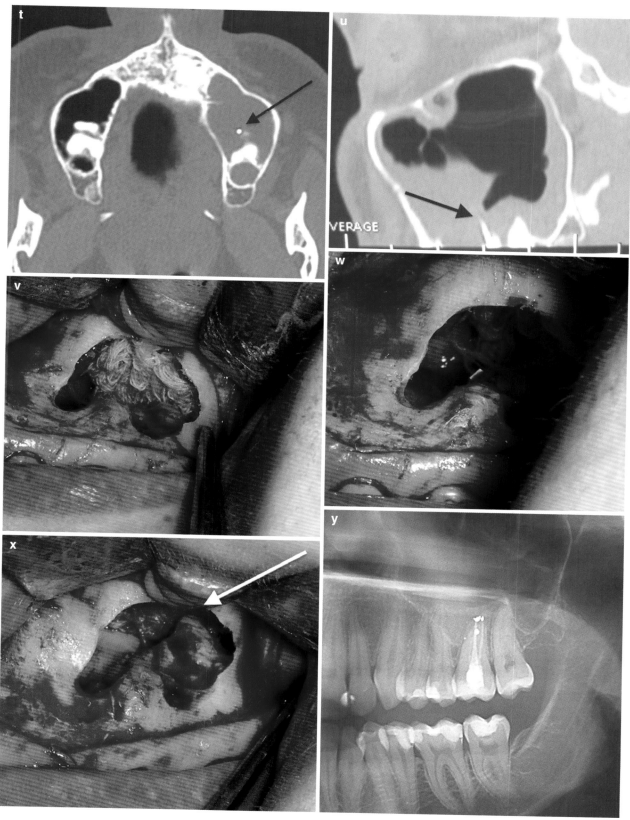

图 4.4 （续）

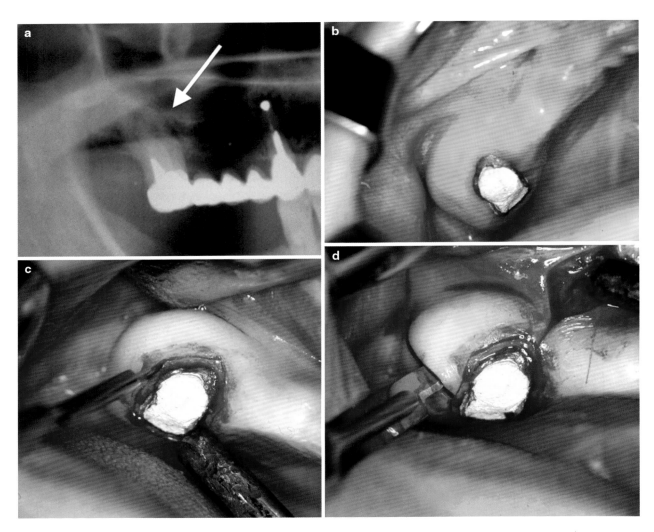

图 4.5 **上颌磨牙的根尖切除术** a.术前影像学检查显示 17 牙根尖周病变（箭头）。b.去除固定修复体后 17 牙的口内照片。c.圆形切口用于切除与牙相邻的上皮。d.设计了三边黏骨膜瓣。e.翻起黏骨膜瓣，刮除牙周袋，进行根尖切除术和根管倒充填。牙根似乎无法保留。继续操作，截除根部。f.平整牙根表面并用脱蛋白牛骨基质颗粒填充骨缺损。g.切取合适尺寸的胶原膜。h.胶原膜覆盖移植材料和牙根。i.将黏骨膜瓣复位，注意覆盖分根之间的空间。j.手术 6 个月后口内殆面观，在分根上进行冠修复。k.冠的侧面观。l.术后曲面断层片显示用于可摘义齿的套筒冠基牙（箭头指向）。m.戴冠 8 年后拍摄曲面断层片显示，17 的远中根已经脱落，近中根尚存，其他牙齿治疗失败（这一时期拔除了 22 和 35 牙）。n.上颌剩余的可摘义齿基牙（箭头指向手术牙）。见图 4.4r 图说中的粗体文字。o.进行 16 根尖切除术时的照片，当时已发现病变累及 15 牙，对 15 牙进行了根尖切除术和根管充填术。p.口内照片为完成根尖切除术以及可处理（黑色箭头）的根管充填术和根管倒填充（白色箭头）

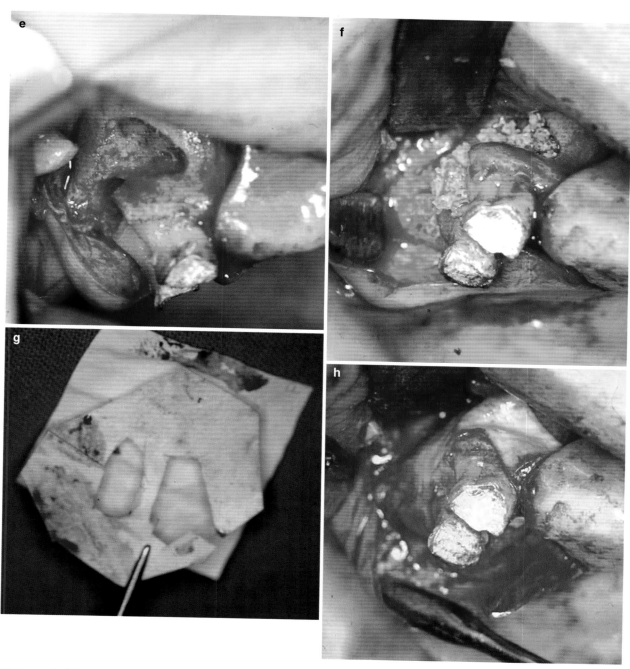

图 4.5 （续）

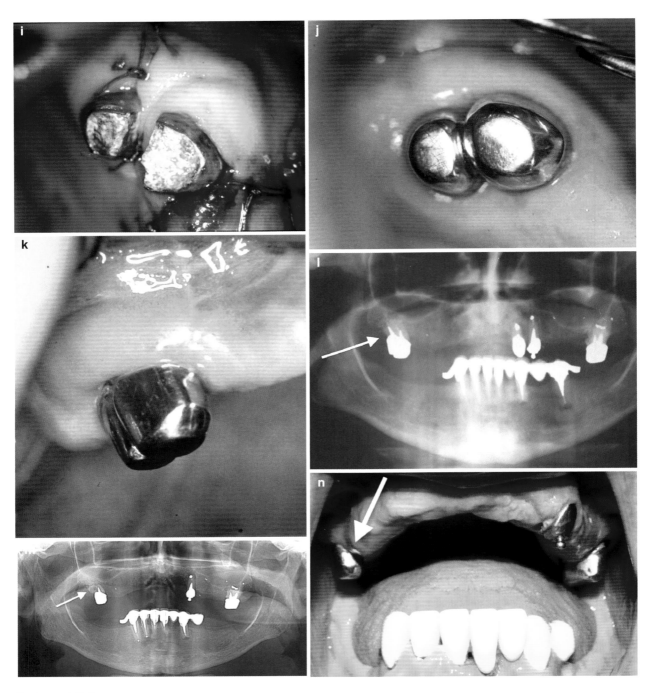

图 4.5　（续）

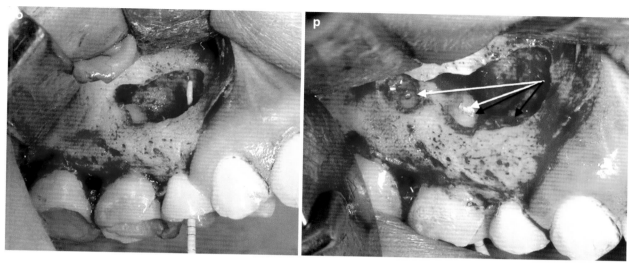

图 4.5 （续）

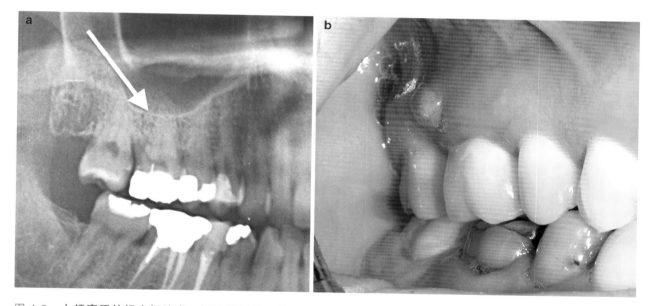

图 4.6 上颌磨牙的根尖切除术，切除无保留可能的牙根 a.患者的术前影像学检查，其主诉是 16 牙反复肿胀。患者被转诊给牙医进行根管治疗。b.在根管治疗和冠修复后几个月后 16 牙颊侧出现瘘管。c.影像学检查显示未治疗的远中根和根尖周病变的复发。在抗生素治疗后，进行根尖切除术和根管倒充填术。d.术后影像学检查显示根尖周牙胶就位。e.口内照片显示瘘管闭合，软组织愈合良好。f.4 个月后瘘管复发。g.龈沟切口，翻开三边黏骨膜瓣，暴露肉芽组织。h.彻底刮除后，露出根尖，可见良好的根尖孔封闭，但是可以看到明显的根分叉及远中跟颊侧骨板缺损。i.切除远中根，彻底搔刮。j.创口缝合。k.术后 1 个月。瘘管痊愈。软组织骨开窗表面愈合。患者找到他的修复医生在两个根上制作新的烤瓷冠。l.计划进行上颌磨牙根尖切除术的患者。在翻起黏骨膜瓣后，见根分叉病变。m.切除近颊根。n.切除远颊根，保留腭根和冠部。o.创口缝合。将患者转诊至修复医生处，以对腭根进行根管治疗并将其用作烤瓷冠桥的基牙。p.手术后 3 年的影像学检查显示，腭根作为固定修复体的基牙（箭头）。患者的主诉症状与 13 牙的根尖周病变有关。q.13 的根尖切除术。箭头指向在腭根上的牙冠

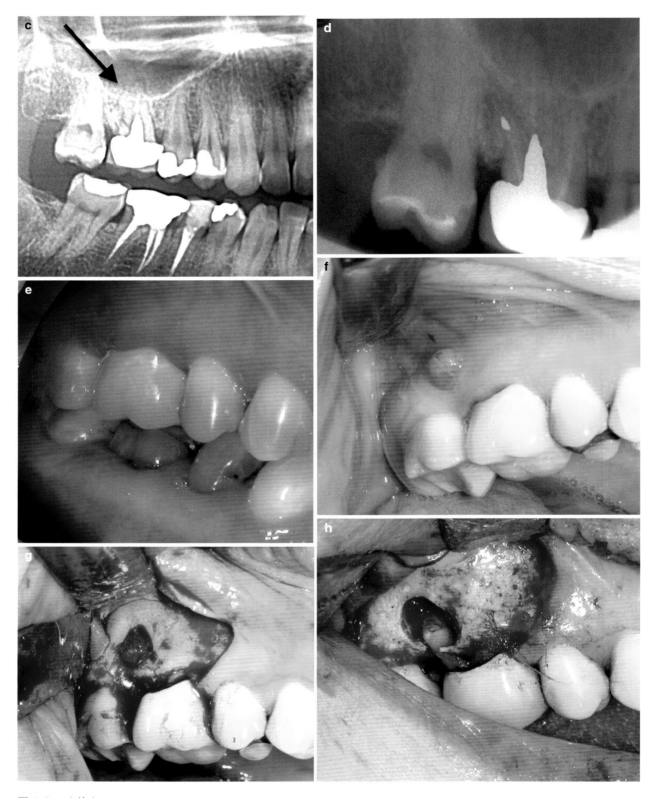

图 4.6　（续）

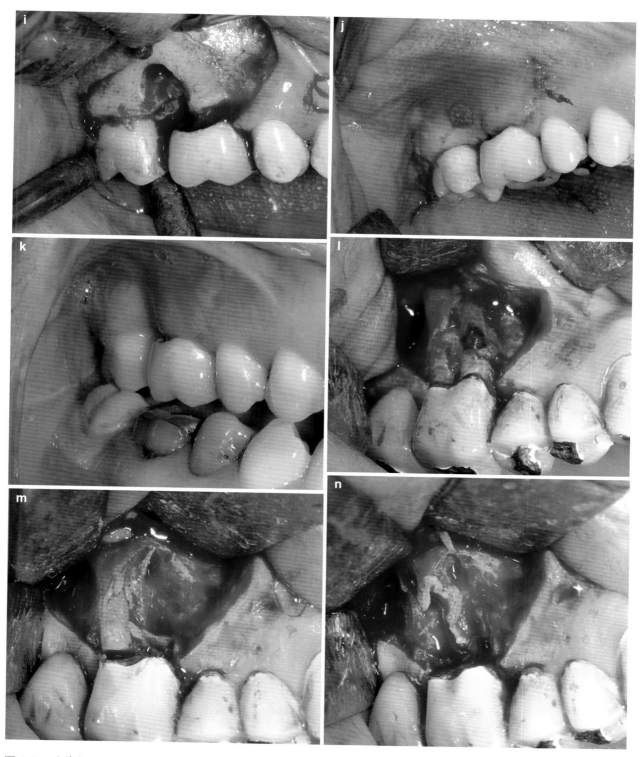

图 4.6　（续）

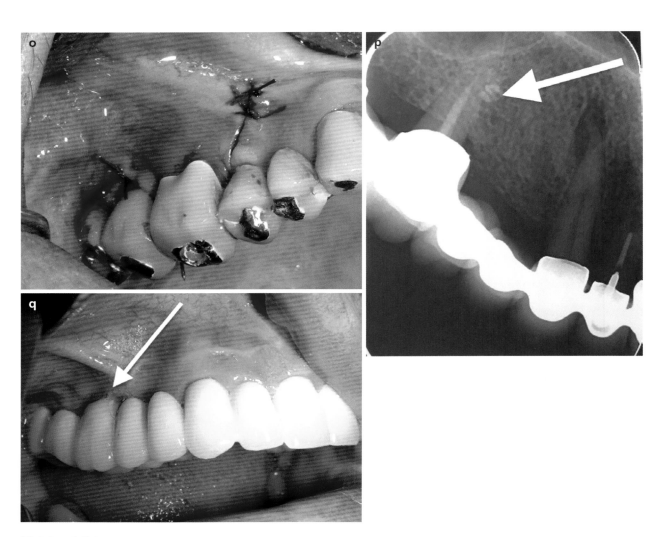

图 4.6 （续）

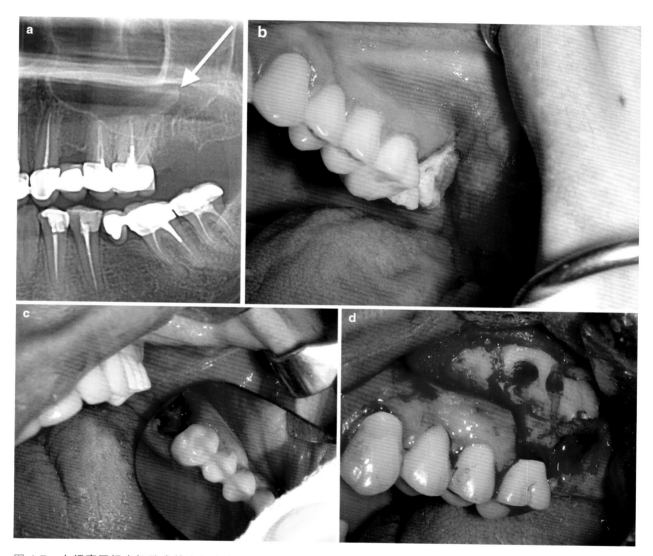

图 4.7　上颌磨牙根尖切除术伴上颌窦内取根　a. 影像学检查提示：26 牙根尖周病变，在拔除 27 牙时进入上颌窦（箭头）。b. 口内照片显示填塞 27 拔牙窝的碘仿纱布。c. 27 的拔牙窝聆面观。d. 搔刮拔牙窝并对颊根进行根尖切除术和根管倒充填。e. 通过尖牙凹陷处骨开窗去除牙根。f. 创口缝合。g. 聆面观示：用颊侧黏膜瓣修复，隔断口腔与上颌窦。h. 手术后 2 周，颊侧软组织瓣愈合

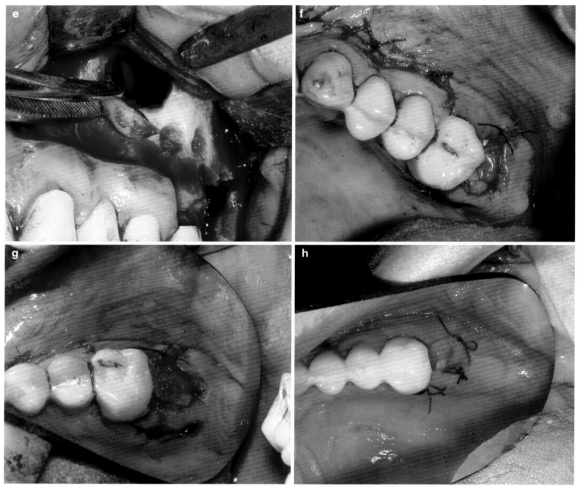

图 4.7　（续）

下颌磨牙 <C>

最常用的是三边形骨开窗（图 4.8b、c、e），当根分叉受累或有牙周袋时（图 4.8h~p 和图 4.9b~e），彻底搔刮病灶。截骨术技术取决于颊骨厚度，更准确地说是根尖或根尖周病变与颊侧骨皮质的距离。

在骨厚度为 1~2mm 的情况下，使用圆形钻头以环形去骨的方式逐渐去骨，从根尖的投影位置开始，直至骨缺损区域。然后，扩大开窗范围，直到充分暴露病灶，摘除病变组织，进行根管倒充填以及根尖切除术。

一些患者颊侧骨板明显增厚，特别是在第二磨牙区域（图 4.8s），这种情况时，上述骨开窗术技术是不可行的，因为要么通过较长的隧道进行手术操作，要么去除相当数量的骨。这种情况下，可以考虑一种骨盖技术（Khoury，

Hensher，1987）。这种四边形截骨术可以扩大病灶牙的手术范围，采用骨锯、超声骨刀或者薄裂钻穿过骨皮质圈层直达骨松质（Stajčić，2007）。将骨凿插入四边形的每个边，按照预设边缘切割。在每条截骨线上小心的进行切割并连接相邻截骨线，直至四边形骨盖松动。最后用骨凿或骨膜提升器分离骨盖，并用湿纱布包裹分离的骨盖，置于盐水中。这种技术有助于形成良好的根尖周病变和根尖区域的视野。在根管倒充填后，将浸泡在生理盐水中的骨盖放回其原始位置。在骨成型截骨术中，上部水平切口和两个垂直切口的边缘是斜型的，当骨盖放回原位时不需要其他材料。当产生间隙时，用脱蛋白牛骨基质颗粒填充，用于稳定移植物并防止软组织向内生长（Stajčić，2007）。

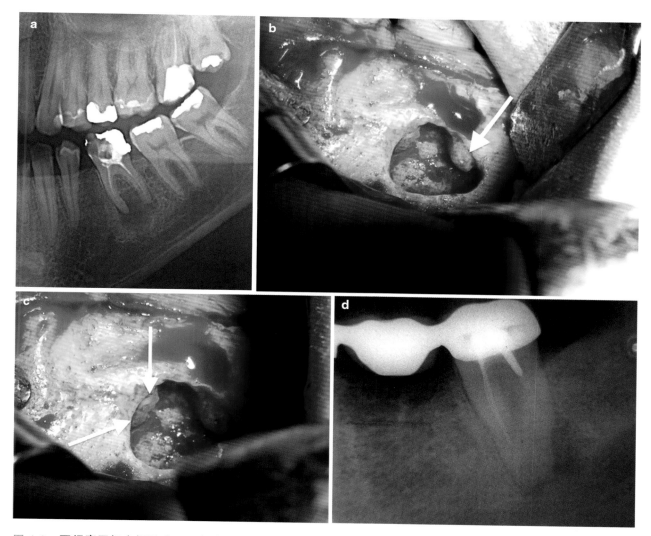

图 4.8　**下颌磨牙根尖切除术**　a. 术前放射线检查显示 46 牙根管治疗不完善导致大面积根尖周病变。b. 翻起三角形粘骨膜瓣；刮除根尖肉芽组织，进行根管倒充填（箭头所指处是远中根尖孔的充填物）。c. 同一手术部位，不同角度拍摄的照片显示近中根孔的倒充填（箭头所指处）。d. 术前放射线检查显示 47 牙根尖周病变。e. 局部特写照片显示倒充填后的两个近中根尖孔和一个远中根尖孔。f. 术后 10d 创口闭合。g. 术前放射线检查显示根管治疗不完善。下颌第一磨牙颊侧形成瘘管（箭头所指处）。h. 病灶搔刮和根尖切除术后的手术部位。小心地将螺纹桩从远中根管取出。i. 使用 MTA 封闭四个根尖孔（箭头所指处）。j. 由于近中牙根仅有少量骨组织覆盖，局部骨膜反转瓣双层关闭创口。箭头所指处是瘘管口增生的组织。k. 创口缝合。轻轻搔刮瘘管，切除浅层组织便于二次愈合。l. 术中照片显示第一和第二磨牙伴有边缘骨缺损。m. 进行根管倒充填、根尖切除术以及骚刮边缘骨缺损。n. 骨缺损用脱蛋白牛骨基质颗粒填充。o. 创口缝合。p. 术后 1 年照片显示良好的软组织愈合。q. 术后影像学检查显示根尖切除术和根尖倒充填。47 牙的根尖周（箭头所指处）出现不确定的骨愈合，没有复发的迹象和症状。这种影像学检查结果是骨不完全愈合导致的。这可能是由根尖周病变本身产生的穿透性的内部骨缺损所造成，或者是由于彻底的搔刮病灶导致舌侧骨板缺失而形成，也有可能是根尖孔密封不足的结果。建议每隔一年进行一次影像学检查随访，直到低密度影像区域没有增加为止。如果低密度影像区域继续扩大，则需要拔除患牙或者重做根尖切除术。r. 术前影像学检查显示 47 牙根尖周病变，47 牙也是桥修复体的基牙之一。患者选择种植牙，并进行垂直骨增量以改善美观。s. 固定修复体被移除，进行根管预备，在较厚的皮质骨区取骨进行骨增量。这种操作可以创造进行根尖切除术的通路。t. 进行由冠根向根管充填后进行根尖切除术，将骨块转移到牙槽嵴并用两颗微螺钉固定。u. 用脱蛋白牛骨基质颗粒充填供区骨缺损以及块状移植物周围的空隙，并用胶原膜覆盖。v. 口内照片显示，殆面观显示植骨区和根尖切除术牙齿周围软组织愈合良好。w. 术后曲面断层显示令人满意的骨愈合（箭头所指处）和骨整合

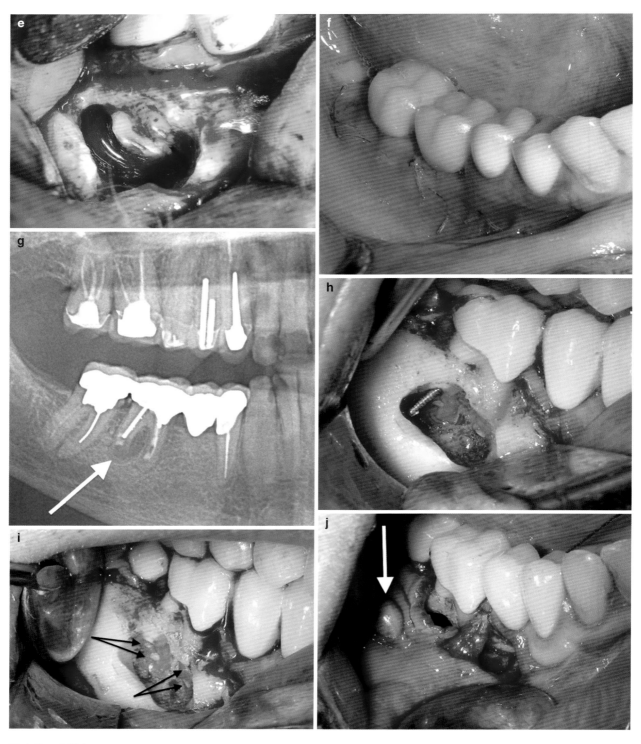

图 4.8　（续）

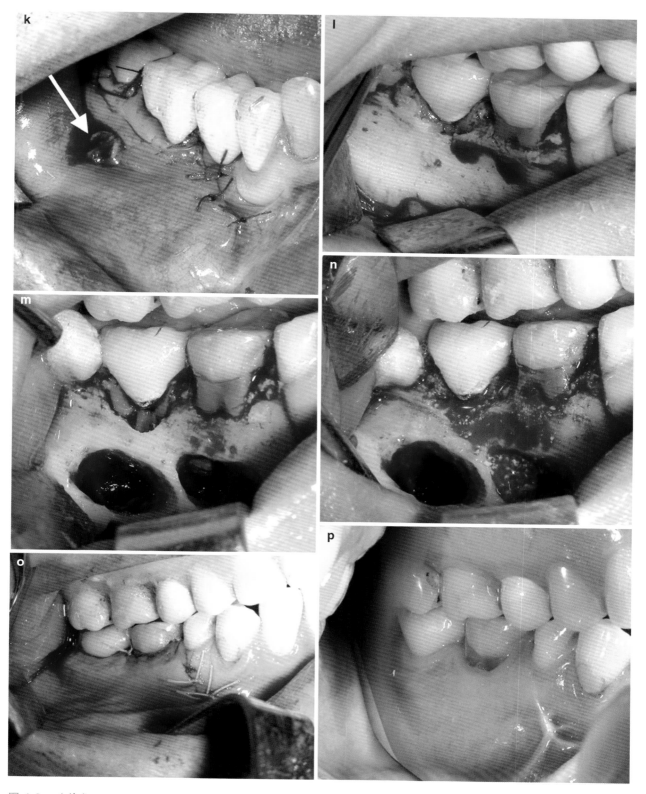

图 4.8　（续）

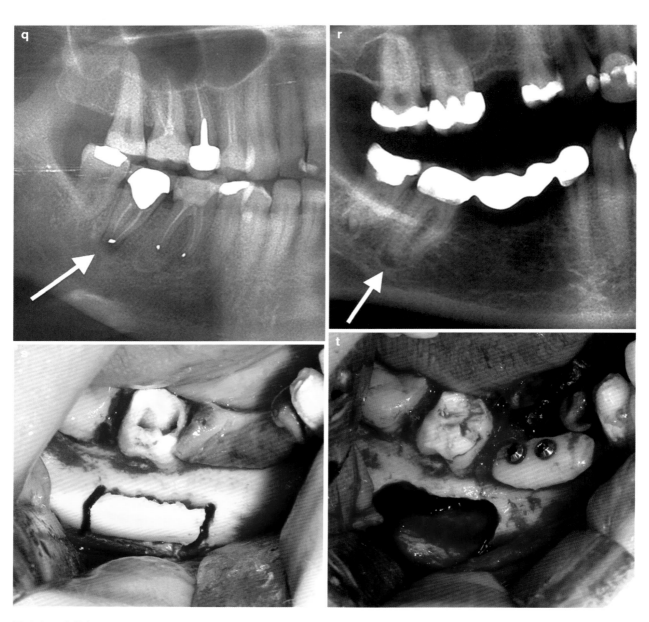

图 4.8　（续）

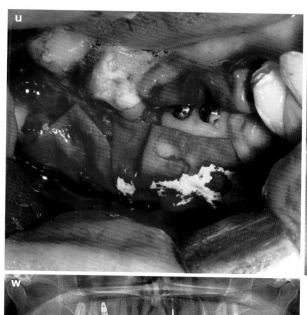

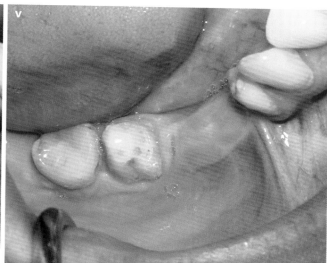

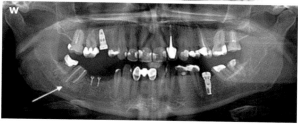

图 4.8 （续）

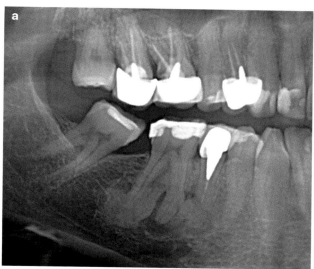

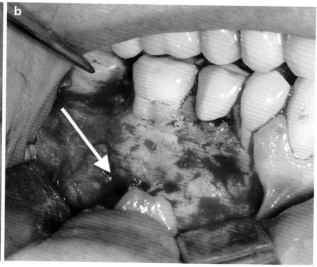

图 4.9　**下颌磨牙根尖切除术**　a. 术前影像学检查显示 45 牙和 46 牙根尖周有骨硬化。患者主诉反复肿胀和持续疼痛。b. 三角形粘骨膜瓣翻瓣后可见根尖周病变累计颊侧骨皮质（箭头所指处）。c. 对 46 牙的近中根和远中舌根进行根尖切除术以及根管倒充填，对 45 牙以及 46 牙的远中颊根进行根管充填以及根尖切除术。d. 手术后第二天影像学检查显示根管恰填。e. 术后 3 个月口内照片显示，黏骨膜附着良好

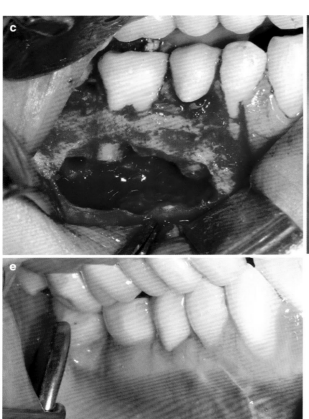

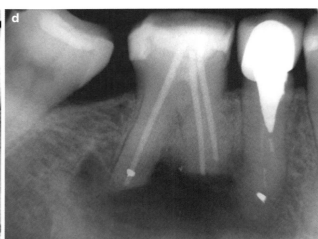

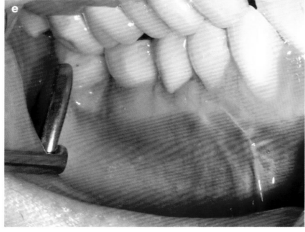

图 4.9   （续）

手术处理下颌磨牙根尖周病变和根分叉病变时相对困难。治疗策略取决于是否存在根分叉穿通性病变。在这种情况下，有两种选择。一是进行根分叉病变彻底搔刮，并暴露根分叉区以便患者可以清洁，二是将牙冠从𬌗面到根分叉分为近中和远中两部分（图 4.10 a~g）。被分开的近远中牙根后续可以进行单冠修复或者连冠修复。如果保留舌侧皮质骨，则要对根分叉病变进行彻底搔刮并进行 GBR。以上这两种情况中，三边形黏骨膜瓣都涉及龈沟切口。

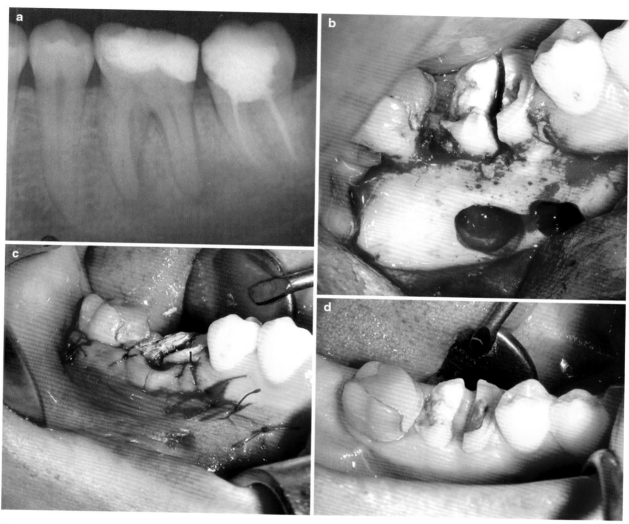

图 4.10　**下颌磨牙根尖切除术与根分叉的关系**　a. 术前影像学检查显示，46 牙根尖周病变和 Ⅲ° 根分叉病变。b. 术中照片显示两个分别为近中和远中根尖切除术而做的骨开窗部分，以及颊舌向分割牙冠。在分根之前，进行根管充填。c. 创口缝合。d. 手术后 3 个月口内照片显示良好的软组织愈合。患者被转诊至修复医生，在分根的两部分分别进行单冠修复。e. 术前影像学检查显示无保留希望的 36 牙有牙髓牙周联合病变，Ⅳ 类根分叉。患者（药剂师，与外科医生结婚）表达了不惜任何代价保住牙齿的愿望，并愿意接受与手术相关的任何风险和治疗失败。冠部被横向截断，根管预备、封闭。然后翻瓣、搔刮病变并进行根尖切除术。牙根纵向分开。用激光对手术部位进行消毒，骨缺损由脱蛋白牛骨基质科里充填并覆盖胶原膜。f. 手术后 6 个月影像学检查显示良好的骨愈合。g. 𬌗面口内照片显示软组织附着愈合良好。患者准备好进行冠修复。这是无保留希望的牙齿治疗短期成功的另一个例子。由于目前这方面的文献很少，所以不知道这种被挽救的牙根可以保持多长时间的健康和功能

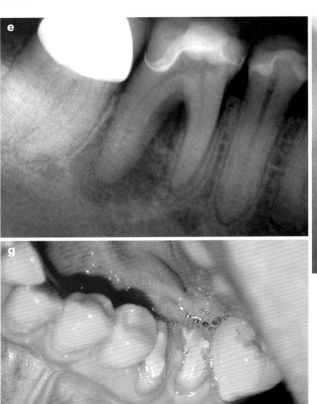

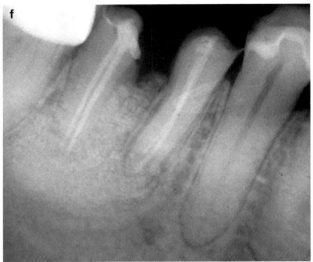

图 4.10 （续）

4.1.2 预 后

根尖切除术可以被认为是一种安全并且预后相对可靠的治疗程序。据报道，在单根牙根尖切除术的成功率为 88%~92.9%（Lyons et al，1995；Song et al，2011；Walivaara et al，2011；Kreisler et al，2013），略高于双尖牙（91.9%）（Kreisler et al，2013）。而在磨牙，成功率为 57%~86.4%（Wesson，Gale，2003；Kreisler et al，2013）。

在系统评价所涉及的根尖切除术中，成功率介于 77.8%（Torabinejad et al，2009）至 94%（Setzer et al，2010），不同文献的成功率有差别的主要原因是用于评估的方法依赖于影像学检查结果，以及采用的不同手术方式。在采用显微镜（Levenson，2012）以及颊侧骨板的高度超过 3mm（Song et al，2013）的情况下可以提高根尖切除术的成功率。

总之，根据文献回顾和笔者自己的经验，在拔除单根牙和进行种植修复前应考虑进行根尖切除手术。另外，种植医生应该在种植手术前充分评估自己的手术技巧和并发症，因为根尖切除术的成功率在磨牙也相对较高。那么在目前这种情况下，团队合作中应该邀请经验丰富的口腔外科医生参与复杂的口腔种植/牙保存术。

4.1.3 并发症与失败

根尖切除术的并发症与三方面因素有关：诊断、手术以及技术。

诊断并发症可以归纳为误诊：

- 未发现根折（图 1.1 a，图 1.12 b）
- 根管侧穿（图 1.11 b、e~g）
- 牙根纵折（图 1.4 a、b，图 1.5 a、b，图 1.6 a~e，图 1.7 a~e，图 1.8 c~g，图 1.9 a、b 和图 1.10 a~e）
- 副根管（图 1.12 c、e）
- 未发现牙髓牙周联合病变
- 颊侧骨板缺失（图 4.11 a~e）

如果在没有发现上述误诊因素的情况下进行根尖切除术，根尖周病变的复发就不可

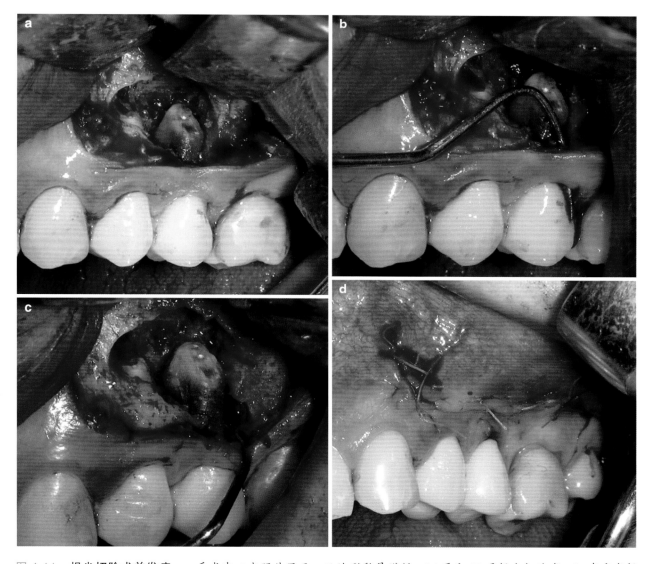

图 4.11 **根尖切除术并发症** a.手术中口内照片显示，三边形黏骨膜瓣，24 牙和 25 牙根尖切除术。b.在完成根管冠根向充填和倒充填后，发现 25 牙颊侧骨板缺失。c.轻轻剥开切口边缘可见骨缺损。d.使用折叠骨膜瓣（图中未显示出）将伤口双层缝合。e.手术后 3 个月，颊侧前庭沟处黏膜裂开，不得不拔除患牙。f.术中口内照片显示，从龈沟做三边形黏骨膜瓣，对 45 牙进行根尖切除术。g.搔刮牙周袋至根尖周病变组织。h.在彻底搔刮病变组织后进行根管倒充填。i.用胶原膜覆盖牙槽嵴顶骨缺损。j.用脱蛋白牛骨基质颗粒充填骨缺损。k.用胶原膜覆盖骨开窗区域。l.创口缝合。m.手术后 1 年临床检查可见术区组织稳定

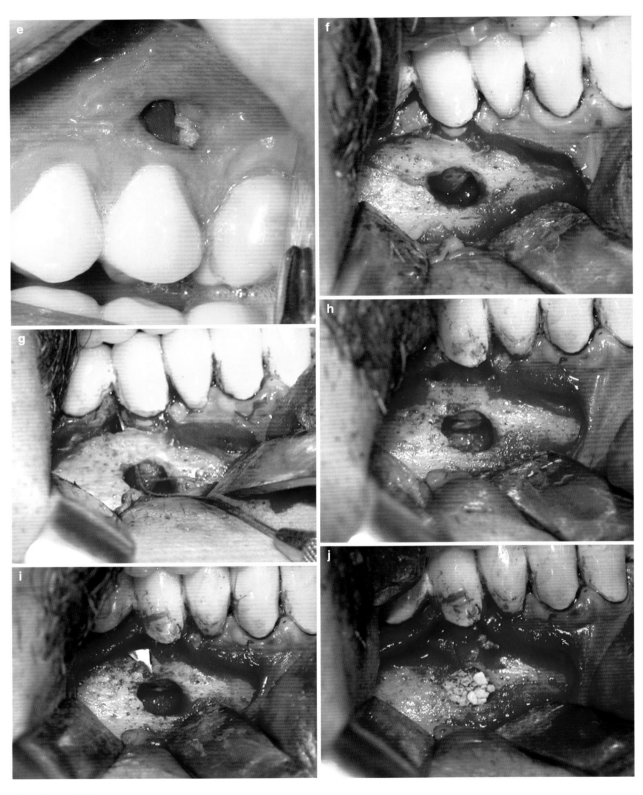

图 4.11　（续）

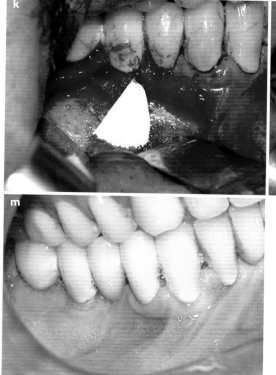

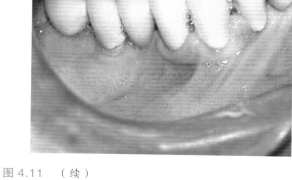

图 4.11 （续）

避免。因此，针对因根尖周病变已行根尖切除的牙齿，若需要进行再治疗前，需要先排除上述提及的情况。

手术并发症考虑因素：

· 鼻黏膜或上颌窦黏膜的穿孔（图 2.17j~n）

· 下牙槽神经和或动静脉血管的损伤

· 邻牙的损伤

· 腭大神经和或动静脉血管的损伤

此类并发症比较少见，且很容易被发现。通过仔细判断邻近组织和局部解剖知识，可以有效预防这类并发症的发生。

技术性并发症：

· 根尖切除不完善

· 根尖封闭不完善（图 4.2i~n）

· 根充材料泄露（图 4.2o~q）

在引入放大镜、显微镜及特殊操作器械前，后两种技术性并发症是很常见的。

4.2 囊肿切除术

囊肿切除术本身并不是牙保存术的一种，除非病变波及牙齿。对于与囊肿相关的牙齿，无论是引发根尖周囊肿或滤泡囊肿的患牙，还是受到囊性生长影响的牙齿，都可以应用本章节描述的根尖切除术进行处理。

牙源性囊肿的诊断和综合治疗不在本文的讨论范围内。然而它们经常会出现在种植治疗的计划过程中，通过常规的放射学检查被发现，而且其处理会对种植治疗产生影响。

在放射影像上，它们呈现为圆形或卵圆形的透射区域（图 4.12a、b、e），由于邻近牙齿、梨状孔、上颌窦（图 4.12d）或由于下颌骨皮质骨较厚等解剖结构的影响，偶有表现为不规则的形状（图 4.12g）。鉴别诊断要求掌握口腔病理学知识，并将其纳入口腔颌面外科的专业领域。种植外科医生应根据他（她）的知识、

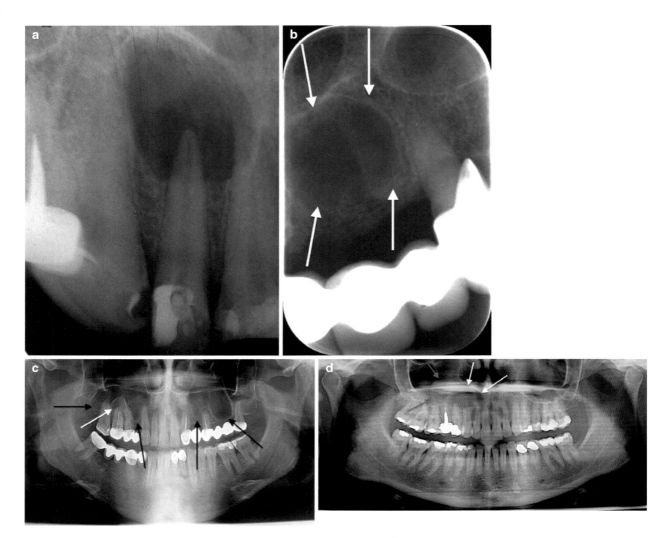

图 4.12   **囊肿切除术**   a.典型根尖周囊肿的 X 线表现（无炎症，清晰地阻射性边界）。b.残余囊肿。c.曲面断层片显示小的根尖周囊肿（白色箭头），区别于上颌窦气化（黑色箭头）。d.波及上颌数颗牙齿的透射性病变（白色箭头），尚不清楚病变是否波及上颌窦（红色箭头）。CBCT 将最终明确诊断。e.同一患者的 X 线片显示上颌前磨牙区根尖病变透射影区别于上颌窦（箭头指向完整的上颌窦壁）。f.大型角化囊肿的 X 线影像，病变累及下颌体及三颗磨牙。g.慢性感染导致根尖周囊肿边界不清。h.术前口内照片显示瘘管处软组织增生。i.设计三切口的龈缘下黏骨膜瓣。j.用刀片在黏骨膜瓣下方和膨大的囊壁之间进行锐性分离。k.利用小的骨膜剥离器进行囊壁与骨面之间的剥离。l.该器械的圆钝面插入骨组织和囊壁之间。m.单手持血管钳夹住囊肿，将其轻轻从患处分离。n.囊肿从患处分离。o.囊肿腔用 3% 过氧化氢溶液冲洗，清除残渣和残留细菌（慢性炎症囊肿）。p.囊肿摘除并冲洗后的囊腔。q.行根尖切除术及根尖倒充术。r.当黏膜感染慢性炎症时，黏膜瓣非常脆弱，因此，缝合时应非常仔细（使用 5-0 可吸收缝线或 6-0 尼龙线），以避免伤口破裂或牙龈退缩。首先从黏骨膜瓣最坚韧的部位开始缝合。缝针（圆针最佳）从黏骨膜侧穿出至切口边缘。s.缝针穿回至黏骨膜瓣。t.打结。u.由于组织脆弱，在瘘管附近缝合黏骨膜瓣技术敏感性较高。因为组织坚韧，常选择在牙间乳头下缘进针。缝线通过牙间乳头底部到达黏骨膜瓣，然后在距离创口 1~2mm 处反折穿过皮瓣。v.缝线在距穿入点一定距离的牙间乳头根方穿回，注意远离游离龈。w.打第二个结。x.切口关闭

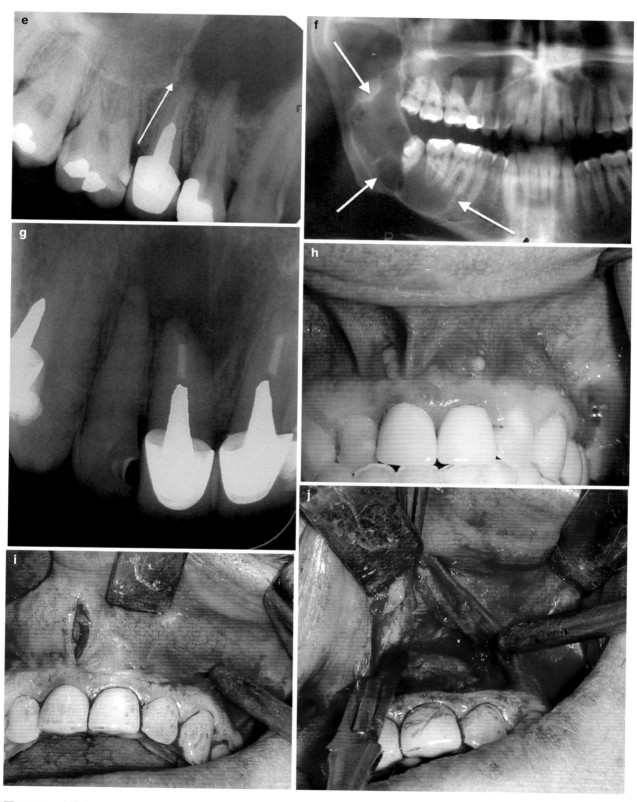

图 4.12 （续）

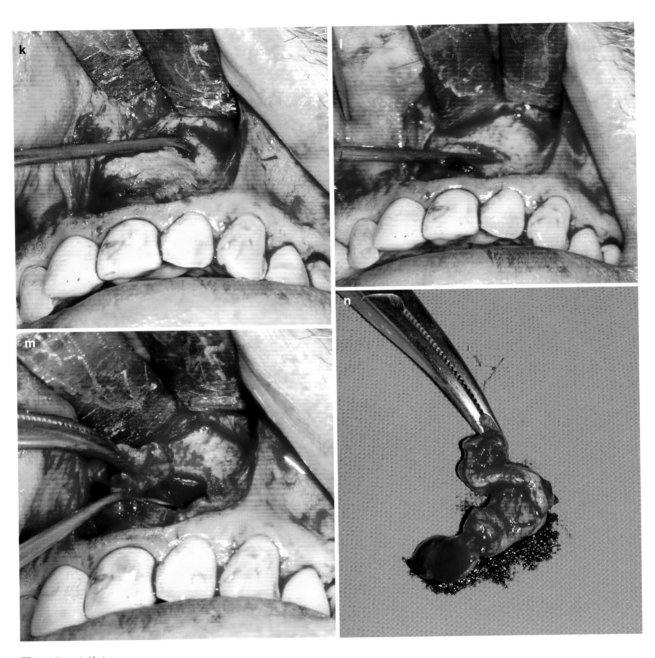

图 4.12　（续）

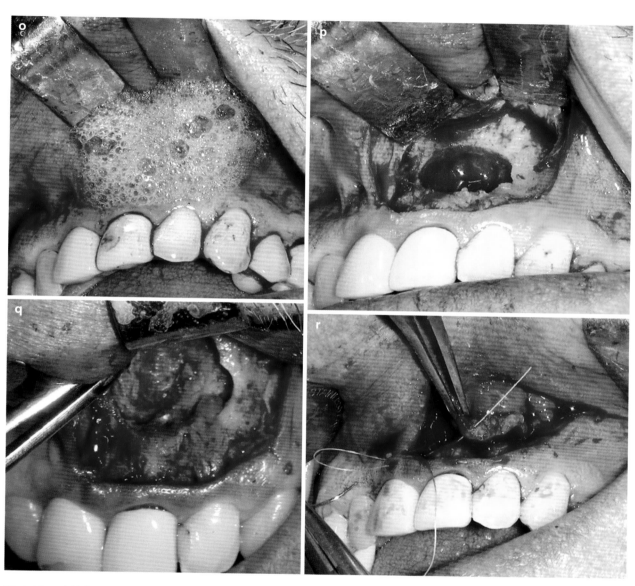

图 4.12　（续）

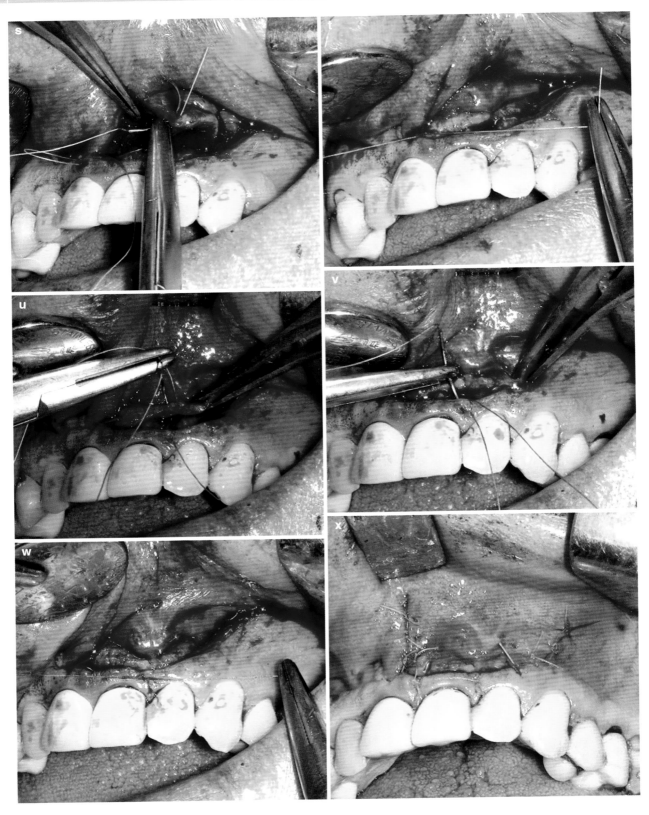

图 4.12　（续）

技能和经验做出决定：是将患有这种病变的患者自己进行治疗，还是转诊至口腔颌面外科医生处进行口腔种植／牙保存术治疗。牙源性囊肿的处理分为以下四种情况：

1.<S> 波及 1~3 颗牙齿的小囊肿可以使用类似于根尖切除术的方法进行无风险治疗，具体方法将在本章中进行描述。

2.<A> 需要活检以排除病理性病变的大型病变，如牙源性角化囊肿（牙源性角化囊性瘤或颌骨角化囊肿）、成釉细胞瘤、黏液瘤、中央巨细胞瘤等病变以及任何可能类似于根尖周囊肿的骨破坏性肿瘤。这些可以通过局部镇痛下的门诊手术来完成。

3.<C> 与重要牙齿、鼻、下颌神经管和上颌窦等解剖结构相关的大型病变，经活检后，可在门诊进行局部麻醉下的一次性造瘘手术。

4. 大型根尖／滤泡囊肿或角化囊肿（经活检证实），因其生长而危及邻近牙齿的活力（图 4.12f），需要住院在全麻下由口腔颌面外科医生进行治疗。口腔种植医师应与外科医生沟通如何在手术中将需要保存的受损牙齿进行治疗。如果相关牙齿需要拔除，需进一步讨论外科医生如何处理拔牙窝，是否利用自体骨，富血小板纤维蛋白（PRF）或异种骨替代材料进行拔牙窝充填或进行引流术（图 4.16m、n）。最后一个问题是患者手术后多长时间适合进行种植体的植入。

本章节仅对在口腔门诊局麻下开展的治疗进行阐述。

4.2.1　手术技术

用于治疗颌骨囊肿的手术方法通常有两种，一种被称作囊肿摘除术，指的是摘除整个囊肿，另一种被称为囊袋减压术，即将囊肿上皮的小部分切除，将囊壁缝到邻近的口腔黏膜上。

囊肿摘除术 <S>

如前所述，小型根尖周囊肿的处理方式类似于根尖切除术。在大多数病例中，囊肿周围上覆的皮质骨由于囊肿生长而吸收或变薄。

术中应小心翻起黏骨膜瓣，当骨膜剥离器与下层骨壁失去接触或感觉有落空感时停止操作。当骨膜剥离器触及菲薄的皮质骨或者囊壁本身时，应将其侧移至坚实骨壁上，而后进一步向根方推移并越过骨缺损的边缘。另一侧也进行同样的处理。最后一个步骤是仔细地将黏骨膜瓣从囊壁分离出来，将纱布填塞至黏骨膜瓣内表面和囊壁之间，然后在皮瓣上施加更大的压力。将 Lyer 钳和（或）精细的骨膜剥离器或龈乳头分离器插入到囊壁和骨组织之间，把它稍微旋转一下，然后向侧面移动改变位置，从而将囊肿上的薄的骨组织去除。有些时候，囊肿会弹出，然而，更常见的情况是囊壁破裂。在这种情况下，先吸出囊液，一只手用蚊式钳夹住囊肿，轻拉改变其方向，另一只手使用刮匙或骨膜剥离器将其从骨床上分离（图 4.12g~x，4.13a~s）。未感染的囊肿易被摘除，曾感染的囊肿，尤其是位于牙根附近的囊肿，很难完整摘除。当囊壁破裂后，需将囊壁碎片彻底清除，避免囊壁残余。整个囊肿或其全部碎片必须送到实验室进行组织病理学检查。

大型颌骨囊肿的摘除通常需要全麻手术，无效腔（收缩的血块和囊肿切除后的骨腔之间的空间）的处理不在本章节的讨论范围内。

活检术 <A>

具有特殊形状和位置的大型囊肿（长径大于 4cm）需要活检，因为它们可能与本章前面提到的其他病变（stajčić，Palm，1987；Silva et al，2014）混淆，不能通过简单的摘除术进行治疗。

切口位于病变上方，从前庭沟黏膜处切至骨面，切口作为黏骨膜瓣设计的一部分，以便于囊肿摘除术的进行。如摘除术章节所述，当囊肿穿透骨皮质时，分离黏骨膜触及囊壁，一只手用 11 号手术刀做一个卵圆形切口，另一只手用外科镊子夹持囊壁。取下囊肿壁的切除部分，送至实验室进行组织病理学检查。抽吸出囊液并检查，空腔用 3% 过氧化氢冲洗，伤口用 5-0 可吸收缝线缝合。

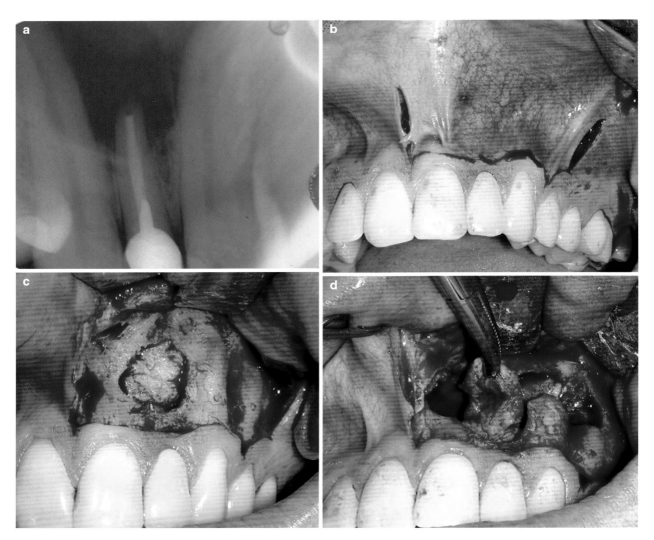

图 4.13　**囊肿摘除术**　a.复发性根尖周囊肿的术前影像学检查。b.三边黏骨膜瓣；做扇贝形切口（图 2.1g）以避让上次手术疤痕，方便皮瓣的复位和缝合。c.翻瓣暴露上次手术后的骨缺损，该缺损由囊壁充填。d.扩大骨缺损范围直至囊壁易于被夹持，用止血钳夹住囊肿并将其移除。e.囊腔范围大。f.骨缺损通常用氧化纤维素纱布填充，以防止血肿的形成和无效腔形成。g.伤口关闭。使用 6-0 的尼龙线缝合技术敏感性更高的水平切口。用 5-0 可吸收线缝合黏骨膜瓣的其余切口，特别是在拆除尼龙线痛感明显的前庭区。h.术后 2 周的手术部位。i.术后当日拍摄曲面断层片，显示与截骨和囊肿摘除后骨缺损相对应的透射区。对 21、23 和 24 牙进行根尖切除术及根管充填术。22 牙行根尖倒充填。这种放射状区域不应误诊为囊肿的复发。X 线检查的时机是评价术后骨缺损的关键。术后 6 个月影像学检查，对于大型囊肿而言，有时需在术后 18 个月后方可拍摄最终的 X 线图像（图 4.13k~n）。j.口腔内照片显示软组织愈合良好，可见附着龈上的疤痕。k.12、13 和 14 牙根尖周囊肿的术前 X 线检查（箭头所示）。l.术中照片显示去骨及囊肿摘除后的骨缺损。患牙行根尖切除术及正向根管充填术。m.术后 6 个月 X 线片。投射面积缩小（箭头所示），骨内愈合的迹象明显。n.术后 12 个月随访的 X 线片，骨愈合完成（白色箭头所示）与一个小面积（黑色箭头所示）的不确定的愈合，这多是由于腭侧骨板吸收而产生的穿通性骨缺损造成。o.下颌骨的大型残余囊肿（箭头所示）。p.同一患者的口内照片显示下中切牙的近中倾斜以及尖牙和第一前磨牙舌侧倾斜。q.口内照显示牙弓变形。r.囊肿摘除引流术后 2 周口内照。s.术后 12 个月拍摄曲面断层片，可见骨愈合非常良好，中切牙自动矫正

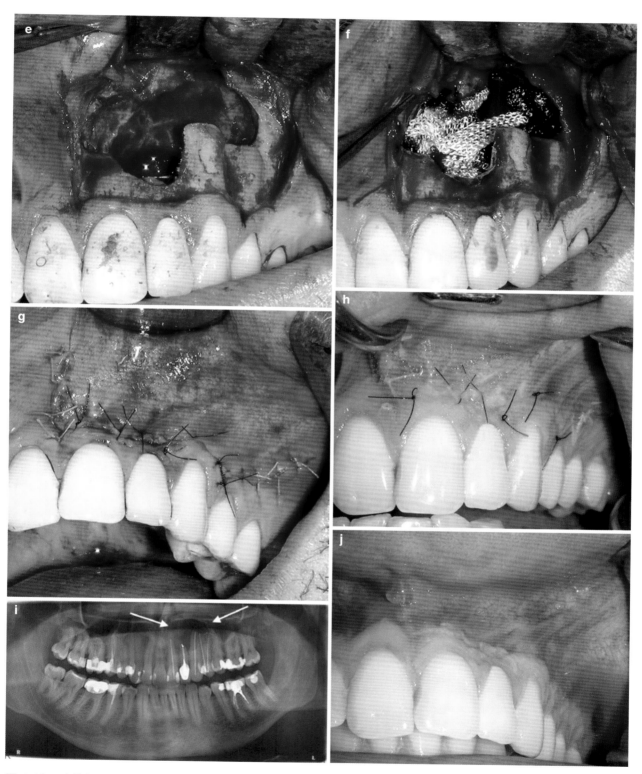

图 4.13 （续）

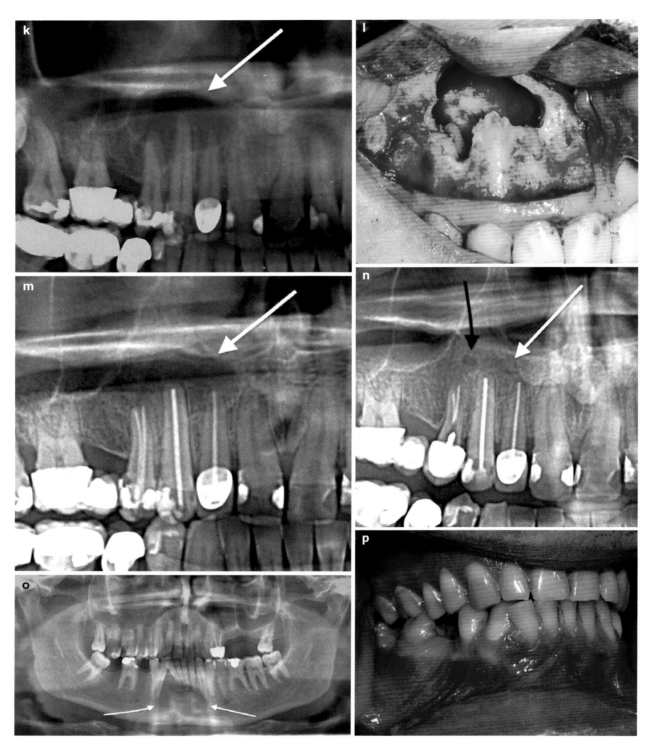

图 4.13 （续）

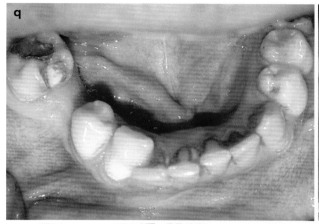

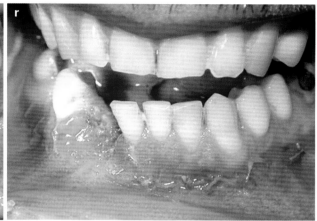

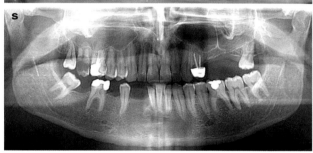

图 4.13　（续）

如果要保留皮质骨，则以类似于上颌窦提升技术中的圆形方式钻孔，直到去骨量足以暴露囊肿并进行活检。

如果组织病理报告为根型或滤泡型囊肿，则应征求口腔颌面外科医生的意见，以评估在拔牙后是否应在门诊或者病房进行进一步的治疗。所有上述病变的鉴别诊断应由口腔颌面外科医生会诊进行下一步治疗。

造瘘术 <C>

造瘘术的手术方法与活检技术相同。造瘘术需要更大范围的去骨以暴露囊壁。活检标本呈椭圆形。椭圆形切除标本后在囊肿上、下方各余留 2mm 的游离囊壁边缘（图 4.14d；图 4.16e、r）。将游离囊壁边缘稍微反转，用圆针及 5-0 可吸收线将其缝合到相邻口腔黏膜（图 4.16f、s）。偶尔需将口腔黏膜与下层肌肉分离，以便于缝合。至此，囊肿被敞开，开口大小为（8~10）mm×（6~8）mm，囊肿内容物被吸出，保持开口通畅以进行下一步冲洗（图 4.14g、h、j、k、o、p、s，4.16f、s）。这种治疗的结果是双重的，首先，送去组织病理学检查的活检标本将明确诊断并指导外科医生采取进一步措施。其次，通过在囊肿壁上形成开口，消除了囊肿内的液体压力，停止了囊肿的生长。随后成骨系统被激活，新骨生成，囊肿病变范围减小（图 4.14q、t；图 4.16j、u）。囊性上皮将发生化生，最终变成口腔黏膜（图 4.14k、p、t）。

当选择造瘘术作为治疗方案时，需确定透射性病变是根型 / 滤泡型囊肿还是牙源性角化囊性瘤 / 单囊型成釉细胞瘤。在大多数情况下，造瘘术对于前者的效果显著。术后应每年进行 2~3 次放射学检查，监测病灶的进展、愈合模式和骨再生情况。应定期检查囊口通畅度，并指导患者在用餐后使用自来水冲洗残余腔。

牙源性角化囊性瘤和单囊型成釉细胞瘤的治疗则需要更多的复诊，二次手术通常在 6~10 个月后，具体时间根据病变大小及患者的年龄而定（囊肿越小或患者越年轻，愈合越快）。第二次手术的必要性是：与可转化为口腔黏膜的根尖 / 滤泡囊肿上皮不同，牙源性

角化囊肿 / 单囊型成釉细胞瘤具有更大的侵袭性，难以进行上皮化生。囊壁开口能降低囊腔压力，可减少囊肿进一步增长的潜力，缩小囊肿体积。囊肿压力减小促进骨再生，可使病变与重要牙位、鼻、上颌窦、下齿槽神经管等结构分离。此为第二次手术切除病变的时机，防止牙齿根尖和（或）其他解剖结构的血供受损（Gao et al，2014）。二次手术也可以在局麻下进行，因为通过造瘘术处理，病变体积至少可缩小 6~10mm，大概为原来体积的 2/3。一名有资质的颌面外科医生应作为该治疗的指导者或执行者。

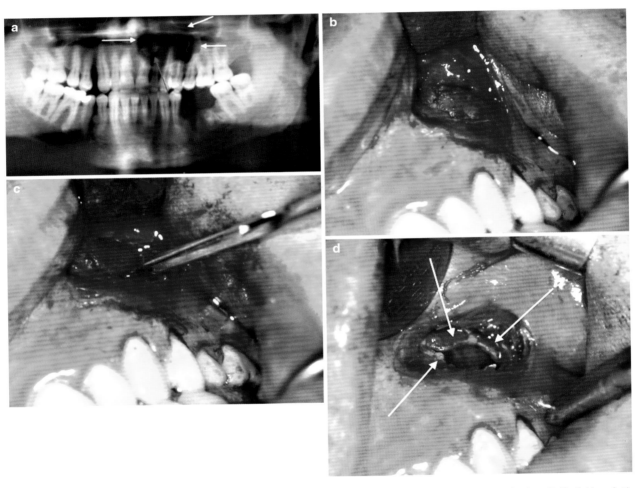

图 4.14　造瘘术　a. 含多生牙的大型滤泡囊肿，累及 21、22、23、24 及 25 活髓牙。b. 翻半圆形黏骨膜瓣，去除囊肿上方的菲薄骨组织。c. 囊壁行卵圆形切口，取组织进行活检。d. 在囊肿上、下方各余留 2mm 的游离囊壁边缘（箭头所示）。e. 拔除囊肿内存牙齿。f. 将游离囊壁边缘缝合至黏骨膜瓣边缘。g. 缝合结束，造瘘术完成。h. 术后 3 个月拍摄口内照，伤口边缘上皮化，保证囊口开放通畅。**在大学医院接受长期随访治疗的患者很难保存记录，体现在难以拍摄照片或进行 X 线摄影。因为一旦患者确信伤口已愈合，他们就不会按时随访。读者可以参考目前关于造瘘术长期结果的相关文献**（Kubota et al，2013；Gao et al，2014；Singh et al，2014）。i. 下颌切牙根尖区的单纯颌骨囊肿，术前影像学检查至关重要。j. 尽管囊肿体积小，仍选择行造瘘术以保持牙齿活力。k. 造瘘术后 2 个月。l. 华氏片显示 19 岁男性右上颌窦巨大球形透射影（箭头所示）。m. 𬌗面照显示右上腭（箭头处）因囊肿生长而凸出。n. 前庭处做半圆形切口。o. 行活检术及造瘘术，形成大的囊肿开放通道。p. 造瘘术后 3 个月。囊性上皮（根尖周囊肿）转化为口腔黏膜。q. 𬌗面照显示由于减压而使右侧腭部变平。r. 术前曲面断层片显示 37-43 牙下方的下颌大型角化囊肿。s. 拔除 35 牙，行造瘘术。t. 3 个月后拍摄临床照片。囊肿体积缩小，角化囊肿上皮已转化为角化牙龈

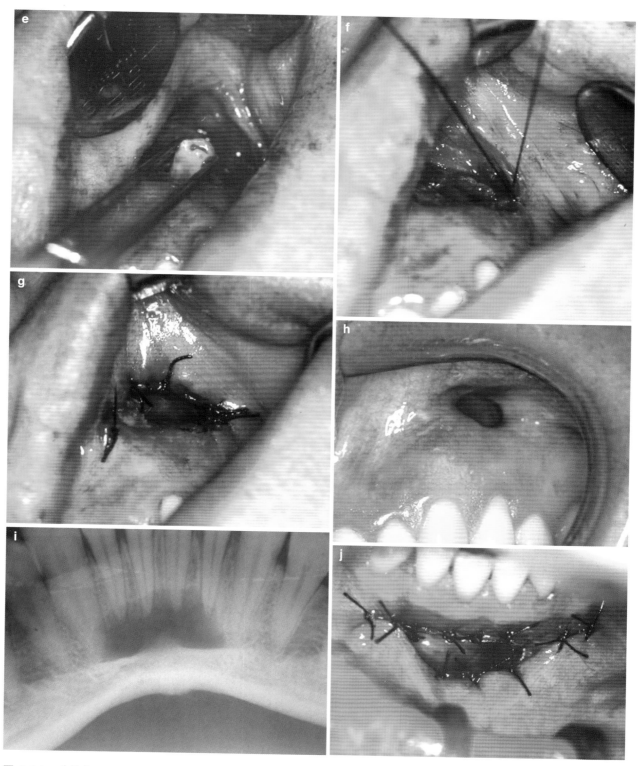

图 4.14 （续）

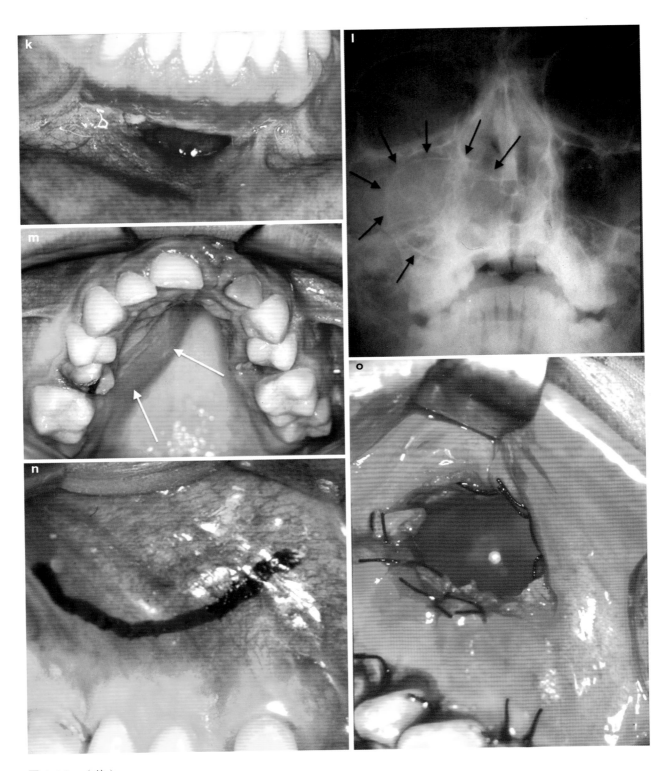

图 4.14　（续）

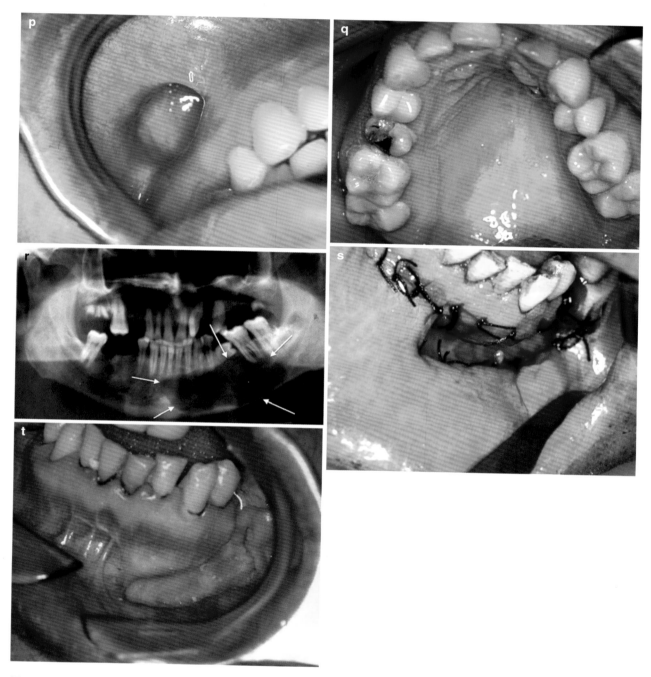

图 4.14 （续）

减压术 ＜A＞

类似于造瘘术的初始步骤（Gao et al,
2014；Kazemi，2014）。囊壁开口小，圆形，直
径约为 6mm，无须余留游离囊肿边缘。吸出囊
肿内容物后，将聚乙烯管插入囊腔，用金属丝将
其固定至邻牙或用 4-0 缝线固定至邻近黏膜。引
流管固定于原位直至治疗结束以保持引流通畅。
如需行二次手术，过程与造瘘术部分所述相同。

4.2.2　预　后

累及牙齿的囊肿切除术被认为是一种安全和相对可预测的治疗方式，几乎与根尖切除术相同。据报道成功率从93.2%（Kocyigit et al，2012）到99.63%（Del Corso et al，2014）。然而，牙源性角化囊性瘤的切除术成功率较低（90.6%）（Leung et al，2016），单囊型成釉细胞瘤（73.91%）（DelCorso et al，2014）需注意摘除后复发的生物学行为。

4.2.3　并发症与失败

囊肿切除术相关的并发症与根尖切除术相似，分为囊肿衬里相关的和外科技术相关的。根尖切除术相关并发症已在根尖切除术一章进行描述。

囊肿衬里相关并发症与囊肿上皮的性质和手术技术本身有关。根尖/滤泡型囊肿在完整切除后复发率极低。然而，当囊壁的一部分被残留时，不管其大小和性质如何，囊肿都有可能复发。牙源性角化囊肿和单囊型成釉细胞瘤复发率尤其高（图4.16a~o）。不过，研究表明，恰当的外科技术及Carnoy溶液的应用可提高整体疗效（Leung et al，2016）。

手术技术相关的并发症包括造瘘术后开口的自发闭合（图4.16g），上颌窦黏膜撕裂，鼻黏膜的穿孔，下齿槽神经、动/静脉，切牙管神经、动脉/静脉和腭大神经、动脉/静脉的损伤。伤口裂开、处理过的牙齿脱落（图4.15a~g）和被漏诊的邻近死髓牙也属于这一类（图4.16p~u）。由有经验的颌面外科医生指导或参与囊肿切除术，可以防止上述并发症的发生，或在并发症发生后进行有效治疗。

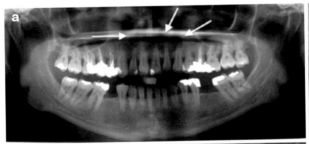
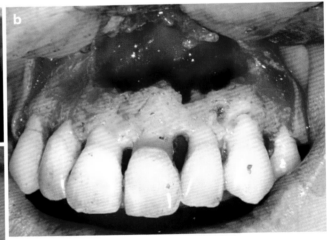
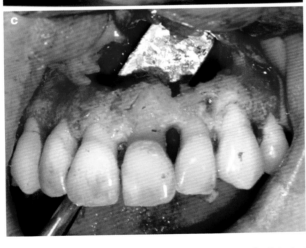

图4.15　囊肿切除术并发症　a.健康女性，未进行任何药物治疗，曲面断层片显示大型上颌根尖周囊肿，累及5颗前牙（箭头所示）。b.首先翻三边黏骨膜瓣，而后行龈沟内切口，以便行囊肿摘除术。口腔内照片显示囊肿摘除后骨缺损的程度，以及发生大量嵴骨丢失的21、22和23牙的牙周状况。c.囊肿生长导致腭侧皮质骨吸收。对5颗患牙行根尖切除术并进行根管充填。d.关闭切口。e.口内𬌗面观照片显示术后2个月21和22处的拔牙窝。21处牙槽间隔存在。f.口内正面观显示牙槽间隔消失。g.死骨切除术后前牙区的口内照片

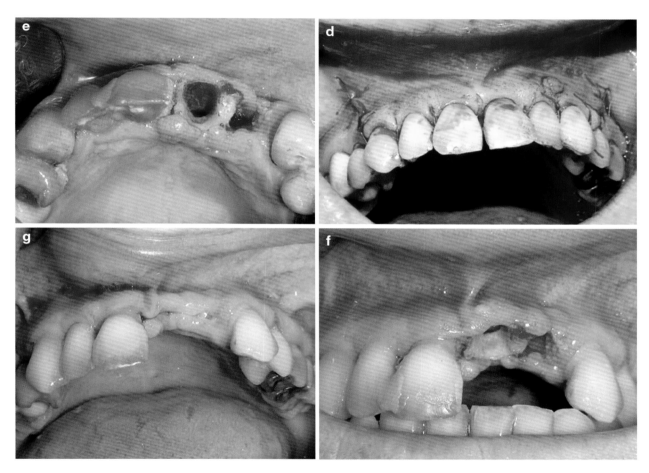

图 4.15 （续）

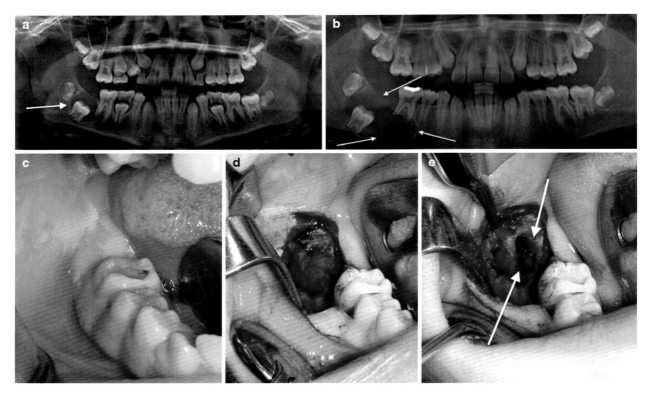

图 4.16　**造瘘术并发症**　a. 一位 10 岁女孩的曲面断层片显示一累及 47 牙冠的透射病变（箭头所示）。b. 2 年后同一患者的曲面断层片显示透射范围增大，已累及 45、46 牙（箭头所示）。c. 口内照片显示 46 远端无牙区。d. 翻小范围黏骨膜瓣暴露囊性病变。e. 取活检，将游离囊肿壁边缘缝合至邻近口腔黏膜（箭头所示）。f. 造瘘术完成。g. 造瘘术 3 个月后，囊壁开口被囊肿底部的肉芽组织所堵塞，这是由于 46 牙的根管治疗不彻底造成的。h. 同日曲面断层片显示病变范围的少量缩小（组织病理学诊断为单囊型成釉细胞瘤）。患者转至口腔医生处行 46 牙根管治疗。i. 曲面断层片显示 3 个月后，病灶缩小。j. 曲面断层片显示又 3 个月后，病灶进一步缩小。此后，全景片未能进一步显示病灶的缩小。第一次手术后一年，患者出现手术区域的膨胀。术者决定去除病变及受累的牙齿。k. 被切除的病变照片（组织病理学检查明确诊断为单囊成釉细胞瘤）。肿瘤与第三磨牙（红色箭头）、第二磨牙（黑色箭头）及第一磨牙（白色箭头）相连。l. 术中照片显示病灶及牙齿切除后出现较大的骨缺损。m. 缺损处轻轻填充碘仿纱条，通过黏膜隧道拉出于前庭处。n. 伤口闭合，碘仿纱条的游离端位于 43 牙对应的前庭处。引流的目的是防止血肿形成，减少骨愈合过程中的效腔形成。从手术后第 3 天开始缩短纱条长度，每隔两天一次，分 3 次将其移除。（视频：Stajčić，2016b）。o. 肿瘤切除及引流 1 个月后口内照。p. 曲面断层片显示 36 牙根尖周囊肿向近中和远中延伸，累及 35、37 和 38 牙（箭头所示）。q. CBCT 显示病灶占据整个皮质骨之间空隙。r. 行截骨术，进行活检，形成游离囊壁边缘。s. 完成造瘘术。t. 口内照显示术后 5 个月，囊肿开口缩小。u. 术后 6 个月拍摄曲面断层片，不同的透射度可作为新骨形成的标志。36 牙无保存价值遂被拔除，死髓可能是囊腔体积减小缓慢的原因。通常情况下，造瘘术的预后是良好的

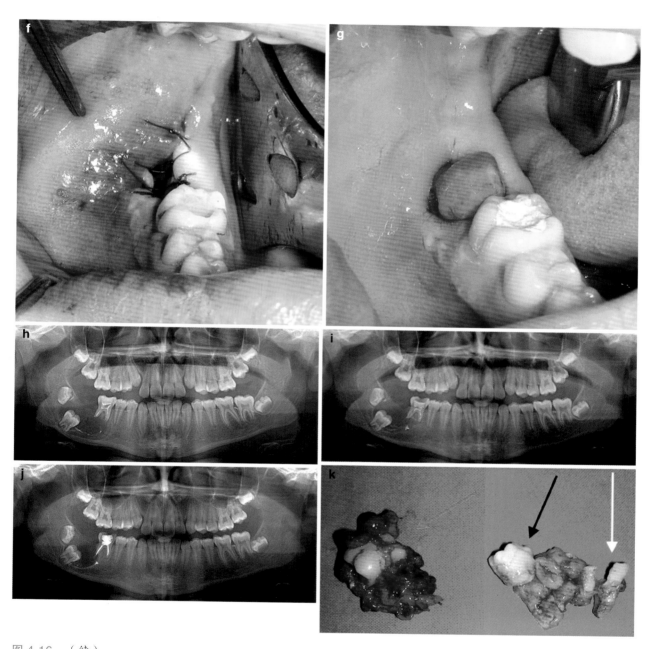

图 4.16 （续）

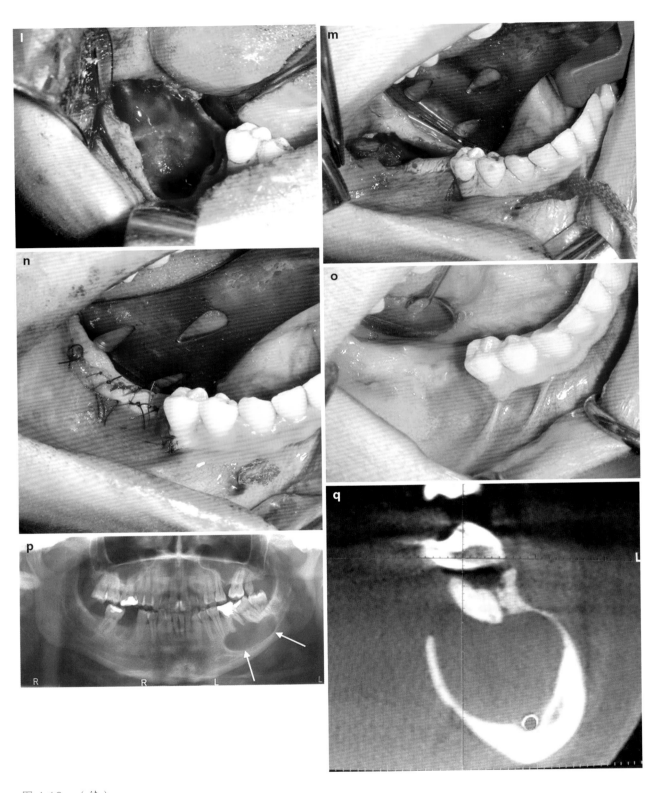

图 4.16　（续）

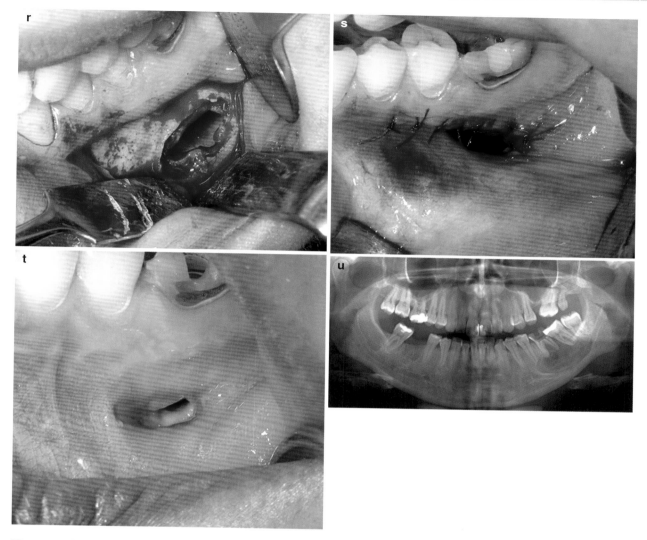

图 4.16 （续）

4.3 牙再植 <S>

牙再植是指牙齿短期内脱出牙槽窝后再次被植入牙槽窝的过程。最常见的适应证是青少年外伤导致的上前牙撕脱（图 4.17e、i、n），偶尔也可发生在下前牙（图 4.17i）或尖牙（图4.17a）。经过数年来的探索和总结，笔者认为牙再植是一项直接且效果可预期的技术。还有一种牙再植技术，即意向性牙再植（intentional tooth replantation），也已被引入到牙体牙髓手术中使用（Bender，Rossman，1993）。

4.3.1 手术技术

在牙齿撕脱过程中，牙周韧带会被牵拉分裂成两部分（Krasner，Rankow，1995），因此对于牙再植而言，最重要的是保留主要牙周韧带的完整性。

脱位牙的牙再植 <S>

脱位牙是指由于外伤而致完全脱出牙槽窝的牙齿。应尽可能快的对脱位牙进行处理，但脱位的乳牙则不应再次植入牙槽窝内，因为这有可能会伤及恒牙胚。外伤后尽快进行牙再植才能确保可观的预后，但由于外伤后可能会伴有其他严重的口内或颌面部软硬组织损伤，这使得第一时间进行牙再植难以实现。将脱位牙放置在适宜的生理性溶液中并在 15~60min 内进行牙再植可以获得较高的成功率。而延迟进行牙再植的成功率则取决于牙周韧带的活性。

牙再植的成功率取决于以下几个要素：牙脱位的时间（口外干燥的时间）、脱位牙所接触的表面、对脱位牙的处理、脱位牙的运送方式及储存溶剂、固定脱位牙的方法、周围软硬支持组织的情况、其他颌面部损伤情况、其他支持性治疗和术后指导以及牙髓疾病的治疗和患者的依从性。

针对牙再植的时间、脱位牙在口外所接触的环境和表面情况以及如何将脱位牙运送至医生处，有很多种情况可以对这三方面进行描述。除去可能造成牙脱位的各种原因，可以将牙再植分成两种。一种是建立在牙周韧带细胞存活（情况 1）或可再生（情况 2）的条件下进行牙再植。另外一种是脱位牙牙根表面可能没有存活牙周韧带细胞(情况 3)的时候进行牙再植。

1. 牙脱位后仍存留于口中，然后将脱位牙储存在生理性溶剂中，在 1h 内送至医生处（图 4.17a~d）。

2. 牙脱位后落于污染表面，然后将脱位牙正确收集后放置在生理性溶剂或非有害性溶剂中，在 1~2h 内送至医生处（图 4.17o~q）。

3. 牙脱位后落于污染表面，然后将脱位牙保存于水中或手帕中，在外伤后 3 小时或更长时间后才送至医生处（图 4.17a~g；图 4.18a,b）。

用生理盐水润洗脱位牙，小心不要损伤牙根表面存活的牙周韧带细胞（情况 1）。检查牙槽窝是否完整，若存在污染物，则需要用大量生理盐水进行冲洗。用镊子或止血钳将牙槽窝内存在的凝血块去除，注意轻柔操作，不要损伤牙槽窝骨壁上另外一部分存活的牙周韧带细胞。将牙齿及口内清理干净后，将脱位牙植入牙槽窝内，根据周围牙槽骨及软组织的情况，对脱位牙进行 2~4 周的弹性夹板固定（Flores et al，2007）。如果口内有疼痛、损伤或被土壤污染时，则需要对伤口进行清洗，必要时进行缝合，并注射破伤风疫苗以及服用抗生素[年轻患者可服用强力霉素（多西环素）或阿莫西林]，同时用 0.1% 氯己定漱口，流质饮食 2 周。年轻恒牙有血管再生的可能性，可保留其牙髓活力，而成熟的恒牙则需要在外伤后 2~3 周进行牙髓治疗，去除坏死的牙髓，并在根管内封氢氧化钙糊剂，在 1~2 个月后再更换成永久根充材料。还有一种处理方法是在牙再植前对牙齿进行倒充填（Pohl et al，2005a）。当怀疑牙周韧带细胞已被损伤时，可采用抗吸收的再生治疗方案进行处理，即在局部应用糖皮质激素和牙釉质基质衍生物并结合全身应用强力霉素，这种方法也可取得较佳的效果（Pohl et al，2005b）。

对于脱位超过 1h 以上的牙齿（情况 2）而言，如果在再植入前 20min 内将脱位牙存放于牙齿急救盒（Tooth rescue box ）、Viaspan™ 溶液或 HBSS 中，则依然有可能再生牙周韧带细胞的活性。

如果脱位牙在口外一直处于干燥状态或储存于自来水中（情况 3），则不需要用上述描述的方法对脱位牙进行处理。首先，利用湿润的纱布将剩余的牙周韧带去除，并进行轻柔的根面搔刮或根面平整。有条件的话，将牙齿在 3% 的柠檬酸中浸泡 3min（Nyman et al，1985），然后再用氟化钠处理 20min。利用氟化物溶液浸泡牙齿的原因是，该处理可以延缓牙齿的固连（Selvig，Zander，1962；Coccia，1980）。可去除坏死的牙髓，并在根管内封氢氧化钙糊剂；也可在再植入前进行倒充填（Pohl et al，2005b）。在这种情况下，要让患者始终牢记，不可用舌尖对夹板固定后的牙齿施加过大的压力，而这种状态至少要保持 2 周。利用这种方法，虽然无法使有活力的牙周韧带附着在牙表面和牙槽骨之间，但可以使牙齿表面和牙槽骨之间形成一薄层的软组织，从而预防或至少可以延缓牙齿发生固连。

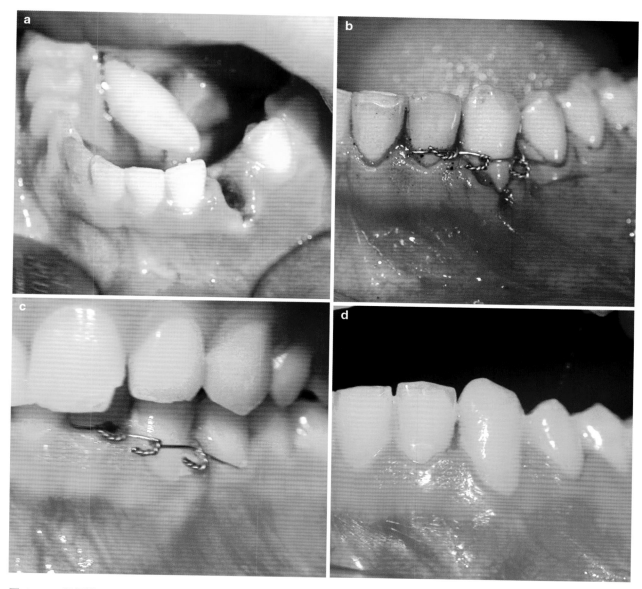

图 4.17　**牙再植**　a. 牙齿脱位于患者口中，并存于患者口底处。b. 将牙再植后利用 0.5 钢丝进行固定。牙龈的撕裂待其自行愈合。c. 牙再植后 3 周口内照。软组织伤已自行愈合。d. 6 个月后牙齿及软组织的情况。e. 因体育运动受伤导致的 21 牙和 22 牙脱位后的创口。f. 将脱位牙保存于水中，并装于塑料袋中。g. 利用 0.4 钢丝和自凝树脂对脱位牙进行固定。连接两侧尖牙龈缘的位置划线，以比较牙再植后牙齿位置的改变。这点对于处理任何类型的错颌畸形而言都是十分重要的。h. 示 3 年后的情况。可见上中切牙明显不对称。但与先前的照片对比发现，牙再植时也有明显的切牙不对称。i. 这是发生在一起车祸后，上颌 3 颗前牙及下颌 1 颗切牙脱位后的创口，并伴有周围软组织伤。j. 将脱位牙再植后利用 0.3 钢丝和复合树脂进行固定。k. 4 周后的情况。l. 牙再植后 5 年可见牙根有明显吸收。患者同时抱怨上颌中切牙的松动。m. 一个 10 岁男童 21 牙和 22 牙脱位后的影像学检查，可见 21 牙和 22 牙空虚的牙槽窝。n. 口内照可见 21 牙和 22 牙牙槽窝创口，龈缘水肿，前庭沟撕裂，同时可见 22 牙唇侧骨丧失。o. 脱位牙储存于冷牛奶中。p. 将脱位牙再植后利用钢丝和树脂固定，缝合软组织撕裂伤。q. 术后 30d 情况。22 牙出现一定松动及牙龈发炎。r. 牙再植后两年，翻开黏骨膜瓣，暴露 22 牙唇侧的肉芽组织。s. 拔出 22 牙。可见拔出的 22 牙牙根吸收明显。t. 示牙再植 10 年后的临床照片。此时 21 牙出现松动，且伴有周围软组织发炎和唇侧瘘管。将 21 牙拔出后，行固定修复治疗

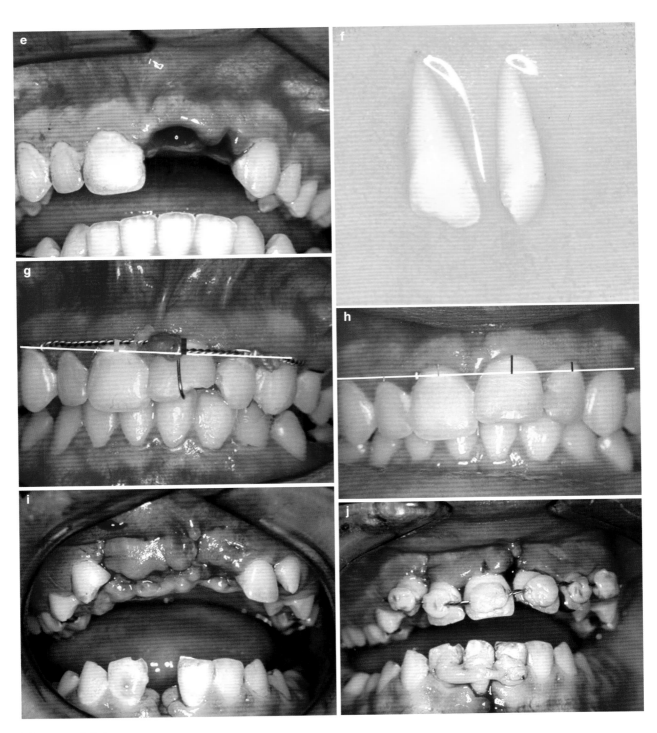

图 4.17 （续）

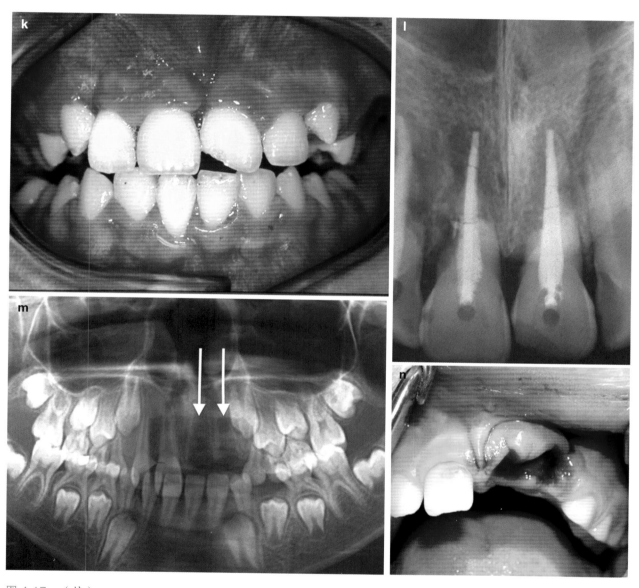

图 4.17 （续）

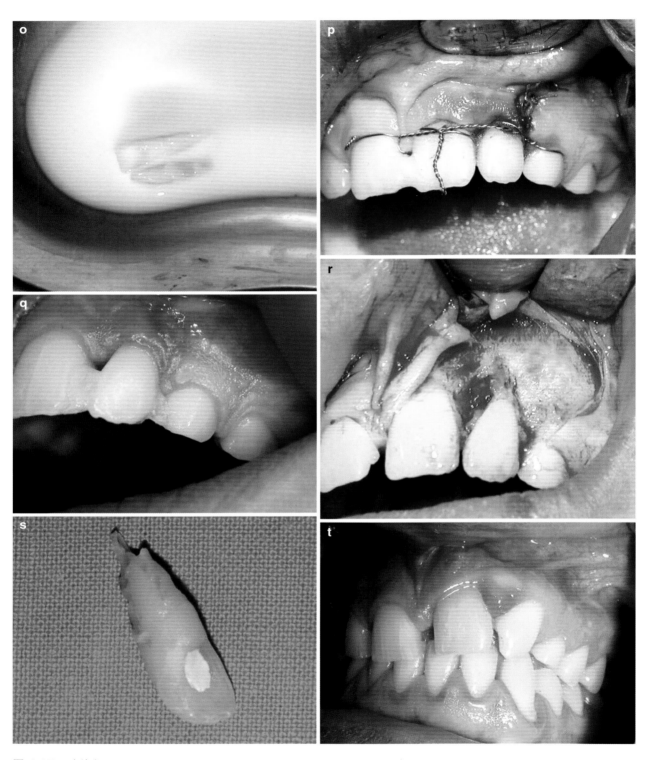

图 4.17 （续）

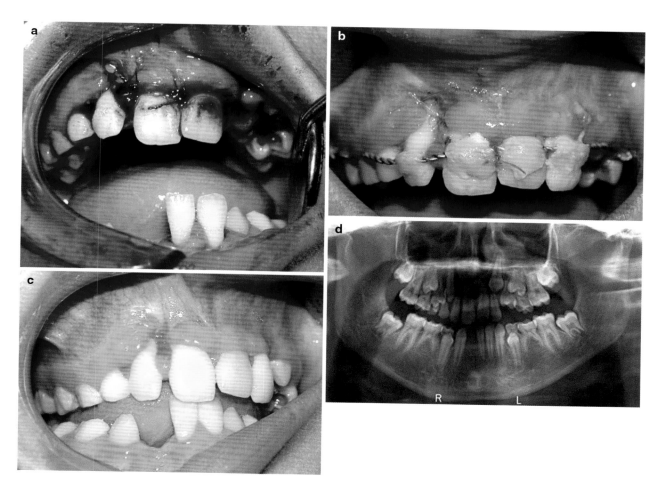

图 4.18　**牙再植**　a. 一个 9 岁女童因车祸导致 4 颗上前牙（12、11、21、22 牙）和 2 颗下前牙（31、41 牙）脱位。
照片示将三颗上前牙再植后并进行创口缝合时的照片。警方发现了另外 2 颗脱位的下颌前牙，但均严重损坏，无
法使用。b. 利用 0.3 钢丝和复合树脂进行固定。图示牙再植后 2 周的情况。可见 12 牙近中有明显的软组织缺损。
c. 牙再植 2 个月后的情况。d. 牙再植 2 个月后的影像学检查。e. 牙再植后 15 个月，可见 11 牙唇侧瘘管，此时决
定进行 11 牙和 12 牙根管治疗。f. 与上图同一时间的影像学检查。g. 牙再植后 26 个月，软组织形态有所改善。右
上尖牙萌出，右上第一前磨牙位置固定。h. 与上图同一时间进行影像学检查发现，与右上尖牙相比，左上尖牙更
偏根方（箭头）。i. 将左上第一前磨牙拔出，可见牙齿与骨紧密相连。j. 进行正畸治疗排齐牙列。图示牙再植后 4
年零 3 个月后的情况。k. 图示 5 年零 7 个月后的情况，可见软组织有明显改善。11 牙的牙冠变色，22 牙需拔除，
下颌固定块状骨的螺丝透出黏膜（图 3.20a~e）。l. 与上图同一时间进行的影像学检查可见，上颌有永久保持器在
位，下颌有固位螺丝，22 牙需拔除（黑色箭头），12 牙可见内吸收（白色箭头）。m. 拔除 22 牙，可见 22 牙明
显的外吸收。n. 外伤后 8 年行影像学检查，可见下颌已行种植治疗。12 牙情况良好（白色箭头），22 牙缺失（黑
色箭头）。o. 外伤后 10 年，可见再植牙已行冠修复。下颌种植牙出现龈缘发炎和牙龈退缩

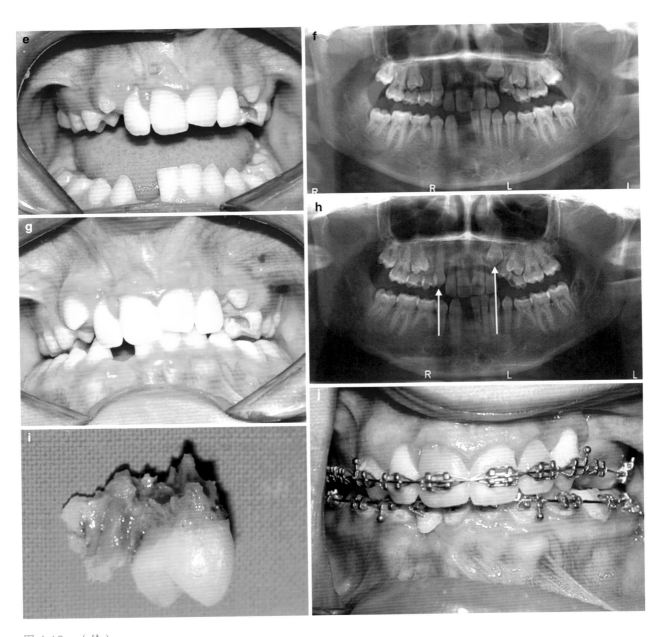

图 4.18 （续）

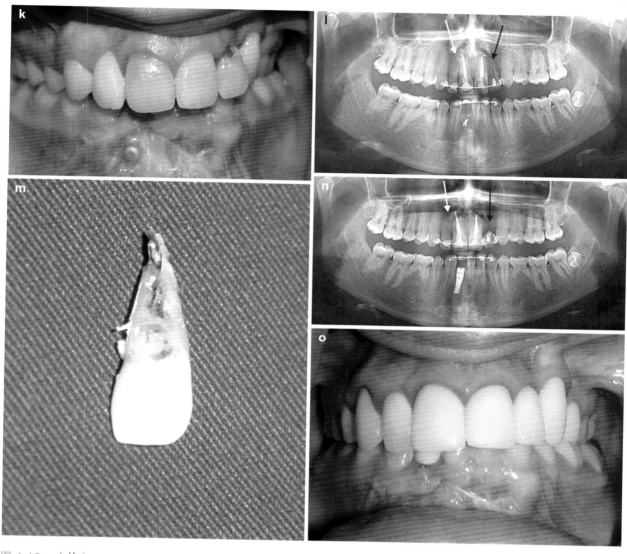

图 4.18 （续）

　　进行牙再植的患者需要在术后4周、3个月、6个月、1年进行临床和影像学检查，之后每年进行一次复诊。

　　在牙脱位后，第一时间对脱位牙的收集、处理和储存方法，决定了牙周韧带的活力；种植外科医生必须做好充分的指导，从长远的角度为牙齿的存活提供至关重要的宝贵意见。呼叫或咨询种植医生的方法或情景有以下几种，首先，当患者在创伤中心接受整形外科医生、耳鼻喉医生或创伤外科医生的治疗时，若遇到上述医生所不熟悉的牙齿创伤问题，可向附近医院或诊所的种植外科医生进行咨询。另一种方法是由医务人员或警察在交通事故现场进行

电话询问。第三种，也是最常见的情况，即是在家中、幼儿园、学校或体育场内分别由家长、工作人员、老师或教练进行电话呼救。需要记住的是，这种咨询或电话呼救通常是十分紧急的，一方面，种植医生可以很快地进参与治疗，第一时间进行重要步骤处理，另一方面，在这种情况下，家长、老师或教练通常处于慌张状态而不知道应该做什么。因此，对于涉及此类问题的工作人员，应当熟悉在事故现场应第一时间所采取的必要措施，这对于有效处理牙外伤来讲可能是更实际的方法。最简单的方法就是在 iPhone 手机的 App Store 里下载 Dental Trauma （图 4.19a~f）软件。将相关内容（16

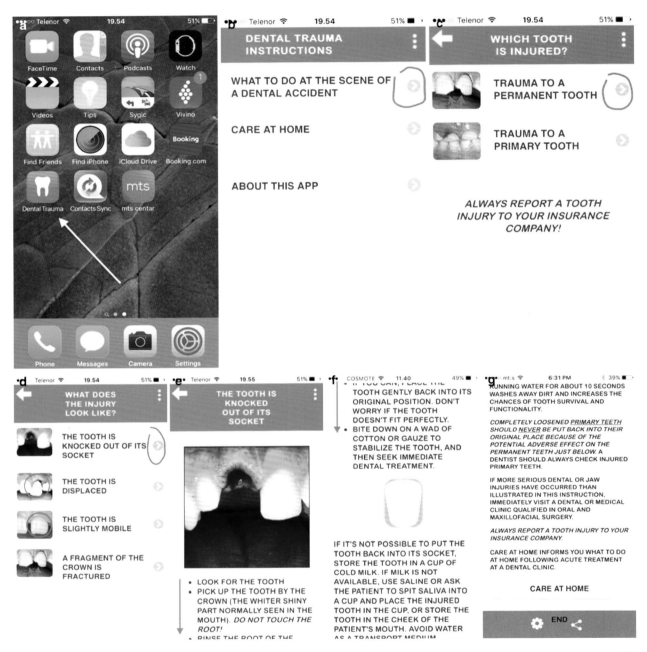

图 4.19　**手机软件提供的有关脱位牙处理的信息**　a. 在 iPhone 的 apple store 中下载 "Dental Trauma" 软件（箭头）。类似的应用软件也可在 Google 上找到："Dental Trauma First Aid"（https：//play.google.com/store/apps/details?id=com.dentaltrauma&hl=sr）。b. 激活应用后的界面。事故导致的选项在红圈位置。c. 接下来的界面提供两个选择，即恒牙列和乳牙列。d. 牙脱位被红圈圈出。e. 在屏幕上找出与在事故现场所需采取措施的有关指示，并向下滚动文本找寻其他内容。f. 进一步的指导。g. 末页内容

种语言）逐屏复制到电脑桌面上，即使是电话的接待员，也可以将相关内容阅读给致电人员。另一种可能的方法就是将内容截图直接发送至来电者手机。除了牙脱位外，该软件还涵盖了有关牙外伤的其他详细治疗步骤（Djemal，Singh，2016）。

针对如何进行牙再植，以下几方面问题是最需要关注的：

1. 牙脱位是如何发生的？

2. 事故是何时发生的？

3. 脱位牙齿在何处？

4. 事故受害人的年龄？

发生情况 1 和情况 2 的牙再植治疗指导如下：

1. 通过夹取牙冠的方式捡拾脱位牙，不要碰触牙根。

2. 夹持牙冠部分，在冷水中冲洗 10s。

3. 然后将牙齿放置回牙槽窝内，咬一块棉花或纱布。如果有条件的话，可以进行下述操作：

3a. 将牙齿储存在下列溶剂中（按优先顺序排列）：

· 牙齿急救盒（如有可能）

· Viaspan™

· HBSS

· 唾液（口腔前庭或口底）（图 4.17a）

· 生理盐水

· 水（4.17f）

4. 估算到达口腔诊所的时间并确认治疗预约，告知诊所储存牙齿的方法。

发生情况 3 的牙再植治疗指导如下：

1. 捡拾牙齿后在水中润洗 30s；

2. 将牙齿储存在唾液或水中；

3. 估算到达口腔诊所的时间并确认治疗预约。

由于不需要特殊器械，诊所可以很容易地进行相应的处理。建议有条件的话，使用牙齿急救盒（Filippi et al，2008），Viaspan™ 或 HBSS 来处理那些有可能恢复牙周韧带细胞活力的牙齿，对于干燥的牙根，可以用 3% 柠檬酸和氟化钠溶液来进行处理。

意向性牙再植 <A>

意向性牙再植的过程涉及一些疑难患牙的微创拔出、牙根切除 / 预备 / 充填和已拔出牙齿再植入（Bender，Rossman，1993）。建议术前进行正畸挤压 2~3 周，以防止牙齿折裂和减少牙根吸收（Choi et al，2014）。意向性牙再植多适用于单根牙，针对某些可一次性完整拔出的磨牙，也可以采用该技术（Raghoebar，Vissink，1999）。该技术的关键点是要一次性完整拔除牙齿，不损伤牙槽骨，且在拔牙过程中仅夹持牙冠，不损伤牙根表面。后续的夹板固定方法和术后指导与脱位牙的牙再植技术类似。

尽管意向性牙再植的技术还未被广泛接受，但对一些非手术性的根管治疗尤其是发生根管侧穿的患牙而言，无疑是可选的治疗方法之一（Asgary et al，2014；Nagappa et al，2013）。

4.3.2 预 后

针对牙再植预后的报道结果相差较大。关于牙再植的报道，成功率为 10%~90%（Krasner，Rankow，1995；Lenstrup，Skieller，1959；Kemp，Phillips，1977；Krasner，Person，1992）。有文献证实，只有在事故发生后 15min 至 1h 内通过恰当处理的脱位牙才能获得较高的牙再植成功率。成熟恒牙比年轻恒牙的预后更好（Andreasen，1981），这可能是因为年轻恒牙的髓室和髓腔体积大，导致牙根壁薄，容易受损所致。干燥超过 1h 的脱位牙预后不好。此外，延迟牙再植时储存在非生理性介质中也会导致较低的成功率（Petrović et al，2010）。牙再植后 2 周内未行根管治疗者的预后也不佳。

应该指出的是，无论口外干燥的时间长短、

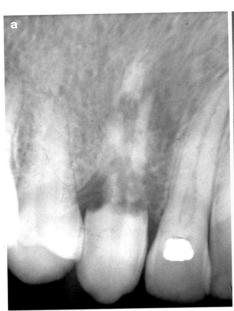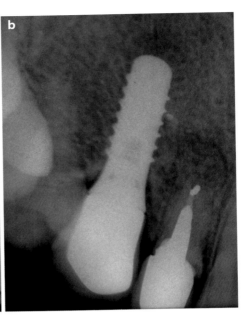

图 4.20　脱位牙的外吸收／内吸收　a. 牙片显示再植牙牙根的吸收程度，同时未见明显的炎症和骨吸收。再植牙在位 7 年。b. 拔除牙冠后，通过预备种植窝去除剩余的牙体组织。于再植牙位植入 1 颗 Straumann 种植体

无论是否进行正确处理或是否使用了非生理性的介质进行储存，所有的脱位牙都应当尝试进行再植。该理论基于以下论点。首先，牙脱位多发于儿童青少年时期，青少年正处于生长发育的活跃期，针对该年龄段进行前牙的修复并不是那么容易。对于生长发育过程中的孩子而言，种植治疗肯定不是合适的选择。且在很多情况下，牙再植失败导致的牙根吸收是一个缓慢的过程，通常可能在数年内没有临床症状直至生长发育期结束，此时，则可以考虑进行种植治疗。当控制好牙齿的污染并清理残存的牙周韧带后，即使可能发生牙根吸收和牙固连，仍然可以考虑进行牙再植，因为在这种情况下可以保存牙槽骨的高度，这对将来进行种植治疗是十分重要的（Panzarini et al，2008）。

在可能条件下，无论任何年龄，牙再植均是意外失牙的首选治疗方法。在不断增多的患者中，牙再植或自体牙移植似乎成为失牙治疗的最佳选择。即使在成年患者人群中，如果在创伤后 1h 内可以接受正规的处理和治疗，也应当首选进行牙再植。即使预计可能会出现牙齿固连或牙根吸收，相应的牙槽骨也会被保存下来，以便后期进行种植治疗。

对于意向性牙再植，基于根尖周愈合标准的成功率报道为 89.5%。对于未经正畸牵引的拔除牙行意向性牙再植的成功率在 91.2% 左右，而经过正畸牵引的拔除牙行意向性牙再植的成功率为 98.1%（Choi et al，2014）。因此，当遇到根管侧穿、顽固性根尖感染或类似可能会考虑拔除和行种植治疗的情况时，推荐考虑将意向性牙再植作为可预期的治疗方案之一。

4.3.3　并发症和失败

与牙再植相关的并发症可能是早期的手术并发症或晚期的生物学并发症。前者包括了固定不足导致的牙齿松动、咬合创伤或感染。后者包括牙齿固连和牙根吸收（图 4.17i、s，图 4.18m；图 4.20a），晚期的并发症多与牙周韧带细胞受损有关。

4.4　自体牙移植 <C>

自体牙移植是指将牙齿从一个位点移出，植入到另一个位点，或在同一个牙槽窝内重新植入的手术。可将牙齿移植到拔牙后的牙槽窝或手术预备好的牙槽窝中。第三磨牙移入第一

磨牙位点和下颌第二前磨牙移入上颌中切牙位点是最常见的自体牙移植手术。

自体牙移植最常见的适应证是第一恒磨牙严重龋坏或创伤和严重龋坏导致的中切牙缺失。遗传性牙发育不全也是该手术的一个应用指征。自体牙移植的理想适应证是用阻生的智齿取代无法保留的第一磨牙，用牙列拥挤处错位的前磨牙取代上中切牙也是如此。一名生长发育期的患者，若因外伤导致上颌中切牙牙固连或是缺失，需考虑根部发育阶段和牙冠的大小。通常选择下颌第二前磨牙是因为它的近中远向尺寸与上中央切牙的宽度相匹配。受植区必须无急性感染或慢性炎症，并有足够的牙槽骨支持和附着角化龈。自体牙的拔除也应在保留牙周膜的情况下进行。根尖未发育的供体牙齿将保留牙髓活力继续生长。发育完全的牙齿则需要在术后 2 周进行根管治疗。

4.4.1　手术技术

手术方法因适应证和手术时机不同而不同。通常，自体牙移植可以一次性进行或分两次进行。术前，应进行全面的临床和放射学检查。如果受区近远中向的间隙不满足移植牙所需，则需要某种形式的正畸治疗，或是调磨邻牙。应从 X 线片中仔细测量受区部位嵴顶骨的长宽，同时评估要移植的牙根的长度。如果有必要，牙根发育成熟的牙齿在自体移植期间需对受体牙槽窝深度做额外预备或行根缩短术（根尖切除术）（Yonghoon，2014a）。

第三磨牙植入第一或第二磨牙的牙槽窝

（图 4.21a~z）根据术前评估，拔除龋坏的第一磨牙，使用球钻磨除牙根间隔，扩大和（或）加深牙槽窝。使用牙钳拔出移植牙（图 4.21e）移入至预备好的牙槽窝中（注意只钳夹冠部）（Carcuac，2011）。在颊舌向骨宽度不足的情况下，使用骨膜剥离器来制造青枝骨折。在牙槽骨极厚的一些罕见情况下，可在每

个颊轴角使用细的裂钻以制造两个垂直缝隙，以促进牙槽骨向外扩张。将牙齿放置在齿槽内，检查咬合情况，必要时进行固定。几条缝线通常就足够了；偶尔一个 X 形缝合就足够了（Black，2016）。

在两次手术术式中，先拔掉患牙（图 14.21a、i、w），即按照所述准备的牙槽窝，并 愈 合 14d（图 4.21c、m）（Nethander，2003）。使用 11 号手术刀，切掉预备好的牙槽里中心部分的肉芽组织，形成受植窝（Yonghoon，2014b）。拔下移植牙，并将其移植到已准备好的软组织床中，结合压力和轻度摇摆运动直到移植牙在三个维度上都达到正确位置（图 4.21f、q）。"X"形缝合通常足以将移植的牙齿固定到位。这种技术是笔者的首选技术，因为与一次手术相比，这种技术更容易预测。主要优点是由于新形成的肉芽组织具有丰富的血管形成使得受体部位血液供应十分充分，这极大地降低了牙周韧带损伤或牙固连的可能性（Nethander，2003）。

第二前磨牙植入第一上切牙

使用第 11 号手术刀切开下方第二前磨牙周围的附着牙龈。用牙钳抓住牙冠，仅使用旋转运动摘除牙齿。然后将牙齿放回它的牙槽窝中，直到中切牙被拔出，在其位置快速植入前磨牙。

将前磨牙在牙周韧带无任何压力的情况下被动就位，调整小舌尖在下颌中切牙切端之后。将移植的牙齿用非刚性夹板固定，检查咬合情况，然后留出 3~4 个月愈合期。此时，移植牙可以像口腔中的任何其他牙齿一样，根据需要进行正畸移动。最后，牙冠需要大量的修复工作来模仿邻近的中切牙。

前磨牙/异位牙植入手术准备的牙槽窝

手术治疗从使用钻头进行截骨术的准备开始，类似于种植手术的准备。然后拔出移植牙（通常有未发育的根），并将其植入受植区，

然后使用缝合线或薄的正畸钢丝夹板固定。愈合过程通过 X 线片监测，通常在 3~4 个月完成。继续监测根部生长，直至完成。然后可以进行口腔正畸或修复治疗。

4.4.2 预　后

　　牙根发育未成熟的自体牙移植是一种高度可预测的手术。当根尖开放且根部发育为根全长的三分之二时，成功率最高（图 4.21u~z）。因此，在计划此类治疗时，时机非常重要。

　　随访时间为 17~41 年的自体牙移植的长期文献回顾显示，其成功率超过 90％，这与种植支持的修复体成功率相似（Czochrowska et al，2002）。已经发现，将前磨牙移植到上颌切牙区的自体移植成功率最高（100％）（Kvintaet et al，2010）。在生长过程中，成功的移植可以保存牙槽骨。手术并发症，如供体牙拔出困难、根部解剖异常或根部牙周膜损伤等已被证明会影响总体结果（Czochrowska et al，2002）。

4.4.3　并发症和失败

　　自体牙移植的并发症和风险几乎与牙再植的风险相同，主要是在手术前或手术时的并发

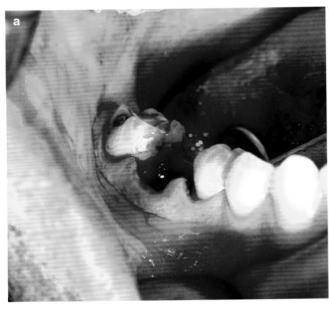
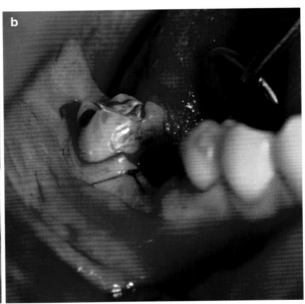

图 4.21　**自体牙移植**　a. 拔除无法保留的下颌第一磨牙，去掉根尖间隔，牙槽窝有些许扩大。b. 复位牙槽窝，缝合以便后期手术。c. 口内可见拔牙窝已被健康肉芽组织充满。d. 翻开黏骨膜瓣以便拔除埋伏的智齿，使用 11 号尖刀片去除移植窝中间的肉芽组织，保留四周的肉芽组织。e. 小心地夹住拔除智齿的牙冠部分，保留根方鲜活的牙周膜细胞。f. 将智齿缓慢压入受植床，并轻柔地摇动直到到达合适的三维位置。g. 缝合黏骨膜瓣，将咬合调至低咬合，不需要额外的固定。h. 术后片显示移植牙放置到位。i. 3 个月口内照可见移植牙被健康软组织包绕。j. 无法保留的下颌第一磨牙（箭头处）。k. 全景片显示 46 牙大面积龋坏无法保留，准备拔除 46 牙（黑色箭头），埋伏的 48 牙计划移植于 46 牙槽窝内（灰色箭头），由于 48 牙冠体积较宽，因此把上颌 18 牙作为备选方案（蓝色箭头）。l. 拔除无法保留的 46，去掉牙根间隔待其愈合。m. 3 周后拔牙窝软组织已经愈合。n. 去掉多余软组织拔出智齿。o. 可以看出拔出的 48 牙不仅牙冠大小不合适其牙根的形状也不与受植区匹配。p. 由于牙冠体积和牙根形态更合适，因此将上颌 18 牙拔出植入 46 受植牙窝。q. 下颌智齿被丢弃。r. 缝合创口，无须额外固定措施。s. 移植牙不能有咬合接触。t. 移植 1 个月后情况良好。u. 16 牙龋坏严重。v. 全景片可见 16 根尖炎症以及 18 智齿。蓝色箭头表示计划将 18 牙移植与 16 位点，黑色箭头表示拔除 16 牙，将 18 智齿移植于 16 拔牙窝。w. 拔除 16 牙静等拔牙窝愈合 3 周。x. 18 智齿在 16 牙拔除后 3 周植入，1 年后的 X 线片显示移植牙牙根发育（箭头）。y. 3 年的 X 线片显示移植牙牙根完全发育（箭头处）。z. 口内可见移植牙（箭头处）牙冠完整，这种牙根没有发育完全的牙齿是没有必要进行根管治疗的

症以及晚期或生物学并发症。就早期手术并发症而言，移植存在技术问题。供体牙齿在获取或操作过程中可能会受损。牙周韧带在根尖切除或根管倒充填期间同样处于危险之中。供体牙齿可具有变异的形态，其与受体的形状和大小不相容。手术创建的受植窝直径可能不足以容纳供体牙齿。最后，生物并发症指的是牙固连以及根部吸收。

4.4.4　自体牙移植与种植牙

　　一般情况下，患者宁愿使用天然牙来保留牙列，而不愿使用人工牙齿。移植是一种生物学操作，其中未发育的牙根会诱导牙槽骨生长；因此，可以在生长中的患者中应用。而靠骨支持的种植牙不会随患者的生长而生长，故而种植牙可能会脱离咬合，有时在美观上也是不可接受的。移植的牙齿保留了 Hertwig 上皮根鞘因此可快速进行血运重建和牙髓组织再生。与牙科种植手术相比，立即进行自体牙移植可节省时间。与种植牙相比，自体牙移植的成本要低得多。移植的牙齿可以形成正常的龈乳头和轮廓，这是获得良好美学效果的先决条件。当

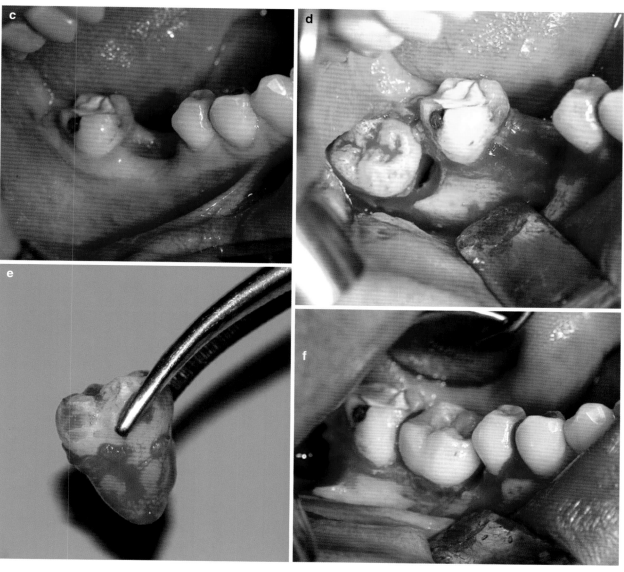

图 4.21　（续）

自体牙移植失败时，剩余的无牙区域仍然可以通过种植牙来治疗（Nimčenkoet al，2013）。此类牙齿在愈合后，可以在任何方向上进行牙科正畸，而种植体则牢牢地驻留在骨中，其位置只能通过进行复杂的区域性截骨术进行手术改变。对于越来越多的患者，自体牙移植术（即使是牙固连）也可以被认为是生长中患者的临时解决方案，因为它可以保持牙槽嵴体积至少5年或更长时间。

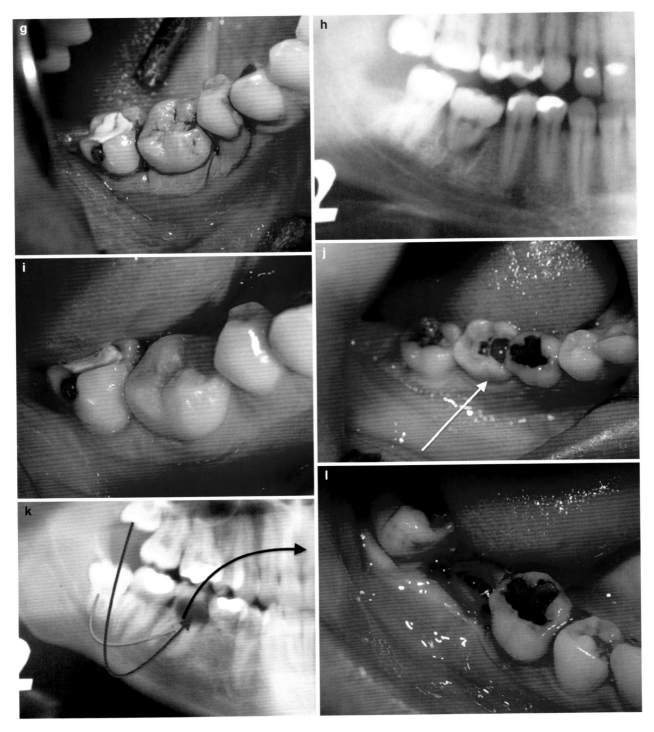

图 4.21　（续）

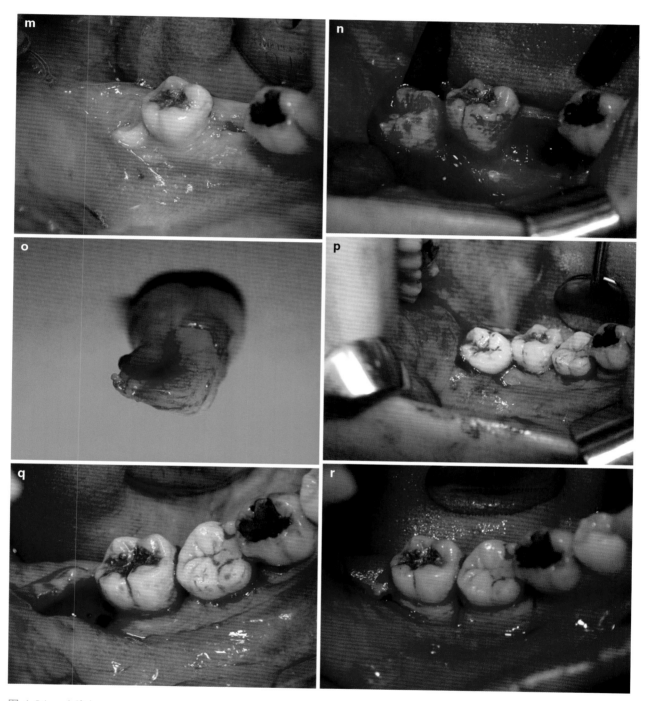

图 4.21　（续）

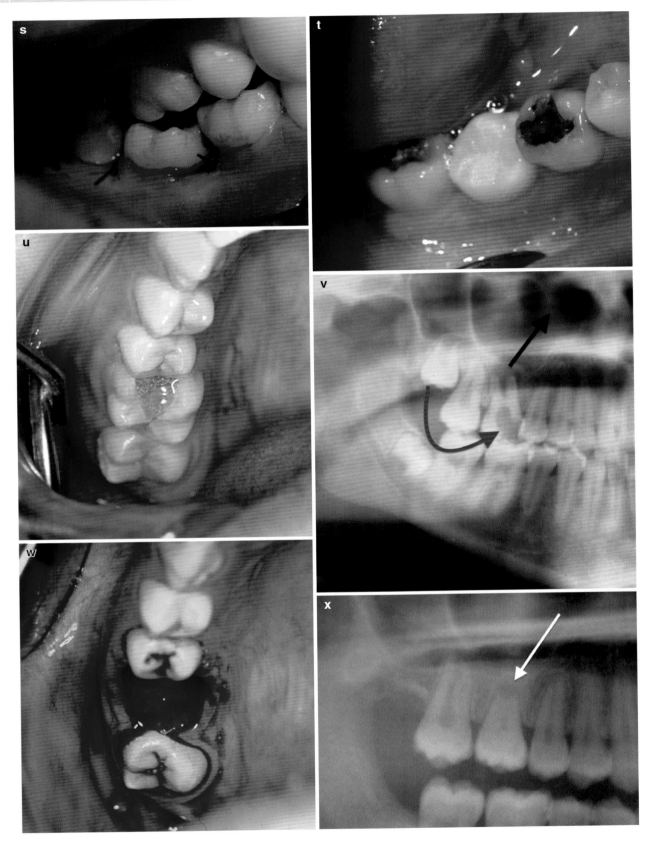

图 4.21   （续）

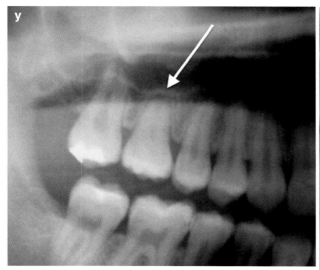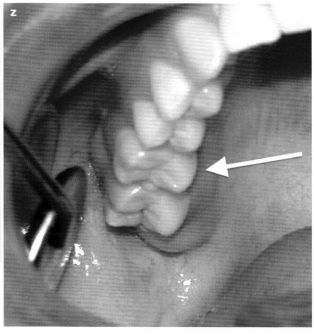

图 4.21　（续）

4.5　牙周治疗 <S>

4.5.1　手术技术

　　牙周治疗的目的是阻止牙周病的进一步发展，并去掉慢性炎症感染、受损组织以及可能存在潜伏细菌的潜在部位，从而为最终的牙周组织再生创造条件（Graziani et al，2014；Cortellini et al，2016）。与先前描述的保牙手术不同的是，牙周治疗涉及不止一颗牙齿，如果不是所有的牙齿的话，通常是一组相邻的牙齿。关于牙周治疗的影响，已进行了多项研究，无论是否进行过非手术或手术治疗，结果基本一致。这反映了彻底机械清创和最佳牙菌斑控制的重要性（Heitz-Mayfield，Lang，2013；Siqueira et al，2015）。除此之外，由抗生素的全身使用和氯己定漱口水组成的支持疗法也已证明是有效的（Miller et al，2016；Pretzl et al，2016）。最后，文献还表明，只有严格遵循术后支持治疗方案，整体治疗才能成功（Goh et al，2016）。

4.5.2　预　后

　　多年来，人们对牙周疾病的治疗越来越感兴趣（Huerzeler，2016），特别是当人们意识到种植牙并不像最初认为的那样成功，尤其是随着行使功能的时间的推移（Cosyn et al，2016；Suzuki et al，2016）。因此，建议在决定拔除相关牙齿并放置种植体之前，考首先虑对其进行牙周治疗。

　　为决定是否应使用牙周治疗，可能需要制定一个 0、5 或 10 年的治疗指南（Misch，Silc，2016）。广泛应用的修复、牙周和牙髓指数来评估天然牙的健康质量。如果天然牙有着 10 年以上的良好预后，应将其纳入可治疗组。尽管进行了修复或牙周治疗，但对于预期使用寿命可能不到 5 年的，拔牙和种植均是合理的。探针深度 7~8mm，探查时出血，提示牙周病活跃期，预后不良的牙齿被归入 5~10 年类别。患有 Ⅰ 型根分叉病变的磨牙通常也被置于 5~10 年的预后分类中。患有 Ⅱ 类或 Ⅲ 类根分叉病变的上颌磨牙有较高的并发症风险，通常会在 5 年内丢失。如果磨牙有 Ⅱ 型或 Ⅲ 型根分叉病变，卫生状况不佳，那么应将该牙齿纳入 0~5 年的类别。

治疗牙齿或放置种植体可能取决于地理、经济和文化环境。在劳动力廉价、植入物和 GBR 材料从西方世界进口的低消费国家，牙医和患者都更愿意接受牙周病的治疗，使用非再生的开放 / 闭合刮除术并采取支持措施，仍能维持这些牙齿行使多年功能。

4.5.3　并发症和失败

在非再生治疗病例中，围手术期并发症较为罕见。GBR 具有一定技术风险，例如对胶原膜、脱蛋白牛骨基质、血小板 – 富集蛋白膜、新型胶原基质块和人异体脱细胞真皮基质操作的过程会有风险。缝合技术和材料的选择同样非常敏感，影响再生治疗相关并发症的发生。

患者对牙周治疗术后的维护依从性差，从而导致疾病复发和随之而来的牙齿脱落。与绝大多数其他种植 / 牙体保存手术技术相比，牙周治疗的结果更依赖于术后维持，而不是手术技术本身。

参考文献

Altonen M. Transantral, subperiosteal resection of the palatal root of maxillary molars, 1975.Int J Oral Surg, 4:277–283.

Andreasen JO, 1981. Exarticulations in "Traumatic injuries of the teeth". 2nd ed. Copenhagen: Mungsgaard.

Asgary S, Marvasti LA, Kolahdouzanc A, 2014.Indications and case series of intentional replantation of teeth. Iran Endod J, 9:71–78.

Bender I, Rossman L, 1993.Intentional replantation of endodontically treated teeth. Oral Surg Oral Med Oral Pathol, 76:623–630.

Black AH, 2016. Tooth autotransplantation.[2016-10-18]. https://www.youtube.com/watch?v=sgRv_hWqWJw.

Carcuac O, 2011.Autogenous tooth transplantation. [2016-10-8].https://www.you-tube.com/watch?v=FzSv1kWpldg.

Choi YH, Bae JH, Kim YK, 2014. Clinical outcome of intentional replantation with preoperative orthodontic extrusion: a retrospective study. Int Endod J, 47:1168–1176. doi:10.1111/iej.12268. Epub 2014 Mar 19.

Coccia C, 1980. A clinical investigation of root resorption rates in reim-planted young permanent incisors: a five-year study. J Endod, 6:413–420.

Cortellini P, Buti J, Pini Prato G, et al, 2016. Periodontal regeneration compared with access lap surgery in human intrabony defects 20-year follow-up of a randomized clinical trial: tooth retention, periodontitis recurrence and costs. J Clin Periodontol, doi:10.1111/jcpe.12638. [Epub ahead of print]

Cosyn J, Eghbali A, Hermans A, et al, 2016. A 5-year prospective study on single immediate implants in the aesthetic zone. J Clin Periodontol, 43(8):702–770b 9. doi:10.1111/jcpe.12571. Epub 2016 Jun 13.

Czochrowska EM, Stenvik A, Bjercke B, et al, 2002. Outcome of tooth transplantation: survival and success rates 17-41 years post-treatment. Am J Orthod Dentofacial Orthop, 121:110–119.

Del Corso G, Righi A, Bombardi M, et al, 2014. Jaw cysts diagnosed in an Italian population over a 20-year period. Int J Surg Pathol, 22:699–706. doi:10.1177/1066896914541000. Epub 2014 Jul 11.

Djemal S, Singh P, 2016. Smartphones and dental trauma: the current availability of apps for managing traumatic dental injuries. Dent Traumatol, 32(1):52–57. doi:10.1111/edt.12217. Epub 2015 Sep 20.

Filippi C, Kirschner H, Filippi A, et al, 2008. Practicability of a tooth rescue concept – the use of a tooth rescue box. Dental Traumatol, 24:422–429. doi:10.1111/j.1600-9657.2008.00598.x.

Flores M, Andersson L, Andreasen J, et al, 2007. Guidelines for the management of traumatic dental injuries. I. Fractures and luxations of permanent teeth. Dental Traumatol, 23:66–71.

Graziani F, Gennai S, Cei S, et al, 2014. Does enamel matrix derivative application provide additional clinical beneits in residual periodontal pockets associated with suprabony defects? A systematic review and meta-analysis of randomized clinical trials. J Clin Periodontol, 41(4):377–386. doi:10.1111/jcpe.12218. Epub 2014 Jan 22.

Gao L, Wang XL, Li SM, et al, 2014. Decompression as a treatment for odontogenic cystic lesions of the jaw. J Oral Maxillofac Surg, 72:327–333. doi:10.1016/j.joms.2013.07.035. Epub 2013 Sep 24.

Goh V, Hackmack PP, Corbet EF, et al, 2016. Moderate-to-long-term periodontal outcomes of subjects failing to complete a course of periodontal therapy. Aust Dent J, doi:10.1111/adj.12440. [Epub ahead of print]

Gursoy H, Ozcakir-Tomruk C, Tanalp J, et al, 2013. Photodynamic therapy in dentistry: a literature review. Clin Oral Investig, 17:1113–1125.

Heitz-Mayield LJ, Lang NP, 2013. Surgical and nonsurgical periodontal therapy. Learned and unlearned concepts. Periodontol 2000, 62(1):218–231. doi:10.1111/prd.12008.

Huerzeler M, 2016. Implants: last line of defence in tooth loss. [2016-07-03]. https://www.vumedi.com/video/implants-last-line-of-defense-in-tooth- loss/.

Kazemi RH, 2014. Decompression or marsupialization technique for man-aging large odontogenic cysts part 1. [2016-07-04]. https://www.vumedi.com/video/decompression-or-marsupialization-technique-for--managing-large-odontogenic-cysts/.

Kemp WB, Phillips J, 1977. Evaluation of 71 replanted teeth. J Endod, 3:30–35.

Khoury F, Hensher R, 1987. The bony lid approach for the apical root resection of lower molars. Int J Oral Maxillofac Surg, 16:166–1670.

Krasner P, Rankow H, 1995. New philosophy for the treatment of avulsed teeth. Oral Surg Oral Med Oral Pathol, 79:616–623.

Krasner P, Person P, 1992. Preserving avulsed teeth for replantation. J Am Dent Assoc, 123:80–88.

Kreisler M, Gockel R, Aubell-Falkenberg S, et al, 2013. Clinical outcome in periradicular surgery: effect of patient- and tooth-related factors – a multicenter study. Quintessence Int, 44:53–60. doi:10.3290/j.qi.a28742.

Kocyigit ID, Atil F, Alp YE, et al, 2012. Piezosurgery versus conventional surgery in radicular cyst enucleation. J Craniofac Surg, 23:1805–1808. doi:10.1097/SCS.0b013e318271014c.

Kvinta S, Lindstenb R, Magnussonc A, et al, 2010. Autotransplantation of teeth in 215 patients. A follow-up study. Angle Orthod, 80:446–451.

Kubota Y, Imajo I, Itonaga R, et al, 2013. Effects of the patient's age and the size of the primary lesion on the speed of shrinkage after marsupialisation of keratocystic odontogenic tumours, dentigerous cysts, and radicular cysts. Br J Oral Maxillofac Surg, 51:358–362. doi:10.1016/j.bjoms.2012.07.017. Epub 2012 Sep 13

Lenstrup K, Skieller V, 1959. A follow-up study of teeth replanted after acci-dental loss. Acta Odontol Scand, 17:503–509.

Levenson D, 2012. Higher powered magniication improved endodontic sur-gery outcomes. Evid Based Dent, 13(4):109. doi:10.1038/sj.ebd.6400893.

Leung YY, Lau SL, Tsoi KY, et al, 2016. Results of the treatment of keratocystic odontogenic tumours using enucleation and treatment of the residual bony defect with Carnoy's solution. Int J Oral Maxillofac Surg, 24. pii: S0901–5027(16)00060–6. doi: 10.1016/j.ijom.2016.02.002. [Epub ahead of print].

Lyons AJ, Hughes CE, Dixon EJ, 1995. A 5-year audit of outcome of apicectomies carried out in a district general hospital. Ann R Coll Surg Engl, 77:273–277.

Matsson L, Andreasen JO, Cvek M, et al, 1982. Ankylosis of experimentally reimplanted teeth related to extra-alveolar period and storage environment. Pediatr Dent, 4:327–329.

Miller KA, Branco-de-Almeida LS, Wolf S, et al, 2016. Long-term clinical response to treatment and maintenance of localized aggressive periodontitis: a cohort study. J Clin Periodontol.doi:10.1111/jcpe.12640. [Epub ahead of print].

Misch CE, Silc JT, 2016. Periodontal treatment or extraction and implant insertion? [2016-11]. http://www.dentaleconomics.com/articles/print/ volume-99/issue-4/columns/implant-dentistry/periodontal- treatment- or-extraction-and-implant-insertion.html.

Nagappa G, Aspalli S, Devanoorkar A, et al, 2013. Intentional replantation of periodontally compromised hopeless tooth. J Indian Soc Periodontol, 17:665–669. doi:10.4103/0972-124X.119291.

Nethander G, 2003. Autogenous free tooth transplantation with a two-stage operation technique. Swed Dent J Suppl, 161:1–51.

Nimčenko T, Omerca G, Varinauskas V, et al, 2013. Tooth auto-transplantation as an alternative treatment option: a literature review. Dent Res J (Isfahan), 10:1–6. doi:10.4103/1735-3327.111756. PMCID: PMC3714809.

Nyman S, Houston F, Sarhed G, et al, 1985. Healing follow-ing reimplantation of teeth subjected to root planing and citric acid treatment. J Clin Periodontol, 12:294–305.

Panzarini SR, Gulinelli JL, Poi WR, et al, 2008. Treatment of root surface in delayed tooth replantation: a review of literature. Dent Traumatol, 24:277–282. doi:10.1111/j.1600-9657.2008.00555.x. Epub 2008 Apr 9

Petrovic B, Marković D, Peric T, et al, 2010. Factors related to treatment and outcomes of avulsed teeth. Dent Traumatol, 26:52–59. doi:10.1111/j.1600-9657.2009.00836.x. Epub 2009 Nov 17

Pohl Y, Filippi A, Kirschner H, 2005a. Results after replantation of avulsed permanent teeth. I. Endodontic considerations. Dent Traumatol, 21(2):80–92.

Pohl Y, Filippi A, Kirschner H, 2005b. Results after replantation of avulsed permanent teeth. II. Periodontal healing and the role of physiologic storage and antiresorptive-regenerative therapy. Dent Traumatol, 21:93–101.

Pretzl B, Eickholz P, Saure D, et al, 2016. Endodontic status and retention of molars in periodontally treated patients: results after 10 or more years of supportive periodontal therapy. J Clin Periodontol, doi:10.1111/jcpe.12621. [Epub ahead of print]

Raghoebar GM, Vissink A, 1999. Results of intentional replantation of molars. J Oral Maxillofac Surg, 57:240–244.

Selvig KA, Zander HA, 1962. Chemical analysis and microradiography of cementum and dentin from periodontally diseased human teeth. J Periodontol, 33:303–310.

Setzer FC, Shah SB, Kohl MR, et al, 2010. Outcome of endodontic surgery: a meta-analysis of the literature - part 1: Comparison of traditional root-end surgery and endodontic microsurgery. J Endod, 36(11):1757–1765. doi:10.1016/j.joen.2010.08.007. Epub 2010 Sep 17

Siqueira SJ, Ribeiro FV, Villalpando KT, et al, 2015. Maintenance periodontal therapy after systemic antibiotic and regenerative therapy of generalized aggressive periodontitis. A case report with 10-year follow-up. Dent Update, 42(4):385–6, 389–390, 392–3.

Silva Servato JP, Cardoso SV, Parreira da Silva MC, et al, 2014. Orthokeratinized odontogenic cysts presenting as a periapical lesion: report of a case and literature review. J Endod, 40:455–458. doi:10.1016/j.joen.2013.09.044. Epub 2013 Nov 9

Singh S, Kaur K, Kochhar GK, et al, 2014. Marsupialisation: a treatment modality of a dentigerous cyst. BMJ Case Rep, 22:2014 bcr2014205150. doi: 10.1136/bcr-2014-205150.

Song M, Shin SJ, Kim E, 2011. Outcomes of endodontic micro-resurgery: a prospective clinical study. J Endod, 37:316–320. doi:10.1016/j.joen.2010.11.029. Epub 2011 Jan 8

Song M, Kim SG, Shin SJ, et al, 2013. The inluence of bone tissue deiciency on the outcome of endodontic microsurgery: a prospective study. J Endod, 39:1341–1345. doi:10.1016/j.joen.2013.06.036. Epub 2013 Sep 5

Stajcić Z, Paljm A, 1987. Keratinization of radicular cyst epithelial lining or occurrence of odontogenic keratocyst in the periapical region? Int J Oral Maxillofac Surg, 16:593–595.

Stajcić Z, 2007. Bony lid technique for apicoectomy of lower molars. [2016-07-25]. https://www.youtube.com/watch?v=f4J2B8CWrLM.

Stajcić Z, 2014. Retrograde root canal filling using MTA.

[2016-07-26]. https://www.youtube.com/watch?v=z-Z3V_Tw4-k.

Stajcić Z, 2016a. Apicoectomy via Hockey Stick Incision. MTA Retrograde Root Canal Filing. [2016-12-05]. https://www.youtube.com/watch?v= I5pxcMVx-kg.

Stajcić Z, 2016b. Cystectomy – drainage; prevention of the "Dead space". [2016-12-05]. https://www.youtube.com/watch?v=_GNvZj7XwZg.

Suzuki H, Takahashi D, Matsuo K, et al, 2016. Clinical study of 19 cases resulting in dental implant removal. Kobe J Med Sci, 61(4):E102–108.

Terheyden H, Wüsthoff F, 2015. Occlusal rehabilitation in patients with congenitally missing teeth—dental implants, conventional prosthetics, tooth autotransplants, and preservation of deciduous teeth—a systematic review. Int J Implant Dent, 1:30. doi:10.1186/s40729-015-0025-z.

Torabinejad M, Corr R, Handysides R, et al, 2009. Outcomes of nonsurgical retreatment and endodontic surgery: a systematic review. J Endod, 35:930–7. doi:10.1016/j.joen.2009. 04.023.

Wälivaara DÅ, Abrahamsson P, Fogelin M, et al, 2011. Super-EBA and IRM as root-end fillings in periapical surgery with ultrasonic preparation: a prospective randomized clinical study of 206 consecutive teeth. Oral Surg Oral Med Oral Pathol Oral Radiol Endod, 112:258–263. doi:10.1016/j.tripleo.2011.01.016. Epub 2011 Mar 31

Wesson CM, Gale TM, 2003. Molar apicectomy with amalgam root-end ill-ing: results of a prospective study in two district general hospitals. Br Dent J, 195:707–714; discussion 698

Yonghoon C, 2014a. Autotransplantation of teeth 1, autotransplantation of tooth. [2016-10-20]. https://www.youtube.com/watch?v=zcTqaPPKT7o.

Yonghoon C, 2014b. Autotransplantation of tooth. [2016-10-20]. https://www.you-tube.com/watch?v=JMbDt8wS1Rs.

总　结

认　知

控制并发症的最好方法就是避免相关并发症的发生。但当你不知晓并发症即将发生，你是无法有效避免它的。困惑来源于未知，让人陷入困境的永远是那些你不知道的事情。

讨　论

聆听　在与患者初次见面时，应仔细聆听并记录完整的全身和局部病历。尽全力评估患者的期望，讨论患者的全身疾病（如果存在）和药物使用。评估治疗计划中可能存在的阻碍，必要时向患者的内科医生进行咨询。在制定治疗计划前，应尽可能多的记录患者的情况、进行X线检查以及彻底的临床检查。要让患者完全理解所需治疗病情的演变过程。

解释技巧　结合图纸、幻灯片或动画，使用最简单的话语解释治疗计划。提供您认为最适合患者的治疗选择，而非您可以实施的治疗方法。请注意，患者经常出于礼节而假装他们已经理解医生的解释，对此，医生需要有自己的判断。为了验证患者是否真正理解治疗计划，您可以使用简单的技巧进行测试，例如，你可以这样说："讨论费用前，一起总结一下之前说明的治疗计划。首先，我们将……"此时可让患者用他/她自己的话语来表达。"……然后，……"您可以用手指向图纸、图表、照片或其他书面表达形式，以进行提示。"最后将……"。现在您可以给予一定鼓励："很好，您已经完全理解。"现在是时候讨论治疗结果的失败、并发症、可预期性以及其他可替代的治疗方案。最后让患者选择所提供的治疗选项。

专业技能

团队合作　在向患者解释符合其愿望的治疗过程和复杂性程度后，任何额外的手术医师的参与都会得到患者的肯定，因为他们在相关方面的具体操作会更有技巧。如果确实需要转诊患者，选择你认识的同事，应营造这样一种氛围：转诊的原因是出于对患者有利的考虑，是由于整体治疗过程的复杂性决定的，你仍将继续执行后期修复以及维护部分。你也可以向患者解释你很乐意在将来为患者植入1颗简单难度的种植体或者单个牙根的根尖手术或其他相似难度的手术。

其他人的意见　判断患者是否需要听取额外的意见或方案，如果是，支持他；如果患者让你推荐医生，写下你认识的同事或是与你有良好合作关系的同行的名字和电话号码。在患者离开前请告知患者质保政策，如果患者最终接受了您的治疗，请告知患者将签署的合同内容。

费用问题　价格应当在合理的情况下准确反映治疗的复杂程度。无论付款方式如何，都应保持一致。尽可能避免任何额外费用的产生。费用问题经常会使患者苦闷，这可能会加重其对口腔种植/牙保存术治疗的不满。折扣：如果患者希望能打折，或者这是你的"诊所策略"，那它应该基于一个合理的解释。在一些地方，议价和打折是一种常见的生活方式，因此，这些地方的医生也应该掌握这一门技巧。

伦理学　当患者对治疗本身或治疗结果不满意时，问一问他的需求是什么，并采取相应的措施。对患者的不满应当表现出同情，而不是防卫。换位思考，想象自己或是亲人处在一个不愉快的患者的位置，你会如何反应？进一步了解患者对并发症或者治疗效果不满意的感受，咨询有类似经验的同事；你也许能找到让医患双方"双赢"的解决方案。

在你决定拔除牙齿以及植入种植体之前，请三思而行！